# 肥胖症中西医临床实践

曾慧妍　陈　裕　主编

全国百佳图书出版单位
中国中医药出版社
·北　京·

**图书在版编目（CIP）数据**

肥胖症中西医临床实践 / 曾慧妍，陈裕主编 .—北京：中国中医药出版社，2023.3（2024.4重印）

ISBN 978 – 7 – 5132 – 7946 – 8

Ⅰ . ①肥… Ⅱ . ①曾… ②陈… Ⅲ . ①肥胖病–中西医结合疗法 Ⅳ . ① R589.2

中国版本图书馆 CIP 数据核字（2022）第 229637 号

---

**中国中医药出版社出版**

北京经济技术开发区科创十三街 31 号院二区 8 号楼

邮政编码 100176

传真 010-64405721

廊坊市佳艺印务有限公司印刷

各地新华书店经销

开本 710×1000 1/16 印张 16.75 字数 260 千字

2023 年 3 月第 1 版 2024 年 4 月第 2 次印刷

书号 ISBN 978 – 7 – 5132 – 7946 – 8

定价 72.00 元

网址 www.cptcm.com

**服务热线 010–64405510**

**购书热线 010–89535836**

**维权打假 010–64405753**

**微信服务号 zgzyycbs**

**微商城网址 https://kdt.im/LIdUGr**

**官方微博 http://e.weibo.com/cptcm**

**天猫旗舰店网址 https://zgzyycbs.tmall.com**

如有印装质量问题请与本社出版部联系（010-64405510）

# 《肥胖症中西医临床实践》
# 编委会


**主　编**　曾慧妍　陈　裕

**副主编**　田滢舟　沈创鹏　袁学雅　朱娅莉

**编　委**　（以姓氏笔画为序）

王李子牛　刘雪莹　李　雪　何盈犀

余　丹　张俊美　张星雷　陈丽春

林　洪　董雁文

# 主编简介

**曾慧妍** 女，广东省中医院内分泌科主任医师，广东省杰出青年医学人才，广东省中医院拔尖人才，医学博士，哈佛医学院博士后，哈佛医学院PPCR课程优秀毕业生，归国留学人才，广州中医药大学硕士研究生导师，广州中医药大学苏宁教授教学名师工作室导师组成员。中国中医药研究促进会内分泌分会委员、中国中医药研究促进会糖尿病分会委员、广东省基层医药学会中西医结合糖尿病专业委员会常委、广东省中医药学会糖尿病专业委员会委员、广东省老年保健协会糖胖病逆转专业委员会委员、广东省医师学会内分泌分会青年委员。先后师从岭南内分泌名医薛耀明教授及哈佛大学终身教授、2019年度美国科学家总统奖获得者Felipe Fregni教授，长期致力于肥胖及其相关并发症的多组学发病机制及中医药干预、中医湿证在肥胖发病中的作用机制等方面的研究及成果转化，擅长从内分泌及代谢病角度诊治肥胖、超重及其相关并发症及合并症。近年来主持或作为主要课题组成员参与国家自然科学基金、科技部“中医药现代化”重点专项、国家重点研发计划、国家中医临床研究基地业务建设科研专项、美国国立卫生研究院（NIH）科研项目、省部共建国家重点实验室子课题、广东省自然科学基金、广东省科技计划项目等课题共30项，现为哈佛大学医学院Kevin Pacheco-Barrios高级副研究员团队合作研究者。主编著作1部，副主编著作2部，参编著作4部，发表论文50余篇，获批发明专利1项。

**陈裕** 男，广东省中医院针灸科、肥胖内分泌针灸专病门诊副主任中医师，医学硕士，广州中医药大学硕士研究生导师，广州中医药大学符文彬教授教学名师工作室培养对象，广东省针灸学会常务理事、减肥及内分泌专业委员会副主任委员、肥胖专病联盟秘书长、穴位埋线专委会常务委员，中华中医药学会“粤港澳青年中医药传承创新研讨会”专家委员会常务委员。在广东省中医院从事针灸科临床和医院行政管理工作近20年，师从省名中医符文彬教授，主要致力于肥胖症及相关伴随疾病、妇科内分泌相关疾病的针灸、中医传统疗法的临床及疗效、机制研究，并将符文彬教授学术思想应用于肥胖内分泌相关疾患诊治上，擅长治疗肥胖症及相关伴随疾病、妇科内分泌相关疾病、颈椎和腰椎神经性疼痛、失眠等。近年来主持或作为主要课题组成员参与省部共建中医湿证国家重点实验室、广东省自然科学基金、广东省科技计划项目、广东省中医药局等课题共15项，以第一作者发表临床和管理论文10余篇，主编专著1部、副主编2部、参编1部。获中国针灸学会、广东省针灸学会科技进步二等奖及广东省中医院科技成果一等奖各1项。

# 编写说明

随着当今全球发展、生活方式和人类膳食结构等改变，肥胖症的患病率明显升高。据最近的统计表明，2014年世界范围内的肥胖症总人数达6.4亿，而重度肥胖（即BMI ≥ $35kg/m^2$）人数约有1.8亿。在中国，超重和肥胖人群已逾3亿人，瘦身已不只是个时尚话题，更是关乎身体的健康话题。肥胖不仅可以导致糖尿病、血脂异常、高血压、代谢综合征、脂肪肝、动脉粥样硬化、冠心病、脑卒中等多种疾病，增加多种癌症患病风险，还容易出现自卑、焦虑抑郁等心理问题，严重影响了肥胖患者的生活质量，同时也给家庭、社会带来了沉重的经济负担。因此，规范的肥胖临床干预作为控制体重，预防相关并发症及合并症的有效途径，就显得非常重要。

肥胖的防控强调综合性的治疗方案，包括饮食治疗、运动疗法、药物治疗等。由于肥胖者往往同时患有高血压、血脂异常、糖尿病等多种合并症，增加了肥胖症防治的复杂性。肥胖治疗的西药种类较为局限，因此，充分发挥中医药作用，运用中西医结合的方法对肥胖防治的临床实践意义重大。为了帮助广大医务工作者及中医药爱好者更好地了解肥胖防治的中西医手段，有效防控肥胖及其并发症、合并症，我们编写了《肥胖症中西医临床实践》一书。本书具有以下两个特点。

其一，注重中西合璧，融合古今。本书既包括最前沿的疾病治疗方案及管理方法，又包含疗效确切的中医保健方法。中西合璧的“中”，体现于融入中医精髓“调养”的理念，介绍了各种中医外治和内服的方法，如通过穴位按摩、针灸、中医食疗、中药汤剂等改善身体代谢状态，达到防病、治病的目的；而“西”则体现在本书结合国内外最新的相关指南、建议及专家共识，全面、详细介绍了肥胖症及其合并症的病理生理机制、诊断及西医治疗方案等，既反映了中华医学传统文化，又反映了中西医治疗本病的进展。融合古今中的“古”，则体现在本书梳理了中医古籍文献中古代医家对肥胖症的认识、学术思想嬗变及诊治经验；融合古今中的“今”，则包括现代中医学者对肥胖症的学术探索和遣方用药规律，以及西医学的相关诊治进展和循证医学证据。本书通过中西合璧、融合古今的论述及阐释，为广大肥胖症患者提供全方位的中西医结合的临床实践方案，有效帮助减少肥胖及合并症的危害。

其二，注重学用兼顾，喻理于行。本书学用兼顾，既详细全面地介绍了博大精深的中医学术理论、中医学术思想的演变脉络，又充分融入了实用性强的指南、专家共识、诊疗方案及名医名家治疗经验，内容丰富全面。本书将理论与实践紧密结合，通过阅读本书，读者不仅可以对肥胖的西医病理生理机制、中医学术思想理论等方面进行初步了解，还可以得到肥胖症及其合并症的病因、诊断、西医治疗方案，如何进行饮食、运动管理等，以及中医辨证治疗经验和中医特色治疗经验等在临床实践中非常实用的诊疗信息，力求全面系统地指导肥胖症的中西医临床防治，目的在于降低肥胖症患病风险，减少肥胖症及合并症对患者的伤害，保障人民健康。

本书适合国内从事中医、中西医结合内分泌及代谢病专科医师、广大基层医务人员、进修医师，以及高年级医学生、研究生等学习参考。也可以作为健康管理机构、社区卫生、医疗机构专业人员的参考书。

由于本书涉及内容广泛，而肥胖症及其合并症的研究进展迅速，加之笔者水平有限和时间紧迫，疏漏之处在所难免，敬请各位专家和广大读者批评指正。

《肥胖症中西医临床实践》编委会

2022年11月

# 目 录

## 上篇 肥胖症的中西医诊治现状

## 下篇 肥胖症常见合并症的中西医诊治

# 上篇

# 肥胖症的中西医诊治现状

# 第一章　肥胖症的流行病学

## 第一节　肥胖症的定义及危害

肥胖症已是21世纪全球最严重的公共健康问题之一，是由遗传和环境等多种因素共同导致的一种慢性代谢疾病，特征为机体脂肪总含量过多和局部含量增多及分布异常，世界卫生组织（World Health Organization，WHO）将肥胖症定义为一种可能导致健康损害的异常分布或过多的脂肪堆积的疾病，并根据体重指数（BMI）简易定义成人超重和肥胖。BMI为体重（kg）除以身高（m）的平方（单位：$kg/m^2$）。WHO将BMI在25.0～29.9$kg/m^2$定义为超重，而将BMI≥30.0$kg/m^2$定义为肥胖。值得注意的是，根据中国人群体质和膳食特征，《中国成人超重和肥胖症预防控制指南（试行）》将中国人群的BMI在24.0～27.9$kg/m^2$之间定义为超重，而将≥28$kg/m^2$定义为肥胖。肥胖导致代谢损害，肥胖症是许多系统疾病发生发展的“温床”。大量流行病学研究结果证实，肥胖和超重是心血管病、糖尿病、多种癌症等的重要风险因素，甚至是导致过早死亡的重要原因之一。《2015年全球疾病负担研究》表明全球大约400万人的死因与高BMI直接相关，占全部死亡人数的7.1%；其中270万（41%）死于心血管疾病，其次是糖尿病，慢性肾脏病也是高BMI人群的常见死因。2015年，全球超重及肥胖导致的伤残调整生命年（disability-adjusted life years，DALYs）损失为1.2亿年，占全部原因导致DALYs的4.9%。

因此，对肥胖症的正确认识、诊治及管理，随着肥胖症的发病率急速增加，已是当务之急，也是当今科学研究的热点。

## 第二节　肥胖症的全球流行病学概况

随着当今全球发展、生活方式和人类膳食结构等改变，肥胖症的患病率明显升高。2016 年发表在《柳叶刀》的一份流行病学调查统计分析中表示，1975 ～ 2014 年，在过去的 40 年内，全球成年男性的平均 BMI 从 $21.7kg/m^2$ 增长至 $24.2kg/m^2$，成年女性则由原来的 $22.1kg/m^2$ 增长至 $24.4kg/m^2$，而肥胖症患病率的增长趋势也在日益上升。在全球范围内，成年男性肥胖症患病率从 1975 年的 3.2%（2.4% ～ 4.1%）增长至 2014 年的 10.8%（9.7% ～ 12.0%），而女性由原来的 6.4%（5.1% ～ 7.8%）增长至 14.9%（13.6% ～ 16.1%）。至 2014 年，世界范围内的肥胖症总人数达 6.4 亿，而重度肥胖（即 BMI ≥ $35kg/m^2$）人数约有 1.8 亿。文章通过计算预测：至 2025 年，全球肥胖症患病率将在男性中达到 18%，在女性中超过 21%；严重肥胖男性将超过 6%，女性将超过 9%。肥胖症在这样高患病率和增长迅速的趋势下，还有第三个显著特征是患病低龄化。城市化必然会导致儿童肥胖症的患病率的逐年攀升。

2017 年发表于《新英格兰医学杂志》的一项研究，对 1990 ～ 2015 年间 195 个国家较高 BMI 相关的疾病负担进行了统计分析，研究表明：①在年龄分布差异上，儿童的肥胖症发病率低于成人，但增长速度高于成人。2015 年，在全球范围内，儿童肥胖症患者大约有 1.077 亿，成人大约 6.037 亿，儿童和成人的肥胖症发病率分别为 5% 和 12%，儿童肥胖症人口最多的国家是美国和中国。②性别和年龄差异上，女性人群中肥胖症比例最高的年龄段是 60 ～ 64 岁，男性是 50 ～ 54 岁，各年龄段肥胖症患者中，女性的人数都多于男性。③在地域分布差异上，2015 年全球成人肥胖症人口最多的国家是中国和印度，主要是因为人口基数大，成人肥胖发生率最高的国家是埃及，为 35.3%；最低的国家是越南，为 1.6%。儿童肥胖率最高的国家是美国，为 12.7%；最低的国家是孟加拉国，为 1.2%。与 1980 年相比，73 个国家的人口肥胖率已经翻倍，其余大多数国家也都呈持续增高趋势。肥胖率增长最快的 3 个国家位于非洲，包括布基纳法索、马里共和国、几内亚比绍。表明肥胖症不仅在北美、欧洲等发达国家中患病率高，而像中国和印度等发展中国家，因经济水平的提高和人口基数大，患病率也相当高，而亚洲、非洲及太平洋地区中一些发展中国家患病率的增长速度也在加快。

## 第三节　肥胖症的中国流行病学概况

中国已经成为世界肥胖大国。中国男性的肥胖人数由 70 万人（1975）上升至 4320 万人（2014），占全球的 16.3%，女性肥胖人数由 170 万人（1975）上升至 4640 万人（2014），占全球的 12.4%。国内流行病学调查显示，中国省（市）居住 5 年及 5 年以上社区人群中，女性的超重和肥胖症现患率（21.71% 和 3.73%）显著高于男性（21.25% 和 2.11%）。2004 年《中国居民营养与健康现状》显示大城市成人超重率与肥胖症现患率已分别高达 30.0% 和 12.3%。值得关注的是中国庞大的农村人口的患病状况，《中国心血管病报告 2018》显示，中国农村居民的超重和肥胖率虽低于城市居民，但上升幅度要大于城市居民。

中国肥胖症人群的分布具有明显的地区特点。研究表明，我国北方地区成人腹型肥胖率明显高于南方地区，如北方的辽宁、吉林分别为 43.0% 和 36.4%，而南方的广东、广西分别为 23.9% 和 18.8%。除此之外，大城市患病率高于中小城市，女性高于男性，其影响因素可能与遗传、人群的地理位置、生活方式和习惯、经济收入水平、体力劳动强度、文化教育水平有着密切关系。

国内肥胖症同样呈低龄化，调查显示学龄前儿童超重和肥胖症发生率分别为 9.36% 和 5.58%。城市学龄前儿童超重和肥胖症发生率分别为 12.37% 和 6.57%；农村学龄前儿童超重和肥胖症发生率分别为 5.57% 和 4.35%，其影响因素有年龄、遗传因素、出生体重、是否喜食蔬菜水果、食欲情况、看电视时间、进食速度、运动时间、家庭饮食习惯等。

由此可见，不管是全球还是中国，这样庞大的患病率，必然将肥胖症带来的健康问题推向形势严峻的处境，是一个全球都应该重视且及早布防的重大课题。

# 第二章　中医学对肥胖症病因病机的认识

## 第一节　古代医家对肥胖症病因病机的认识及学术思想嬗变

中医学对肥胖症的认识源远流长，可以上溯到春秋战国时期，首见于《黄帝内经》，随着时代的变迁、政治经济中心的转移、人们从事社会活动方式及自然气候的变化，肥胖症的病因病机也在发生变化，后世医家又在此基础上不断地补充和丰富，形成了一套完整的体系，对现代中医治疗肥胖症有很好的指导作用。现将其学术思想嬗变综述如下。

### 一、源于春秋战国时期，首见《黄帝内经》

中医学对肥胖症的阐述起源于《黄帝内经》，其内容涉及病因病机、疾病分类和治疗等，为中医药治疗肥胖症奠定了坚实的理论基础。

#### （一）肥人的定义及分型

《灵枢·卫气失常》提出了欲知肥人，先识众人的思想，并对肥、众有了明确的界限。其云："黄帝曰：众人奈何？伯高曰：众人皮肉脂膏，不能相加也。血与气不能相多，故其形不小不大。各自称其身，命曰众人。"可见，其标准强调：皮肉（筋骨）与脂膏，各自称其身，比例协调（不相加也），体重正常（不能相多也）。而肥人，伯高将其分为三类："黄帝曰：何以度知其肥瘦？伯高曰：人有脂、有膏、有肉。黄帝曰：别此奈何？伯高曰：䐃肉坚，皮满者脂。䐃肉不坚，皮缓者膏。皮肉不相离者肉。黄帝曰：身之寒温何如？伯高曰：膏者其肉淖，而粗理者身寒，细理者身热。脂者其肉坚，细理者热，粗理者寒。黄帝曰：其肥瘦大小奈何？伯高曰：膏者多气而皮纵缓，故能纵腹垂腴。肉者身体容大。脂者其身收小。”可见，古人通过触诊坚实与否、皮纵与否，对肥胖症的形体进行了初步诊断，同时将肥胖症分为“膏人”“肥人”“肉人”三型，“膏人”的脂肪主要分布于腹部，身小腹大，与西医学的腹型肥胖类似。“肥人”的脂膏均匀分布全身，形体肥胖，虽肥而腹不大，肌肤质地中等，与西医学的均一性肥胖症相似。“肉人”以肌肉之肥为主，形体肥胖，肥而壮盛，上下均肥，皮肉结实，精神内旺，是一种正常体重超常之人。

### （二）肥胖与饮食、生活方式、地域和五行体质息息相关

首先，《素问·通评虚实论》曰：“肥贵人则高梁之疾也。”认为引起肥胖症的病因首先是饮食。综观现代人的饮食习惯，可以说是肥甘厚腻，而“饮食自倍，肠胃乃伤”，即肥胖症当责过食肥甘厚腻。《素问·奇病论》曰：“有病口甘者……其人必数食甘美而多肥也。”肥胖症多见于胃热能纳食者，火盛则杀谷，胃气充实则多纳多化，营卫壅盛于肠间，变生诸病，如《灵枢·大惑论》云：“肠胃大则卫气留久，皮肤涩则分肉不解，其行迟。”若长期饮食过度，胃纳而不化，卫气久留于肠胃，与宿食、粪便相搏结，致胃肠壅滞，浊气不降。久则变生湿、痰、热、瘀诸邪，形成以气机壅滞、浊邪留滞为基础的病机变化。虽纳而能化，但脾运不及，亦化生痰瘀等浊邪。古代医家均多认为，过食膏粱、肥甘厚味易生痰湿，浊积痰凝久，形成肥胖症。张从正《儒门事亲·内伤门》说：“凡膏粱之人，起居闲逸，奉养过度，酒食所伤，以致中脘留饮。”李东垣《脾胃论》云：“阴之所生本在五味，阴之五宫，伤在五味。至于五味，口嗜而欲食之，必自裁制，勿使过焉，过则伤其正也。”“油腻厚味，滋生痰涎。”《傅青主女科》也有“妇人体质肥盛，恣食厚味，痰湿内生”的记载。说明偏食膏粱、肥甘厚味，会导致气、血、津液的异常，从而产生痰湿之邪。

《黄帝内经》指出，肥胖症与地域饮食习惯有关。如《素问·异法方宜论》中指出：“西方者，金玉之域……其民华食而脂肥。”指出西方金玉之域，水土刚强，其民众多以游牧为主，加之饮食上多食肉类、奶类等高蛋白质食物，从

而导致肥胖症。另外，西北方天气寒冷，寒邪盛行，需要补充阳重之品以御寒邪，恰恰肥甘厚腻之品多为燥热助阳之品，摄食不慎，则易矫枉过正，出现肥胖症。现代流行病学调查发现，西北方肥胖症患者要比南方较多，具有明显的地域差别，与“人与天地相参”和“因地制宜”的思想不谋而合。

《黄帝内经》认为，不正确的生活方式也是导致肥胖症的重要因素，多逸少劳易致气血停滞，进而出现肥胖症。肥人多为富贵尊荣，静多动少，外盛内虚，邪气易侵。《素问·宣明五气论》云：“久坐伤肉。”“久卧伤气。”指出多逸少劳可致气虚、肉伤、损脾。脾气虚则运化、输布失司、痰瘀湿浊、膏脂痰浊内盛不化，聚积而成肥胖症。张仲景在《金匮要略·血痹虚劳病脉证并治》中论述血痹的原因，其云：“夫尊荣人，骨弱肌肤盛。”指出膏粱之人嗜食甘肥，多逸少劳，导致筋骨脆弱而肌肤盛，外盛内虚，不任劳汗，虽微风小邪亦为病。《望诊遵经》说：“富贵者，身体柔脆，肌肤肥白，缘处深闺广厦之间，此居养不齐。”由此可见，富贵者生活优雅及轻闲，长期缺少活动，身体肥软柔弱，肌少肥多，是肥胖症的病因之一。

《黄帝内经》尚且留意到，饮食地域只是导致肥胖症的一个方面，另一方面和人的禀赋体质也有很大关系，于是创造性地提出了“五行之人”，即肥胖症与人体禀赋、易胖体质有关。《黄帝内经》认为，因血气多少所形成体质高矮肥瘦亦不同，是当今的体质学说的基础。如《灵枢·阴阳二十五人》云：“木形之人……其为人苍色，小头长面，大肩背，直身，小手足。”可见，肩宽丰满之形，似为上半身偏胖。《灵枢·阴阳二十五人》云：“火形之人……其为人赤色，广朋，锐面小头，好肩背髀腹，小手足，行安地，疾心行摇，肩背肉满。”此种人肩背饱满圆润，全身发育匀称，似躯干偏胖之形。《灵枢·阴阳二十五人》云：“土形之人也……其为人黄色，圆面大头，美肩背，大腹，美股胫，小手足，多肉，上下相称。”此类人头大，肩背丰满，腹部肥胖，全身上下均匀性肥胖。《灵枢·阴阳二十五人》云：“水形之人……其为人黑色，面不平，大头，廉颐，小肩，大腹，动手足，发行摇身，下尻长，背延延然。”此种人似以腹部肥胖为主。五行属性不同，肥胖症的类型不同，充分体现了古人因人制宜、个体化诊治的思想。

综上所述，肥胖症之发生发展，与饮食和地域的关系莫大，同时也由个人禀赋体质所决定，《黄帝内经》较为全面地概述了肥胖症发生的病因。

### （三）卫气失常是导致肥胖症的根本病机

《灵枢·卫气失常》将肥胖症病机高度概括为卫气失常。《灵枢·本脏》认为："卫气者，所以温分肉，充皮肤，肥腠理，司开阖者也。"《素问·痹论》云："卫者，水谷之悍气也，其气慓疾滑利，不能入于脉也，故循皮肤之中，分肉之间，熏于肓膜，散于胸腹。"可见，卫气源于水谷五味，由中焦所化，充于天地五气，由上焦宣发，与营气协同，借各脏腑蒸腾气化，周游全身，布散于四肢百骸，维持生命活动与能量代谢，如人之腐熟水谷、化生营卫、运行气血、呼吸运动、水液代谢、排泄代谢产物、抵抗外邪及形成语言思维、记忆、睡眠（卫气的开阖）等方面，体现在人体生命活动、劳作、运动等各个方面。

卫气失常，气血失和，清浊失司。《灵枢·禁服》曰："审察卫气，为百病母。"所以，卫气温养机体、调控腠理、抗御邪气、促进津血运行等功能的失常，正是导致肥胖症的核心病机。首先，肥胖症是脏腑功能的或实或虚，如胃纳化失常、脾运化不调、肺宣发失节、肾气化失司等，皆可致卫气失常，功能失调，然后，卫气失常则转化失调，气血津液易滞易郁，变生痰瘀等浊邪，恶性循环，最后引发津液、膏脂郁积过多，留于分肉、腠理、肓膜之间，导致肥胖症。如《灵枢·逆顺肥瘦》曰："此肥人也。广肩腋，项肉薄，厚皮而黑色，唇临临然，其血黑以浊，其气涩以迟。"可见，痰瘀浊邪是病理产物，也是致病因素。

### （四）肥胖症的并发症及其治疗

首先，对于肥胖症的治疗，《黄帝内经》认为减重是首要的，即《素问·阴阳应象大论》所言："因其重而减之。"同时，古人认识到肥胖症可引起很多并发症，如中风等，与西医学认为肥胖症导致脑血管疾病、肝病等不谋而合，却早了数千年。《素问·通评虚实论》曰："凡治消瘅、仆击、偏枯、痿厥，气满发逆，肥贵人则高梁之疾也。"《黄帝内经》认为，消瘅（相当于糖尿病）、偏枯（相当于脑血管意外）等疾病，皆属于"高梁"之疾，乃过食肥甘厚腻所致，且提出了相应的治疗原则，如《素问·三部九候论》曰："必先度其形之肥瘦，以调其气之虚实，实则泄之，虚则补之。必先去其血脉而后调之，无问其病，以平为期。”提出了实则泻之、虚则补之的治疗原则。

## 二、发展于宋元时期，着眼于“痰湿”和“气虚”

宋元时期，在前代医学经验大量积累的基础上，中医药亦随当时学术文化进入“新学肇兴”时期。继承前人对脏腑辨证的深入认识，医家总结出肥胖症的主要原因在于脾胃功能失调。胃的主要功能为受纳、腐熟水谷，故称为“水谷之海”。若脾胃功能失调，则运化功能失职，水谷精微布散功能失调，而聚积成为肥脂痰油，停聚在体内，形成肥胖症。另外，如胃热炽盛，导致食欲充盛，摄取饮食量过多，膏脂聚积而形成肥胖症。可见，肥胖症与脾虚痰湿、胃热盛这两个因素密切相关。

金元四大家之一的李东垣《脾胃论·脾胃盛衰论》指出：“脾胃俱旺，能食而肥；脾胃俱虚，则能不食而瘦；或少食而肥，虽肥而四肢不举，盖脾实而邪气盛也。”可见，肥者多见于脾实者，不论饮食或多或少。而李东垣在《脾胃论·忽肥忽瘦论》中认为，肥瘦亦与脾胃虚而火胜有关，即脾胃俱旺，能食而肥，邪气盛亦肥。

宋代杨士瀛《仁斋直指方·水湿分治论》云：“肥人气虚生寒，寒生湿，湿生痰……故肥人多寒湿。”指出肥人先气虚而生寒湿，寒湿停聚化而为痰。与此同中有异，元代朱丹溪《丹溪治法心要》则提出“肥白人多痰湿”之观点，且观察到肥人脂满导致经闭不行、不孕症等疾病，与现代多囊卵巢综合征的论述相似，并提出了使用涤痰汤、二陈汤等加减治疗。除了痰湿，《丹溪心法》中亦说：“肥白之人，沉困怠惰是气虚。”提出了肥人多气虚的另一论断。后世医家多遵从此二说，多着眼于“痰湿”和“气虚”的角度论治肥胖症。

## 三、充实于明清时期，由脾及肾，由痰及瘀

宋代以后，脏腑理论研究加深，医家对脾肾关系认识的完善，加之命门理论的提出，认为肾为先天之本，水火之根，内藏元阴元阳，维持和调节人体的水液代谢，助脾化生精微。若肾气不足，则温化失职，无力助脾化生精微，加

之饮食过量，嗜食肥甘厚味，又加重脾肾功能失调，湿聚脂积，气血瘀阻。若肾气虚衰及阳，损及脾阳，脾失运化，则水湿停聚，聚于肌肤而形体肥胖。

《难经》云："肾统五液，化为五湿，湿能生痰。"肾主蒸化水液，若肾阳不足，蒸化无力，亦可导致水湿停聚而为痰，痰湿一经酿成之后，就成为致病因素，引起多种病理变化，致使痰湿瘀滞，酿成肥胖症。此时期对肥胖症的病机有了进一步的认识，在前世医家从脾立论的病机理论上发挥，深入阐述了肥胖者元气失常及命门火衰导致脾土不及的病机。明代张景岳《景岳全书·非风门》曰："肥人多有非风之证，以肥人多气虚也。何以肥人反多气虚？盖人之形体，骨为君，肉为臣也。肥人者，柔胜于阳，阴胜于阳者也。且肉以血成，总属阴类，故肥人多有气虚证。然肥人多湿多滞。"清代沈金鳌《杂病源流犀烛》认为："人之肥者必气虚。""谷气胜元气，其人肥而不寿。"清代章虚谷在《医门棒喝》中指出："如体丰色白，皮嫩肌松，脉大而散，食啖虽多，每日痰涎，此阴盛阳虚之质。"均说明真元之气不足是肥胖症发生的重要病因，水虽制于脾，实则流于肾。肾本水脏而寄元阳，若命门火衰，既不能自制阴寒，更不能温养脾土，致使阴不从阳，精化为水而成痰湿。肥人阳微阴盛，气不化水，水湿内停，痰湿易生。清代陈士铎在《石室秘录》中概言之："肥人多痰，乃气虚也。虚则气不能运行，故痰生之，则治痰焉可独治痰哉？必须补其气，而当兼补命门之火；盖火能生土，而土自生气，气足而痰自消。不治痰，正所以治痰也。"陈氏深入认识气虚，源于命门火衰，开创补火生土、温养命门治法，达到气自足、痰自消的疗效，深化了对肥胖症病因和治疗的认识，亦是肥胖症病机的精辟提炼。叶天士《临证指南医案·呕吐门》中指出："凡论病，先论体质……所谓肥人之病，虑虚其阳。""夫肌肤柔白属气虚，外似丰溢，里真大怯，盖阳虚之体，惟多痰多湿。"叶氏认识肥胖症，也由气虚深入至阳虚的病机本质。

津血同源，肥人痰湿内盛，日久必将导致痰瘀互结，瘀血碍气，气不布津，故而形成气虚痰湿兼瘀血的证候。明代虞抟《医学正传·妇人科上·月经》云："津液稠黏，为痰为饮，积久渗入脉中，血为之浊。"《医学正传·疮疡》指出："肥人大概是气虚夹痰。"

综上所述，从《黄帝内经》认为肥胖人多由卫气失常所致，到后世宋元明清从脏腑论治，再到清代回归认识肥胖症多由元气不足，多气虚和阳虚的病机，医家对肥胖症的病机逐渐深入及细致。总之，中医学认为，肥胖症与饮食不节、劳逸失常、体质禀赋及地域等因素均有关。各种致病因素使得人体元阳不足，脏腑功能失调，运化疏泄乏力，气血津液郁滞，升降失常，血行失畅，脂浊痰湿堆积体内，日久形成肥胖，主要表现为兼有痰湿证、气虚证、阳虚证、瘀血证等，既有统一，又有差异，充分体现中医整体观与辨证论治活法圆通的学术思想。

## 第二节　现代医家对肥胖症病因病机的认识

在充分研学古代医家对肥胖症诊治的认识基础上，现代医家结合实际情况，在三因制宜思想指导下，也提出许多真知灼见，或从脾肾，兼调心肺，或从痰湿，兼化瘀浊，或从体质，或从瘀血等展开论述，亦有甚多可取之处。

丁学屏教授认为，肥胖症缘由关乎脾肾两脏，病因有三：①或因禀赋怯弱，元阳式微，火不生土，脾失健运，痰湿生而壅滞经络。②或因贪杯豪饮，恣意口腹，果汁水浆，膏腴肥美，煎炒炙煿，甘甜滋湿，积湿蕴热，痹阻三焦，气液不宣，脉络壅阻。③或因起居工作，囿于密室之中，绝少户外活动，少五气养息，又少四肢活动，是以神情慵懒，行动蹒迟，致肢体臃肿，而有肥胖之累。丁教授认为肥胖症之高胰岛素血症的病机在于气虚血涩、湿郁痰凝、壅阻经络、营卫周流迂迟等。病机随时间变化而变化，故应当分期而论：初始见形病俱实，体未虚而邪实，治以祛邪为务；病至中期，湿郁变生痰浊，但体气已损，而成体虚邪实之势；病至末期，湿郁痰凝，变成败浊，病久入深，侵害脏腑经络，脉络瘀阻，或精血暗耗，涉及奇经。在诊断上，重视辨湿、痰、浊、水、饮之消长。肥胖症初始，气虚多湿；病延日久，气虚不复，湿郁成痰。积湿不化，或湿郁成痰，或湿郁热蒸，聚湿成痰，留于皮里膜外。痰郁化火，变生败浊，败浊上扰清空，则头目昏眩；浊乘肝窍，则见视物昏糊；败浊蒙蔽元神之府，轻者神思不清，重者如蒙似昧。湿从水化，气阳式微，变生水饮，水既可以成饮，饮亦可为水。脉形沉弦，是为饮家。

魏子孝教授认为，该病的病因病机主要是先天不足或后天失调，导致脏腑功能失调，水谷精微代谢失常而导致的本虚标实之病。该病病位主要在脾、肾二脏，痰浊瘀血是其主要的致病因素。衡先培教授认为，其病因离不开饮食失节、年长体弱、先天禀赋、缺乏运动，并在其基础上提出“浊结阳明，气郁血瘀”的病机观点。

陈秋教授认为，肥胖症合并胰岛素抵抗因内热蕴结，膏脂堆积所致，“内热”与西医学所讲之“炎症”颇为符合，而现代大量研究也证明，胰岛素抵抗肥胖是一种慢性炎症性疾病，因此，“内热”可致胰岛素抵抗肥胖，在疾病的传变过程中起助推作用，更是其重要的病理因素。

王琦教授以人体体质为切入点，创建中医体质学说。而在对肥胖体质研究上，王琦教授团队研究了体重指数与中医体质类型之间的关系，统计分析结果提示：同正常体重相比，气虚质是肥胖症的危险因素，阳虚质是体重偏轻的危险因素，痰湿和气虚是超重及肥胖症最易发生的倾向体质。痰湿质不仅是腹型肥胖的危险因素，也是全身型肥胖最重要的危险因素，是最易发生全身型肥胖的倾向性体质。因此，对于全身型肥胖，痰湿质的调整也是防治肥胖的重点。

仝小林教授将《黄帝内经》“膏浊”理论进行发挥，认为膏人的病机特点符合“中满”，病理特点是膏“积聚”，膏人有虚实寒热之别，而膏“遇热则溶，遇寒则凝”，故对于膏人，应用行气、散满、畅中、调气的药物，可以促进膏的移动，治疗膏要适当采用温、消、散的药物。浊在血中，用药时要使用既能入血分，又能化浊、涤浊、逐浊祛浊的药物，如红曲之类。中医治疗要始终以涤浊消膏、畅中散满为大法。

张宽智根据临床158例资料分析，认为肥胖症实证居多，在临床有共同症状：情志抑郁、胸闷气短、胁胀不适、腹胀、大便干结等，其主要责之于肝，应从肝辨治，疏其肝气，化其瘀脂之积，自拟疏肝消肥汤治疗，获得良好疗效。周仲瑜教授等认为，肥胖症的病因众多，主要包括饮食起居不节、水湿痰邪壅滞、先天禀赋不足、后天情志内伤及年老脏腑虚衰等方面，当今治疗多侧重调节脾胃。除此之外，肝与肥胖症的病因病机、发展预后也有着极大关联，中医诊治肥胖症应重视肝的地位。肝主疏泄，能促进脾胃升降和胆汁分泌及舒畅情志。肝主疏泄功能失常，易导致脾胃气机升降功能失常。现代社会，人们的生活节奏快、生活压力大，情绪不能得到及时调节，忧思恼怒伤肝，肝失疏泄，痰浊沉积而造成肥胖症。

石岩教授等认为，单纯性肥胖症虽然具有遗传易感性（即先天禀赋），但现代社会生活方式的特点决定了发生肥胖症的病因应主要为饮食不节、过度安逸、情志失调。病位在脾与“三焦腑”，证属本虚标实，虚实夹杂。脾气亏虚为其始动因素，脾失健运、“三焦腑道”不畅、气化失常为其中心环节。痰湿、气滞、瘀血、郁热为脾与“三焦腑”失常的主要病理产物。脾与“三焦腑”又互相影响，终致痰湿困脾，水停三焦，气机郁滞，气郁化火，精微不布，化为脂膏为其病理改变，贯穿于单纯性肥胖症发病的始终。

陈清光等人提出由此为脑－心－脾同治，以及建立“脾本质”、中医“脑－心－脾”神经内分泌轴等假说。通过中医“脑心同治”及“脑心脾”三者关系学说为指导，通过西医学 NEI 网络中胰岛素、胰高血糖素样肽－1、葡萄糖激酶、瘦素 leptin 对糖尿病、肥胖能量平衡及摄食行为的综述分析，结合中医五行生克理论研究这种多系统多层次改变有无的内在联系，认为中医“脑、心、脾”三者在生理功能密不可分，涉及消化、血液、免疫、神经、内分泌等多脏器、多系统；三者的病理变化相互影响，包含具体的病邪、病性、病位等内容。脑、心、脾的内在关系蕴藏着丰富内涵，有助于阐释肥胖症多因素多靶向的基础病变机制和发病趋势，也是脑心脾领域的中风、心肌梗死、糖尿病并发症等众多疑难疾病异病同治的生理病理基础。

肥胖症中医病理因素的实验研究发现，痰证组中特异性升高的脂肪因子虽然各自具有多种生物学功能，但都具有促炎症反应的共同点，这一结果提示炎症反应可能是构成肥胖症痰证的生物学基础之一。研究表明，肥胖者的脂肪组织存在低度炎症，脂肪组织中的脂肪细胞和浸润其中的巨噬细胞分泌的多种炎性脂肪因子正是联结肥胖、胰岛素抵抗和 2 型糖尿病的关键因素。此外，炎症局部会发生循环障碍、动脉充血，继而因毛细血管和小静脉扩张，导致血流变慢。这些病理变化可能影响水液代谢，因此，炎症在病理机制上与痰证形成的中医学理论有相通之处。有学者研究血瘀证与血清瘦素、内皮素、体重指数、脂肪百分比呈正相关，与胰岛素呈负相关，这从另一个角度说明肥胖症与血瘀相关。

肥胖症的病位在脾，根源在肾。肾主水，为先天之本，肾精所化的肾阳，为脏腑气化之源，对各脏腑组织起着推动温煦作用。肾在痰浊、水湿、脾虚及瘀血的形成中起着重要影响。现代实验研究中，沈自尹等观察肾虚证与神经内分泌系统的相关性研究发现，肾虚证可出现肾上腺皮质轴功能紊乱，肾素－血管紧张素系统异常；温补肾阳药对下丘脑有特异性调节作用，能直接提高促肾上腺皮质激素释放激素的表达。曾洋等发现，补肾阳药物不仅对下丘脑－垂体－肾上腺轴具有调节作用，而且对糖皮质激素造成的过度分解代谢状态具有保护作用，防止因大剂量糖皮质激素释放，造成血糖、血脂升高，诱导淋巴细胞凋亡等效应的产生。

综上所述，现代医家认为肥胖症病因病机主要和肝、脾、肾三脏相关，涉及痰浊、瘀血、痰瘀等病理产物，消肥通道还涉及三焦。基于西医学研究手段，部分医家提出了脑－心－脾轴并治的理论，具有一定的创新性。笔者认为，肥胖症中医学的研究在中医学理论的基础上，可以利用西医学的研究手段，对其病因病机进行不断优选筛查，精准化分析不同患者不同优势脏腑的参与，进而制订相对个性化的方案。

# 第三章　肥胖症病理生理机制的研究进展

## 第一节　肥胖症的发病机制

肥胖症是由遗传和环境等多种因素共同参与且相互影响而导致的一种慢性代谢疾病，其发病机制大致可以分为环境、基因和能量平衡失调三个方面的因素。环境有力地促进了肥胖症的发展，而中心环节以能量代谢的不平衡，即过多的能量没有被消耗而以脂肪的形式储存起来，久而久之，引起人体脂肪过多堆积，而致肥胖症。

### 一、环境因素——推动肥胖症发展的动力

首先，随着我国改革开放 40 多年的经济发展和食物供应的增加而变化，从“温饱社会”进入“小康社会”，膳食结构发生了很大变化，加之西方快餐文化的传入，人们摄入动物性脂肪和蛋白质比例大，以及食品添加甜味剂的普遍性和高糖食品的大众消费，这些往往导致总摄入远大于能量消耗，因此，导致肥胖症。

电子产品和便利的交通工具的出现，使人们不管是在职业活动中，还是在休闲体育中，活动量都明显地减少，因此，除了不良饮食外，减少体育锻炼和久坐不动的行为是现代人能量过剩和体重增加的重要环境因素，为肥胖症的发生发展奠定了基础。

## 二、遗传因素——肥胖症的易感因素

众所周知，并非所有暴露于这些环境中的人都会变得肥胖，这表明在个体层面上存在着潜在的遗传机制。因为 40% ～ 75% 的人口体重指数变化是由于遗传差异引起的。目前研究已经发现了 11 种罕见的单基因型肥胖，包括瘦素和 melanocortin–4 受体的缺乏，主要在下丘脑中表达，并参与调节能量稳态的神经回路。melanocortin–4 受体基因中的杂合子突变是目前引起单基因肥胖症的最常见原因，严重肥胖的儿童中有 2% ～ 5% 是该基因突变引起的。

然而，大多数的肥胖症发生与多个基因相关，通过大样本全基因组相关性的分析，目前已经有超过 300 个基因位点明确和肥胖症相关，其中最突出的信号是 FTO 基因变异，与没有等位基因的人相比，携带一或两个风险等位基因的人的体重分别增加了 1.2kg 或 3kg。全基因组测序为识别一些新的分子靶点并改善其靶点的风险预测标记物提供了一种手段。

## 三、能量平衡失调——肥胖症发生的中心环节

能量平衡的失调是导致肥胖症的另外一个重要因素，基因和环境相互作用，共同调节能量平衡、相关的生理过程和体重。中枢机制和外周信号的协调在其中起到了非常重要的作用。其中，下丘脑弓状核内的两组神经元被循环中的神经肽激素所抑制或兴奋，进而调节食物摄入和能量消耗。脂肪组织、胃、胰腺内的微生物，以及其他器官也参与能量平衡的调节。下丘脑以外的大脑区域通过感觉信号输入、认知过程、食物消耗的享乐效应、记忆和紧张，也参与了能量平衡调节。能量调节的失衡，导致的直接结果就是肥胖症的发生，故而肥胖症的发生与众多因素相关。

减少食物摄入或增加体力活动会导致负能量失衡，并引起一系列中枢和外周代偿适应机制，从而维持正常的生命功能。从临床上看，这些影响可能与相对减少静息能量消耗，食物摄入量，以及许多其他因素有关，主要取决于热量限制的程度和持续时间。中枢促进食欲的信号增加可以解释在食欲和食物摄入

方面细微且通常难以察觉的负调节增加，而负调节的增加限制了与体力活动项目等干预相关的预期减重程度。尽管这些效应在人体内的大小和潜在机制尚不清楚，但这意味着不再肥胖的人可能与从来没有肥胖过的人在生理和代谢上有所不同。肥胖症高复发率符合这一观点，也与肥胖症作为慢性疾病需要长期警惕和体重管理的情况保持一致。

## 第二节　肥胖症的病理生理特点

肥胖症是一个慢性病程，其特点是长期的正能量平衡。众所周知，肥胖症患者的脂肪组织中脂质（主要是甘油三酯）也是明显增加的，进而形成较大的液泡，也就是脂肪变性，这一阶段往往伴有一系列的病理过程，包括非酒精性脂肪性肝炎、细胞坏死变性等。不仅如此，肥胖症患者的骨骼肌、肝脏和其他器官组织的体积也是增大的。肥胖者脂肪细胞面积大于体重正常者，脂肪细胞发生肥大并往往伴有脂肪新生过程障碍，同时脂肪组织脂解作用也是增加的，会释放更多游离脂肪酸入血，这样会造成外周器官脂质沉积。非脂肪组织中游离脂肪酸、炎性细胞因子和脂质中间体的水平升高，会导致胰岛素信号受损，所以，许多超重或肥胖症患者出现胰岛素抵抗状态，胰岛素抵抗与多余的腹腔内脂肪组织密切相关。

最近的相关研究显示，脂肪组织内 TNF-α、IL-6、IL-18 等炎症因子水平增加，IL-4、IL-10、IL-13 等抗炎因子水平下降。分泌更多的炎症脂肪因子，如瘦素、抵抗素、RBP-4，而主要改善代谢的脂联素分泌减少。脂肪细胞在细胞外的机制主要是纤维化诱发细胞募集导致炎症反应，缺氧引起氧化应激、内质网应激、线粒体功能障碍，导致脂肪组织纤维化，导致巨噬细胞募集，促使巨噬细胞分泌促炎因子，引起胰岛素抵抗。这些巨噬细胞称为促炎免疫细胞，而肥胖状态下脂肪组织局部免疫失稳（促炎细胞增加、抗炎细胞减少），促进组织纤维化，导致缺氧的发生。其中，M1 巨噬细胞导致组织胰岛素敏感性下降，造成胰岛素抵抗。

2016年，一份动物研究证实，肥胖小鼠的脂肪组织内iNOS介导的MI型巨噬细胞极化增加，导致组织纤维化水平增加。另一份实验研究表明，ILC1可通过分泌IFN-γ，激活M1型巨噬细胞，促进胰岛素抵抗。另一份63例病例研究证实，肥胖症患者外周血及脂肪组织内ILC1细胞高于非肥胖症受试者；肥胖症患者的循环中与脂肪组织内ILC1细胞比例显著正相关，而代谢手术后3个月，外周血ILC1细胞明显降低，与体重指数降低有同步化。脂肪组织内ILC1细胞比例较高者，组织纤维化及基因表达均明显高于ILC1细胞比例较低者，脂肪组织内ILC1细胞比例与组织纤维化水平呈显著正比相关。对于脂肪组织内ILC1细胞比例是否与全身胰岛素抵抗密切相关，研究表明ILC1细胞比例低者，HOMA-IR、ADIPO-IR水平及AKT底物磷酸化显著增高，由此证明它们关系相当密切。ILC1s作为肥胖症进展为2型糖尿病的重要驱动因子，可能成为肥胖2型糖尿病防治的新靶点。2017年，我国南京大学一项动物实验证实，肥胖小鼠减重后脂肪组织$CD4^{+}$T细胞的异常激活是肥胖免疫记忆效应的重要机制。因此，肥胖症患者减重后，仍有免疫记忆效应，导致患者减重后容易再次复胖。

内脏脂肪组织与皮下脂肪组织相比，是一个较小的脂质贮存隔室，但网膜和肠系膜脂肪在机制上却与许多肥胖症相关的代谢性疾病和不良结局有联系。肾脏周围包绕着脂肪组织，肥胖症患者中常见的高血压可能是肾脏受压而引起的血压升高所致。肥胖症常伴有咽软组织增加，睡眠期间阻塞气道，引起阻塞性睡眠呼吸暂停。过量脂肪也会在关节施加机械负荷，使肥胖症成为骨关节炎发展的风险因素。研究还发现，胰岛素样生长因子1和其他促肿瘤分子的生物利用度升高与某些癌症的发生也是息息相关的。在超重和肥胖症患者中，据称腹腔内压力增加可导致胃食管反流、巴雷特食管和食管腺癌风险增高。

对于老年人随衰老出现的身体成分变化（肌肉量减少及脂肪量增加）是引起老年人肌少症和肥胖症的生理因素。雌激素和睾丸激素及生长激素的减少、炎症因子增加、氧化应激、胰岛素抵抗、体力活动减少及肌肉调节因子变化等，是引起老年人肌少症和肥胖症的共同病理生理基础。

另外，肥胖症与心境、焦虑和其他精神疾病的发生增加相关，在重度肥胖症患者和寻求减重手术者中尤其如此。肥胖症和精神疾病之间的因果通路可能是双向的。而且，用于治疗双相障碍、重性抑郁和一些精神病症的药物常会伴发体重大幅增加。

总之，在现代环境中创造包括预防肥胖在内的健康生活条件，对人类而言无疑是一大挑战。在治疗相关患者时，仅凭医师无法控制所有导致过量脂肪发生的通路，需要配合社会、患者本人、政府干预等因素，共同倾注更多精力，攻克难题，并将其作为全球性运动的一部分，以控制慢性疾病流行。

# 第四章　肥胖症的诊断

## 第一节　肥胖症的中医诊断

关于肥胖症的描述，最早记载于《黄帝内经》："䐃内坚，皮满者脂，䐃肉不坚，皮缓者膏，皮肉不相离者肉。"根据皮下脂肪的多少分为了肥、膏、肉三种类型。《灵枢·阴阳二十五人》云："土形之人……美股胫，小手足，多肉。""水形之人……大头，廉颐，小肩，大腹。""广肩腋，项肉薄，皮厚而黑色，唇临临然。""广肩、广腋、广项、多脂、厚皮"，指出了肥胖症具有四肢肉多、腹部肥满、宽肩、腋下厚实、脖子粗壮的外在特点，并认为先天禀赋异常也是病因之一。《素问·阴阳应象大论》曰："年四十，而阴气自半也，起居衰矣。年五十，体重，耳目不聪明矣。"则提出随着年龄增长，身体阴阳之气衰退，逐渐出现肥胖的现象，体现在体重的增加。清代章虚谷在《医门棒喝》中云："如体丰色白，皮嫩肌松，脉大而软，食啖虽多，每日痰涎，此阴盛阳虚之质。"清末民初医家金子久在《医林荟萃》记载："体肥丰腴，肌肤柔白。"可见部分肥胖之人的肤色偏白。

目前，中医诊断肥胖症部分参考了《中医诊断学》教材的相关内容，除了体形肥胖之外，还强调气虚的临床表现，以少气懒言，神疲乏力，或头晕，伴自汗为主要症状，舌质多淡嫩，脉象多虚。而《中医内科学》中的叙述最为详细，认为："肥胖是由于过食、缺乏体力活动等多种原因，导致体内膏脂堆积过多，使体重超过一定范围，或伴有头晕乏力、神疲懒言、少动气短等症状的一种疾病。"

目前对于肥胖症的中医诊断尚不太统一，后世医家论述肥胖症时多参考西医学的诊断标准，综合了中医四诊八纲和病因病机。

总结古今对肥胖症的认识，肥胖症的中医诊断要点主要包括以下几点。

1. 体形肥胖，腹部、臀部肥满，四肢粗壮。

2. 有长期的饮食不节，如嗜好肥甘厚味的不良习惯，或兼有缺少体力活动，或有肥胖的家族史。

3. 伴随症状：可伴随有全身困重、疲倦乏力、腹胀、少气懒言、懒动便秘，或者腹泻便溏等。

4. 需排除水液潴留等非膏脂堆积导致的身体肥满，如鼓胀、水肿等疾病。

## 第二节　肥胖症的中医辨证分型规律

肥胖症多为本虚标实之证。本虚主要有气虚和阳虚，部分表现为阴虚；标实多见痰湿、水饮、湿热、气滞、瘀血。

肥胖症病位主要在脾胃，可见胃热：易饿多食，口苦口干，舌红苔黄，脉数；或湿热困阻中焦，则见身体重着，脘腹胀闷，大便黏腻臭秽，舌红苔黄腻，脉滑数；或见脾胃气虚，见神疲乏力，少气懒言，腹大胀满，头晕懒动，大便溏薄或肠道无力蠕动而便秘，舌淡苔白，边有齿印，脉沉濡或细弱；久病则及肾，出现肾气虚或肾阳虚的表现，如腰膝酸软疼痛，动则气喘，形寒肢冷，下肢浮肿，夜尿频多；本病可涉及心肺，主要表现为心肺气虚，见心悸心慌，少气懒言，神疲气短，自汗，动则汗如雨下；还可以涉及肝，而见肝气郁滞，甚则郁而化火的临床表现，如郁郁寡欢，善太息，两胁胀闷不舒，烦躁易怒，失眠头痛等。

关于肥胖症的辨证分型，《黄帝内经》根据皮下脂肪的多少，将肥胖症分为肥、膏、肉三种类型。后世医家通过所收集的四诊资料，结合个人诊治经验，提出了不同的看法。

赵怀琮将肥胖症分为脾虚痰湿型、阳气不足型、肝郁气滞型、积食内停型四个证型，治疗上分别治以平胃散合二陈汤、济生肾气丸合苓桂术甘汤、柴胡疏肝散合金铃子散、小承气汤合保和丸。

翟希文、吴忠瑞认为，肥胖症主要分为四个证型，分别是脾肾两虚型、脾虚肝郁型、湿热内停型和脾虚湿盛型。各种证型的临床表现简述如下：①脾肾两虚型。主要表现为脾肾气虚，症见神疲乏力，腰酸腿软，纳少，面浮肢肿，大便稀软，甚者则发展为脾肾阳虚。症见形寒肢冷，小便频数，女子带下清稀，男子阳痿遗精；舌象多为胖大，质淡，边有齿痕，苔白或滑，脉象多为沉迟且弱。②脾虚肝郁型。多表现为精神抑郁，胸闷腹胀，两胁胀痛，纳呆便溏，女子带下，月经不调；舌苔白或白腻，脉弦滑。③湿热内停型。临床表现为湿热困阻之象：头身困重，肢体浮肿，胸闷腹胀，纳呆脘痞，渴不欲饮，溲赤不利；女子带下黄稠，秽浊有味，舌苔黄腻，脉滑数。④脾虚湿盛型。患者形体肥胖，肢体困重，少气懒言，倦怠乏力，嗜卧，纳呆呕恶，大便溏薄，甚则肢冷畏寒，痰饮内停，水湿泛溢；舌体胖大，苔白腻，质淡边有齿痕，脉虚或弱。

《中药新药治疗肥胖病的临床研究指导原则》则将该病分为以下五种证型：①胃热湿阻型。表现为体形肥胖，头胀眩晕，消谷善饥，肢重怠惰，口渴喜饮，口臭，便秘，舌质红，苔腻微黄，脉滑或数。多有肥胖家族史，或由脾虚湿阻、久郁化热所致。②脾虚湿阻型。患者年龄偏大，表现为肥胖但超重不明显，浮肿，疲乏无力，肢体困重，纳少腹胀，便溏尿少，下肢时有轻度水肿，舌淡边有齿痕，舌苔薄腻，脉濡或缓。③肝郁气滞型。患者多见于中青年或更年期妇女，肥胖多与月经不调有关。表现为胸胁苦满，胃脘痞满，月经不调或闭经，失眠多梦，舌质红，苔白或薄腻，脉弦细。④脾肾阳虚型。多见于中老年或反复减肥并反复反弹者，表现为虚肿肥胖，疲乏无力，嗜睡，腰酸腿软，阳痿，阴寒，舌质淡红，苔白，脉沉细无力。⑤阴虚内热型。表现为肥胖程度不重，头昏眼花，头胀头痛，腰膝酸软，五心烦热，失眠，舌尖红，苔薄，脉细数微弦。

《肥胖辨证分型及诊治探讨》将肥胖症分为脾虚湿阻证、胃肠积热证、肝气郁结证、气血亏虚证、脾肾阳虚证五类。耿春芬在此基础上进行穴位埋线及辨证分型综合干预肥胖症，获得良效。

《单纯性肥胖病的诊断及疗效评定标准》将该病分为脾虚湿阻型、胃肠湿热型、肝气郁结型三型。《中医内科学》中分胃热火郁证、痰湿内盛证、脾虚湿盛证、脾肾阳虚证、气郁血瘀证五个证型。

王琦教授认为，肥胖症根据发病机制可以分为三种类型：气虚型肥胖、痰湿型肥胖和血瘀型肥胖。

余永谱等人则认为脾虚作为该病的主要病机，贯穿整个病程，且有肝郁和肾虚，因此将肥胖症分为肝郁气滞、脾虚痰湿及脾肾两虚三种证型。

黄蕙莉通过分析肥胖症的病因病机，结合自身临床经验，认为该病的证型以脾虚湿阻证、痰湿内盛证、脾肾阳虚证较为多见。

张知新等人根据《中西医临床儿科学》的标准，对肥胖症儿童进行舌象、脉象及其他临床表现进行中医辨证分型，发现不同临床分型的肥胖症与中医辨证分型具有一定的相关性，湿邪阻滞型在肥胖症儿童中为主要的证型，单纯性肥胖症患者中湿热中阻型多见，在肥胖症伴有并发症及症状性肥胖症儿童中容易出现脾虚湿困伴血瘀型。

还有学者认为，肥胖症主要分为痰瘀互结型、脾胃气虚型、痰湿内蕴型三种，治疗时据临床四诊（望、闻、问、切）资料进行辨证选方。

唐红珍利用计算机检索辅助进行手工检索，收集现代中医论治肥胖症的文献，采用频数统计法，最后得出肥胖症分型以脾虚湿阻证、胃肠实热证、肝郁气滞证、脾肾阳虚证、胃热湿阻证为主。

另外，司富国等对该病通过文献研究，得出二十四个证型，其中痰湿内盛、痰瘀互结、脾虚湿盛、脾肾阳虚、气滞血瘀、湿热蕴结这六个证型为常见证型。

就肥胖症的证型分布总结而言，不外乎脾虚、肾虚或脾肾两虚、肝郁气滞、湿或热阻滞脾胃、气阴两虚或阴虚内热。

## 第三节　肥胖症的西医诊断标准与鉴别诊断

### 一、肥胖症的西医诊断标准

《实用内科学》中指出，根据体征及体重即可诊断。根据患者的年龄及身高查出标准体重（见人体标准体重表），或以下列公式计算：标准体重（kg）=［身高（cm）–100］×0.9，如果患者实际体重超过标准体重20%，即可诊断为肥胖症，但必须排除由于肌肉发达或水分潴留的因素。临床上常采用体重指数［BMI（$kg/m^2$）= 体重（kg）/ 身高（$m^2$）］进行诊断。根据BMI评估肥胖，国外诊断标准：$25kg/m^2$ 为正常上限，25 ～ $30kg/m^2$ 为过重，≥ $30kg/m^2$ 为肥胖，≥ $40kg/m^2$ 为极度肥胖。结合我国种族人群特点，中国超重 / 肥胖医学营养治疗专家共识编写委员会制订了2016年版《中国超重 / 肥胖医学营养治疗专家共识》。目前我国成年人BMI的切点：18.5 ≤ BMI ＜ $24kg/m^2$ 为正常体重范围，24 ≤ BMI ＜ $28kg/m^2$ 为超重，BMI ≥ $28kg/m^2$ 为肥胖。在一些情况下（如代谢综合征），也酌情采纳权威国际学术组织（如世界卫生组织、美国糖尿病学会等）推荐的相关诊断指标（如腰围、腰臀比：世界卫生组织建议男性腰围＞94cm，女性＞80cm，可视为肥胖。中国人的肥胖指标为，男性＞90cm，女性＞85cm，腰臀围比也可用于评估腹型肥胖。亚洲人比值相对要低些，男性W/H＞0.95，女性W/H＞0.85）。

儿童肥胖：世界卫生组织推荐以身高标准体重法对儿童肥胖进行判定，同等身高、营养良好的儿童体重为标准体重（100%），±10%标准体重的范围为正常，超过标准体重的10%为超重，超过标准体重的20%为轻度肥胖，超过标准体重的30%为中度肥胖，超过标准体重的50%为重度肥胖。分类：按发病机制及病因，肥胖症可分为单纯性和继发性两大类，本书讨论的主要是单纯性肥胖症。无明显内分泌、代谢病病因可寻者，称单纯性肥胖症。根据发病年龄及脂肪组织病理，又可分为以下两型。

**1. 体质性肥胖症（幼年起病型肥胖症）** 其特点为：①有肥胖家族史。②自幼肥胖，一般从出生后半岁左右起，由于营养过度而肥胖直至成年。③呈全身性分布，脂肪细胞呈增生肥大。④限制饮食及加强运动疗效差，对胰岛素较不敏感。

**2. 获得性肥胖症（成年起病型肥胖症）** 其特点为：①起病于20 ～ 25岁，由于营养过度及遗传因素而肥胖。②以四肢肥胖为主，脂肪细胞单纯肥大而无明显增生。③饮食控制和运动的疗效较好，胰岛素的敏感性经治疗可恢复正常。

## 二、鉴别诊断：主要是与继发性肥胖症相鉴别

继发性肥胖症继发于神经内分泌代谢紊乱基础上的肥胖症，有下列七组。

**1. 下丘脑病** 多种原因引起的下丘脑综合征，包括炎症后遗症、创伤、肿瘤、肉芽肿等均可引起肥胖症。

临床特点：为均匀性肥胖，常伴有下丘脑及其他功能紊乱临床表现，如睡眠进食障碍、体温调节障碍、自主神经活动功能紊乱、尿崩症、女性月经紊乱或闭经、男性性功能减低。此外，还有原发性疾病的临床表现。实验室检查及其他检查：自主神经功能检查、尿比重、禁水－垂体加压素联合试验、头颅CT（或垂体CT，或磁共振）、脑电图等检查，以明确下丘脑病变。

**2. 垂体病** 见于轻型腺垂体功能减退症、垂体瘤（尤其是嫌色细胞瘤）、空蝶鞍综合征。其中以泌乳素瘤最为常见，大多数为女性患者，临床表现为闭经、溢乳、不育、性功能减退等，也可见于男性患者，主要临床表现是阳痿。肿瘤大者有压迫视神经和视交叉症状，如视野缺损、视力减退、头痛等。实验室检查及其他检查：血浆中泌乳素水平明显增高，FSH、LH正常，雌二醇降低，垂体CT或MRI可检出垂体肿瘤。

**3. 胰岛病** 由于胰岛素分泌过多，脂肪合成过度。①2型糖尿病早期。②β细胞瘤（胰岛素瘤）。③功能性自发性低血糖症。

**4. 甲状腺功能减退症** 原发性及下丘脑垂体性者均较胖，可能由于代谢率低下，脂肪动员相对较少，且伴有黏液性水肿。

**5. 肾上腺皮质功能亢进症** 主要为皮质醇增多症，表现为向心性肥胖。肾上腺CT、肾上腺静脉采血测定血浆皮质醇及动脉造影有助于病因诊断。

**6. 性腺功能减退症** ①女性绝经期及少数多囊卵巢综合征。②男性无睾或类无睾症。

**7. 其他** 水钠潴留性肥胖症及痛性肥胖症。

# 第五章　肥胖症的治疗

## 第一节　肥胖症的中药内服治疗

### 一、古代医家治疗肥胖症的经验及中医古籍文献方药规律研究

古代医家治疗肥胖症详于药而略于方，各家个别医案中亦有所记录，多是结合其病因病机来处方用药。

早在《神农本草经》中，便有记载中药内服有治疗肥胖症的作用："欲轻身益气，不老延年者，本上经。"收录了大量能"轻身"的中药，其中包含有大量的矿物类中药，如涅石、消石、滑石、空青、禹余粮、白青等；植物类中药，如石菖蒲、甘草、鞠华、人参、天冬、干地黄等；动物类中药，如阿胶、蜂子、龟甲、犀角等。

唐代孙思邈《备急千金要方》云："采三株桃花，阴干，末之，空心饮服方寸匕，日三。姚云：并细腰身。"指出桃花具有减肥的功效。

宋代《圣济总录》中记载"轻身散"："黄芪一斤，锉，生姜汁煮三十沸，焙干为散。入茯苓、甘草、人参、山茱萸、云母粉各一钱，拌匀。每服一钱匕，入盐少许，不拘时候。"王怀隐在《太平圣惠方》中以利湿化痰药物为主治疗肥人中风。其云："治中风失音不语，昏沉不识人，宜服竹沥饮子方。竹沥二合，荆沥二合，消梨汁二合，陈酱汁三（半）合。上件药相和，微暖，细细灌口中，即瘥。治中风偏枯不遂，言语謇涩，膈上热，心神恍惚，宜服竹沥饮子方。竹沥三合，羚羊角屑半两，石膏二两，茯神一两，麦门冬三分（去心），独活三

分。上件药，细锉，都以水三大盏，煎至盏半，去滓，入竹沥，分为四服，不计时候温服之。”

元代朱丹溪在《丹溪心法·中湿》提出：“凡肥人沉困怠惰，是湿热，宜苍术、茯苓、滑石。凡肥白之人、沉困怠惰，是气虚，宜二术、人参、半夏、草果、厚朴、芍药。”又云：“若是肥盛妇人，禀受甚厚，恣于酒食之人，经水不调，不能成胎，谓之躯脂满溢，闭塞子宫。宜行湿燥痰，用星、夏、苍术、台芎、防风、羌活、滑石，或导痰汤之类。”治肥人经闭不行者，用导痰汤加川芎、黄连一法。

明代《证治要诀》云：“荷叶灰服之，令人瘦劣。”清代医家陈士铎于《石室秘录·肥治法》中云：“肥人多痰，乃气虚也，虚则气不能运行，故痰生之，则治痰焉可独治痰哉？必须补其气，而后兼消其痰为得耳。然而气之补法，又不可纯补脾胃之土，而当兼补命门之火，盖火能生土，而土自生气，气足而痰自消，不治痰，正所以治痰也。”并记录了治疗肥胖症的两个方药组成，以及制作方式和服药方法。①火上两培丹：“人参三两，白术五两，茯苓二两，薏仁五两，芡实五两，熟地八两，山茱萸四两，北五味一两，杜仲三两，肉桂三两，砂仁五钱，益智仁一两，白芥子三两，橘红一两，各为末，蜜为丸，每日白滚水送下五钱。此方之传全在肉桂之妙，妙在补命门心包之火，心包之火足，自能开胃以去痰；命门之火足，始能健脾以祛湿，况方中纯是补心、补肾之味，肉桂于补药之中，行其天地之泰，水自归经，痰从何积？此肥人之治法有如此。”②补气消痰饮：“人参三钱，白术五钱，茯苓三钱，熟地一两，山茱萸四钱，肉桂四钱，砂仁一钱，益智仁一钱，半夏一钱，陈皮五分，神曲一钱，水煎服。此方治气虚，而补肾水肾火者也。肾中水火足而脾肾之气自健，痰亦渐消矣。此方肥人可常用也。”即认为治疗肥胖症当补脾益气化痰，兼补肾阳为法，多用补脾益肾、淡渗利水、健脾化痰之品。

明代万全《万氏女科·种子章》云：“女子无子，多因经候不调，药饵之辅，尤不可缓。若不调其经候而于之治，徒用力于无用之地。此调经为女子种子紧要也……肥盛妇人，禀受甚厚，及恣于酒食之人，经水不调，不能成胎，谓之躯脂满溢，闭塞子宫。宜行湿燥痰，用苍莎导痰丸、四制香附丸。”

另有文献记载：明代名医王肯堂患有风疾，久治不愈，于是邀请了华亭李中梓为他诊治。李中梓戏称："公体丰腴，当从痰湿论治。"遂予巴豆霜等峻下之品祛逐痰湿，三日后，公体康复，沉病而起。且李时珍治案有云："宗室夫人，年几六十，平生苦肠结病……服养血润燥则泥隔不快，服通利药则若周知，如此三十余年矣，时珍论其人体肥膏粱而多忧郁，日吐酸痰碗许……乃用牵牛末皂荚膏丸与服，即便通利。"从以上医案可看出，王肯堂和李时珍都是从痰湿论治肥胖症的，且用峻下逐水、涤痰开窍之品。

综上所述，基于古代文献研究发现，其方药规律主要以健脾祛湿化痰为主要大法，中药常用处方为涤痰汤、二陈汤等加减，关键药物组合是白术与茯苓、半夏与人参、肉桂与熟地黄等，处方用药体现了"祛湿化痰不伤脾，补泻兼施不恋邪"的原则，其中常酌加行气活血之品，如香附、川芎、当归等，盖痰浊日久，必将形成瘀血，痰瘀互结常常相伴而行尔。

## 二、当代中医治疗肥胖症的经验

当代中医发挥了古代对肥胖症病因病机的认识，结合自身经验进行辨证论治，充分挖掘经方和时方治疗肥胖症的价值，并组合出新的方剂，或汤剂，或丸剂，或散剂，或药膳等，呈现出百花齐放之象。

于真健认为本病的主要病机是痰湿，痰湿阻滞，加上老年人气血运行变缓，容易造成气滞血瘀之证。故治疗上，在健脾化痰除湿的基础上，加活血化瘀之药，自拟"千金老来瘦汤"治疗老年性肥胖症，获得了一定的效果。方药组成：虎杖、生山楂、葛根、车前子各30g，夏枯草、泽泻各15g，大腹皮、炒莱菔子、桃仁、王不留行各12g。随证加减：脾虚湿滞者加当归、黄芪、川厚朴各10g；肝气郁结者加郁金、柴胡、枳实各10g；胃热湿阻者加黄连6g，石菖蒲12g；气滞血瘀者加生香附、茺蔚子各12g。服药方法：每日1剂，水煎二汁，混合后分2次服，30天为1个疗程。停药后每日用生山楂30g，夏枯草10g，开水浸泡代茶饮服。

熊兆荣运用其经验方"轻身汤"治疗单纯性肥胖症，认为该病病机在于肝脾肾三脏水液代谢功能失调。痰浊为阴邪，滞留血脉，致血液流变异常，形成气滞血瘀，痰瘀同病。治疗原则：健脾益气，活血理气，通腑导滞，降浊化饮。

方药组成：党参 15g，白术 10g，黄芪 3g，苍术 15g，柴胡 10g，陈皮 10g，丹参 15g，姜黄 10g，山楂 15g，大黄 15g，海藻 15g，泽泻 10g，荷叶 15g，决明子 10g。

冯友顺认为肥胖症的病机为由脾肾阳虚，使水湿留液成痰；又因脾虚使营卫之气不足，痰浊易与风邪相抟，结聚于皮肉腠理之间，渐成肥胖。采用家传验方“防麻参芪散”配合针刺治疗轻中度单纯性肥胖症。冯氏家传验方“防麻参芪散”组成：黄芪 80g，丹参 60g，泽泻、白术、车前子各 30g，茯苓、防风、怀山药、山楂各 40g，苍术、生麻黄、川芎各 20g。上药共研为细末，每次用荷叶汁 8g（无鲜荷叶，代以荷叶粉适量）冲服。从周一到周五，每日早晚各服 1 次。周六和周日则行针刺治疗，穴取丰隆、梁丘、公孙，行强刺激手法，留针 20 分钟，每 5 分钟行针 1 次，3 个月为 1 个疗程。

陶丽华辨证以清、消、通、疏四大法为主，运用经方加减治疗该病。其中，实证肥胖症患者大腹便便而便秘或腹痛，治以大柴胡汤（组成：柴胡、黄芩、大黄、枳实、芍药、半夏、大枣、生姜），加荷叶 30g，茯苓 30g，决明子 30g，藿香 15g；肥胖人出现脂肪肝、啤酒肚、大便不畅、皮肤粗糙、妇女闭经、心烦气躁、睡眠障碍等临床表现时，选用桃核承气汤（组成：桃仁、大黄、芒硝、桂枝、甘草），加生山楂 30g，决明子 30g，莱菔子 30g，牡丹皮 10g，山栀 10g 等；桂枝茯苓丸（组成：桂枝、茯苓、牡丹皮、桃仁、芍药）治疗妇女肥胖症伴有闭经，或患有子宫肌瘤、附件炎等腹部囊性肿块；泽泻汤（组成：泽泻、白术）酌加生山楂 30g，决明子 20g，天麻 10g，半夏 10g，杭白菊 10g，绞股蓝 30g 等，治疗肥胖人高血压、眩晕、梅尼埃病等；而虚证肥胖症则用防己黄芪汤（组成：防己、黄芪、白术、生姜、大枣、炙甘草），加绞股蓝 30g，茯苓 30g，决明子 30g，陈皮 10g。

江幼李提出治肥胖症八原则：①化湿，用于脾虚湿聚之证，代表方为二术四苓汤、泽泻汤、防己黄芪汤。②祛痰，用于痰浊内停证，轻者用二陈汤、平陈汤、三子养亲汤，重者用控涎汤。③利水，微利用五皮饮，导水用茯苓汤、小分清饮，逐水用舟车丸、十枣汤。④通腑，用小承气汤、调胃承气汤或单味大黄长期服。⑤消导，用兰消饮、保和丸。⑥疏肝利胆，用温胆汤、疏肝饮、消胀散。⑦健脾，用五味异功散、枳术丸、五苓散、参苓白术散。⑧温阳，用济生肾气丸、甘草附子汤、苓桂术甘汤。

韩建娜等运用轻身消脂汤治疗脾湿中阻、痰瘀互结型单纯性肥胖，方中以白术为君健脾益气、燥湿利水，何首乌、泽泻为臣，并随症加减，有面目浮肿者，加大腹皮、车前子；有食欲不振、脘腹胀满者，加鸡内金、厚朴；有痰多者，加橘红、半夏。

邢宁、马小丽等按中医辨证分型的方法，分别总结出胃热湿阻型、脾虚湿阻型、肝郁气滞型、脾肾阳虚型和阴虚内热型五种证型，并制订了相应治疗原则、常用方剂，以及煎煮服用方式和辨证加减。

胃热湿阻型以清热利湿为法，处方：防风通圣散合己椒苈黄丸加减。方药组成：防风 10g，黄芩 12g，白术 12g，炒栀子 10g，椒目 6g，葶苈子 12g，决明子 15g，大枣 4 枚，水煎内服，日 1 剂。加减：大便干结，加大黄 9g（后下），芒硝 6g（化服）；口渴，加葛根 20g，荷叶 15g；脘腹痞闷，加枳实 15g，半夏 12g；热重于湿，加黄连 10g，连翘 12g，生石膏 20g；湿重于热，加苍术 12g，泽泻 15g，滑石 20g。

脾虚湿阻型以健脾益气祛湿为法，处方：参苓白术散合防己黄芪汤加减。方药组成：黄芪 25g，防己 10g，苍术 10g，白术 10g，茯苓 15g，泽泻 18g，车前子 20g，桂枝 10g，甘草 5g，莱菔子 15g。煎煮服药方法：水煎内服，日 1 剂。加减：气虚较甚者，加党参 15g；湿浊甚者，加薏苡仁 30g，冬瓜皮 20g；腹胀明显者，加枳壳 12g，川厚朴 10g；纳呆食少者，加生山楂 15g，佛手 10g；兼有湿热者，加茵陈 30g，水牛角 30g；大便少，黏滞难解者，加大黄 6g，槟榔 10g。

肝郁气滞型以疏肝理气清热为法，处方：柴胡疏肝散加减。柴胡 10g，枳壳 10g，香附 10g，白术 15g，莱菔子 15g，茯苓 20g，郁金 12g，牡丹皮 12g，黄芩 12g，决明子 15g，合欢花 10g。煎煮服药方法：水煎内服，日 1 剂。加减：胁痛，加川楝子 9g，川芎 12g；口渴，加生地黄 15g；头晕目眩耳鸣，加石决明 24g（先煎），天麻 10g；大便秘结，加大黄 8g（后下），桃仁 12g；血瘀和舌有瘀斑，加五灵脂、生蒲黄各 12g（包煎）。

脾肾阳虚型以温肾健脾化湿为法，处方：金匮肾气丸合防己黄芪汤加减。熟地黄 15g，茯苓 20g，牡丹皮 10g，山茱萸 10g，泽泻 12g，炮附子 6g，肉桂

15g，黄芪 15g，党参 10g，防己 6g，白茅根 20g。煎煮服药方法：水煎内服，日 1 剂。加减：浮肿明显者，加车前草 20g，薏苡仁 30g；便溏腹胀，加佛手 15g；痰湿内阻者，加半夏 12g，陈皮 6g；宿食不化者，加神曲 12g，砂仁 6g（后下）；脾虚明显者，加白术 15g；肾虚明显者，加杜仲 18g，益智仁 10g。

阴虚内热型以滋养肝肾为法，处方：杞菊地黄丸加减。生地黄 20g，泽泻 15g，枸杞子 15g，菊花 15g，黄精 15g，玄参 10g，女贞子 15g，酸枣仁 10g，石斛 10g，葛根 10g。煎煮服药方法：水煎内服，日 1 剂。加减：大便干结者，加大黄 10g；口燥咽干者，加沙参 15g，麦冬 10g。

中药讲究药食同源，后代医家在治疗本病时充分发挥了这一点。曾高峰为脾虚湿盛型单纯性肥胖症患者推荐的食谱为荷叶茯苓粥或鲤鱼汤，气滞血瘀型为山楂饮或玫瑰荸荠粥，湿热内聚型为荷前粥，脾肾两虚型为羊肉炒大葱或胡桃枸杞子粥。徐小萍收录了大量有减肥作用的茶饮、汤羹、主食、菜肴和粥类：①茶饮有茯苓茶（茯苓 5g，陈皮 2g，花茶 10g），山楂银菊茶（山楂、金银花、菊花各 10g），降脂饮（枸杞子、何首乌各 10g，决明子、山楂各 15g，丹参 20g），荷叶减肥茶（鲜荷叶、山楂各 5g，生薏苡仁 3g），花生壳茶（花生壳茶 1000g，绿茶 600g），海带梅干茶（海带丝 3g，乌梅干 1g）等。②汤羹类有参芪鸡丝冬瓜汤（鸡肉、冬瓜各 200g，黄芪、党参各 3g，调味料适量），雪羹萝卜汤（荠菜、白萝卜、海蜇皮各 30g，调味料适量），雪梨兔肉羹（雪梨 400g，兔肉 50g，车前子 15g，调味料适量，琼脂适量），赤小豆鲤鱼汤（赤小豆 150g，鲤鱼 1 条，调味料适量）等。③主食类：如黄瓜消肥饭（黄瓜 100g，赤小豆、薏苡仁、粳米各 50g），三色糯米饭（红小豆、薏苡仁、冬瓜子、糯米、黄瓜适量），薏苡仁面（薏苡仁 50g，面粉 100g，食盐少许）。④菜肴：如盐渍三皮（西瓜皮 200g，冬瓜皮 300g，黄瓜 400g，盐适量），炒瓜条（冬瓜皮、西瓜皮 100g，鲜荷叶 200g，调味料适量），马蹄木耳（水发木耳 100g，马蹄 150g，调味料适量）等。⑤粥类：如薏苡仁赤豆粥（薏苡仁、赤小豆各 50g，泽泻 10g），竹叶石膏汤（淡竹叶、生石膏各 30g，金银花 15g，生大黄 3g，粳米 100g），什锦乌龙粥（生薏苡仁 30g，冬瓜子仁 100g，红小豆 20g，干荷叶、乌龙茶适量）等。

徐小萍等收录了很多经验方：如减肥轻身汤（茉莉花、玫瑰花、荷叶、决明子、枳壳、泽兰、泽泻、桑椹、补骨脂、何首乌），三花减肥茶（玫瑰花、茉莉花、代代花、川芎、荷叶等），减肥轻身乐（漏芦、决明子、泽泻、荷叶、汉防己、生地黄、红参、黑豆、水牛角、黄芪、蜈蚣），轻身一号（黄芪、防己、白术、川芎、制何首乌、泽泻、生山楂、丹参、茵陈、水牛角、淫羊藿、生大黄），海藻轻身汤（海藻、夏枯草、白芥子、薏苡仁、山楂、泽泻、茵陈、甘草等），轻身降脂乐冲剂（党参、熟地黄、麦冬等），体可轻（法半夏、陈皮、茯苓、苍术、炒薏苡仁、大腹皮等），天雁减肥茶（荷叶、车前草等），减肥降脂胶囊（人参、黄精、何首乌、玄明粉、桃仁等），消胖灵（决明子、泽泻、郁李仁、火麻仁、山楂）等。

## 三、当代中药内服治疗肥胖症的用药及组方规律分析

后世学者通过搜索中国知网、万方数据库、维普数据库、中国生物医学文献数据库进行检索，发现当代医家应用中药内服法治疗肥胖症主要从其病因病机入手，随症加减。而在用药及组方规律方面，最常用的药物分类主要为健脾益气药、利水燥湿药、化痰药、通腑泻下药、活血化瘀药等，方剂以益气健脾之四君子汤及其加减，利水渗湿之参苓白术散、五苓散等，健脾祛痰之二陈汤加减，和解之柴胡类方、防风通圣散等，通腑泻下之大承气汤、大柴胡汤等，活血化瘀之血府逐瘀汤、桃红四物汤等，补益肝肾之六味地黄丸、左归饮等。

孔畅等通过应用中医传承辅助平台软件，收集并筛选中国知网治疗单纯性肥胖的方剂，采用软件集成的数据挖掘方法分析处方用药规律，最终得出方剂165首，所包括的中药有206味。其中该病最常用的中药有茯苓、泽泻、山楂、白术、荷叶、大黄、决明子、黄芪、陈皮、甘草等，具有益气健脾、利水渗湿、燥湿化痰、泻下攻积等功效；药物组合方面，频率最高的依次是茯苓–泽泻、白术–茯苓、白术–泽泻、泽泻–山楂、茯苓–山楂、白术–茯苓–泽泻、陈皮–茯苓、白术–山楂、山楂–荷叶、泽泻–荷叶，其中茯苓、泽泻、山楂、荷叶淡渗利湿，行气化痰；白术、陈皮益气健脾，燥湿化痰。通过熵聚类法得到核心药物组合36组，如白芍–薏苡仁–苍术、杏仁–木瓜–浙贝母、党参–白扁豆–莲子肉、熟地黄–杜仲–山茱萸、半夏–苍术–陈皮、熟大黄–黄

连－炒白芍、薏苡仁－茯苓－白术、胆南星－仙茅－巴戟天、昆布－水蛭－蒲黄等；并进一步挖掘出18首新方：白芍－薏苡仁－苍术－枸杞子、杏仁－木瓜－浙贝母－炙麻黄、党参－白扁豆－莲子肉－木香－山药等。治法以健脾益肾、祛湿化痰为主，兼行气利水，消导通腑，活血化瘀。这与肥胖症的主要病机基本相符，即脾肾虚弱，运化无力，水谷精微失于输布，水液失于蒸腾气化，导致痰湿内停，湿热内生，痰瘀互阻，最终导致肥胖症，甚至变生他证。

毛晓明亦通过文献搜索，共筛选出含有中药治疗单纯性肥胖症文献144篇，相关文献条文222条，涉及方剂（包括经方、时方）共计44首，自拟方、成药、茶剂共107篇，中药184味。

**1. 常用中药按功用分类可分为11类** ①补虚药14味（补气药：山药、白术、甘草、黄芪、党参、人参；补血药：熟地黄、白芍、当归、何首乌；补阳药：淫羊藿；补阴药：女贞子、墨旱莲、枸杞子）。②清热药6味（清热泻火药：夏枯草、决明子、栀子；清热凉血药：生地黄；清热燥湿药：黄连、黄芩）。③活血化瘀药6味（活血调经药：益母草、红花、桃仁、丹参；活血止痛药：乳香、川芎）。④利水渗湿药5味（泽泻、茯苓、薏苡仁、冬瓜皮、猪苓）。⑤化痰止咳平喘药5味（温化寒痰药：半夏；清化热痰药：海藻、昆布、桔梗；止咳平喘药：桑白皮）。⑥理气药4味（陈皮、香附、枳实、枳壳）；化湿药3味（苍术、厚朴、砂仁）。⑦消食药2味（山楂、莱菔子）；解表药2味（发散风热药：柴胡；发散风寒药：桂枝）。⑧收涩药2味（山茱萸补益肝肾，收敛固涩；荷叶清暑利湿）。⑨攻下药1味（大黄）。⑩温里药1味（附子）。⑪祛风湿药1味（防己）。可见，成年单纯性肥胖症的治疗，以具有祛湿化痰、行气、利水、消导、通腑的中药为主；脾肾两虚，肝肾阴虚，治疗应补虚泻实，健脾益气，益气补肾，滋补肝肾，结合祛湿化痰；久病痰瘀互结，则加用活血化瘀药物治疗。

**2. 其中常用方剂可分为7类** ①祛湿剂6首：五苓散，泽泻汤，防己黄芪汤，藿香正气散，加味苓桂术甘汤、苓桂术甘汤。②祛痰剂两首：导痰汤，二陈汤。③补益剂两首：参苓白术散，一贯煎。④理气剂1首：柴胡疏肝散。⑤和解剂1首：防风通圣散。⑥泻下剂1首：小承气汤。⑦消食剂1首：保和丸。由此可见，成年单纯性肥胖症以健脾祛湿利水、化痰降浊、温阳化饮、滋阴为主要治法，符合其本虚标实的特点。

**3. 不同证型的方药分布规律**

（1）脾虚痰湿证常用方药分析　脾虚痰湿证常用方剂：祛湿剂（加味苓桂术甘汤、苓桂术甘汤、四苓散、五苓散、泽泻汤、平胃散、防己黄芪汤），祛痰剂（导痰汤、二陈汤），补益剂（参苓白术散、六君子汤），和解剂（柴平汤：小柴胡汤合平胃散）。最常用的前10味中药依次为茯苓、白术、泽泻、甘草、山楂、陈皮、薏苡仁、黄芪、半夏、苍术。并对频率大于15%的药物进行因子分析，得出二陈汤合苓桂术甘汤（茯苓、桂枝、白术、甘草、陈皮、半夏），类似防己黄芪汤（黄芪、防己、苍术、荷叶），薏苡仁、泽泻利水渗湿，党参、山药可作为单纯性肥胖脾虚痰湿证的主药，有健脾益气、化痰消浊的功用。痰湿日久，郁而化热，则用大黄、决明子通腑泄热，大黄、山楂泻下，消食导滞，使邪从大便而解。

（2）脾肾两虚证常用方药分析　脾肾两虚证常用方剂：和解剂（防风通圣散），补益剂（四君子汤、金匮肾气丸、右归丸），祛湿剂（真武汤、防己黄芪汤、苓桂术甘汤）。最常用的前10味中药依次为白术、茯苓、泽泻、荷叶、黄芪、党参、甘草、陈皮、熟地黄、附子。提示白术、茯苓、党参、熟地黄、附子、淫羊藿、山药、黄芪为脾肾两虚证之主药，具有健脾益气、温补肾阳的功效，决明子、大黄清热通便，泽泻、荷叶、陈皮化痰利湿，治疗其标实之痰与湿热，病久则见痰瘀互结之证，丹参活血化瘀，配伍主药，共奏温补脾肾、化痰清瘀之效。

（3）胃热湿阻证常用方药分析　胃热湿阻证常用方剂：和解剂（防风通圣散），消食剂（保和丸），祛痰剂（滚痰丸），清热剂（龙胆泻肝汤、泻黄散），泻下剂（小承气汤）。最常用的前10味中药依次为大黄、决明子、黄芩、泽泻、黄连、荷叶、茯苓、甘草、山楂、枳实。药物因子分析显示：类似保和丸（山楂、半夏、茯苓、荷叶），小承气汤加减（大黄、枳实、厚朴），清热利湿药物组合（泽泻，栀子）可作为治疗成年单纯性肥胖胃热湿阻证的主药。

（4）肝郁气滞证常用方药分析　肝郁气滞证常用方剂：和解剂（大柴胡汤、逍遥散、达原饮），理气剂（疏肝饮、消胀散、柴胡疏肝散、越鞠丸、半夏厚朴汤）。最常用的前10味中药依次为柴胡、白芍、甘草、山楂、决明子、枳壳、香附、泽泻、茯苓、川芎，以上为治疗本证的常用药，其中白术、白芍、黄芪、甘草健脾益气，体现了“见肝之病，知肝传脾，当先实脾”的治未病思想。

（5）痰湿中阻证常用方药分析　痰湿中阻证常用方剂：祛痰剂（导痰汤、二陈汤、加味温胆汤），祛湿剂（藿香正气散）。最常用的前10味中药依次为茯苓、泽泻、半夏、陈皮、白术、决明子、大黄、荷叶、山楂、苍术。提示：陈皮、半夏、茯苓、甘草为治疗主药，加泽泻、苍术燥湿利水，白术健脾益气，决明子、大黄通便泄热，荷叶、山楂消食健脾利水，甘草调和诸药，共奏燥湿化痰和胃、理气开郁消痞之功。

（6）气滞血瘀证常用方药分析　气滞血瘀证常用方剂：理气剂（柴胡疏肝散），活血祛瘀剂（血府逐瘀汤）。最常用的前10味中药依次为桃仁、决明子、泽泻、大黄、丹参、茯苓、川芎、赤芍、红花、甘草。提示桃仁、红花、赤芍、川芎、当归、丹参、柴胡、陈皮、香附、枳实、甘草为治疗本证型肥胖的要药；气滞血瘀，气机不畅，湿邪内蕴，加半夏、泽泻、茯苓健脾利湿化痰；若大便干结，加大黄、决明子、何首乌泄热通便，凉血润肠。

（7）肝肾阴虚证常用方药分析　肝肾阴虚证常用方剂：祛湿剂（防己黄芪汤），补益剂（二至丸、六味地黄丸、一贯煎、左归饮）。最常用的前10味中药依次为枸杞子、泽泻、荷叶、何首乌、熟地黄、决明子、当归、黄芪、山楂、山茱萸。药物因子分析显示：二至丸（女贞子、墨旱莲），六味地黄丸加减；补益肝肾药物组合（药物组合1：以何首乌、桑寄生为主，根据病情需要加减，药物组合2：大黄、决明子、山楂，或药物组合3：丹参）可作为治疗肝肾阴虚证单纯性肥胖的要药，熟地黄、山茱萸、枸杞子三味药物组合，有六味地黄丸“三补”之药物的特点，生地黄、泽泻、荷叶类似六味地黄丸“三泻”的含义，三补药以治虚，三泻药使补药不腻，以利滋补药更好地发挥治疗作用；丹参一味胜四物，活血化瘀，推陈出新。

除此之外，张秀刚、陈风岭等也对处方规律做了一些分析。张秀刚基于临床诊疗文献的搜索，提示茯苓、泽泻、白术、山楂是治疗该病的核心药物，治法以健脾益气、祛湿化痰为主，辨证加减。陈风岭等总结中药内服治疗儿童肥胖症的用药规律，使用频率最高的药物和前两者基本相同，多以化痰湿为主、健脾理气为辅，配以活血通络之药。

综上所述，肥胖症的治疗多从其基本病机及其特点入手。本病多为本虚标实，即脾、肾虚，有痰、湿、瘀血、热之实邪，多以益气健脾、补肾温阳、化痰利水渗湿、清热通腑、活血化瘀为法，随证加减。

## 第二节　肥胖症的中医特色治疗

### 一、肥胖症的针灸治疗

#### （一）肥胖症的中医古籍文献针灸治疗规律研究

关于肥胖症，我国早已有文献，但当时并未将其视为一种疾病进行研究和记载，只是在各种著作中提及并进行了简单论述，未形成系统理论。中医学现存最早的医学经典著作《黄帝内经》中有着大量与肥胖有关的称谓，如《素问·通评虚实论》云："肥贵人则高梁之疾也。"《灵枢·逆顺肥瘦》说："此肥人也。广肩腋，项肉薄，厚皮而黑色，唇临临然。"这是从形态上对肥胖者做出的初步描述，描述了肥胖人一般肩部宽厚，颈项部肌肉松弛，皮肤厚实而黑，嘴唇厚的特点，使肥胖的诊断在形态学上有了特征性的依据。元代《丹溪心法》、明代《医学入门》《古今医统大全》将体形肥胖的人称为肥白人。此外，《丹溪心法》和明代的《医学正传》、清代的《王氏医案绎注》《回春录》又称之为肥白之人。综观历代中医古籍文献，与肥胖症相关的肥胖之人称谓主要有"肥人""肥贵人""脂人""膏人""肉人""肥白人""肥白之人"等名称。肥胖的发生与多种因素相关，古代医家认为肥胖的发生主要为饮食不节，也与体质差异、年老体弱、作息无度、心理因素等有关。在《黄帝内经》中，最早将肥胖者形态分成三类，即"脂人""膏人"和"肉人"，这是从脂肪分布和肌肉组织形态对肥胖者进行了分类，并且《黄帝内经》明确指出了其中的区别和形成不同形体的原因。其云："土形之人，比于上宫，似于上古黄帝。其为人黄色，圆面大头，美肩背，大腹。"在此阐述了土形人和水形人相比较，更容易产生肥胖，而根据中医学阴阳五行的理论，脾属土，肾属水，说明脾脏和肾脏与肥胖的发生有着密切关系，这个观点与现代人认为的肥胖与脾胃、肾功能相关的认识是基本相一致的。汉代张仲景在其《金匮要略·痰饮咳嗽病脉证并治》中云："其人素盛今瘦，水走肠间，沥沥有声。"提出肥胖的病因与痰饮密不可分，并首次提出了用"温药"作为痰饮病的治疗大法，主张通过温脾肺肾来达到化痰饮的治疗效果，使"温药法"治疗痰饮膏脂内聚引起的肥胖症成为后世医家治疗和研究的思路之一。金元时期，各医家对肥胖的病因病机又有了进一步研究，许多医家都认为个人的体质与肥胖有着密切的关系，如朱丹溪在《格致余论》中认为，肥胖之人以痰湿体质为主，明确提出了肥胖症与痰湿体质的密切关系。另外，还有医家打破了以前关于肥胖多属于虚证的思想，认为肥胖症有虚实之分，如李东垣在《脾胃论》中指出"脾中元气盛，则能食而不伤……盖脾实而邪气盛"，认为肥胖的产生多是痰饮的原因，在病因病机上则以实证为主；刘河间则认为"血实气虚则肥"，他认为气虚才是导致肥胖产生的主要病理因素；因此可知，金元时期的医家对肥胖症病机的认识侧重于痰湿和气虚两个虚实不同的方面。而发展到明清时期，各医家对肥胖症的认识达到了鼎盛时期，张景岳在前人的基础上，提出了肥胖的发生与气虚体质及饮食有着密切关系。陈士铎认为，治痰饮不可仅在单纯消痰方面用功，明确指出瘦人多火，肥人多痰，并提出"益气"与"补火"之不同治法，阐述了"温养命门则气自足，补火生土则痰自消"的理论；此时期各医家对肥胖症的病因病机及治疗原则的进一步深入研究，为现代肥胖症的研究及治疗开辟了思路。

中医药学在很早就已经认识到了肥胖症的危害。最早《素问·奇病论》曰："肥者令人内热，甘者令人中满，故其气上溢，转为消渴。"不仅明确指出了饮食可引起肥胖，并说明了肥胖可导致消渴的病机。清代王履认为"中风者，若肥盛则间有之"，即肥胖者较常人更容易出现中风。朱丹溪则认为"若是肥盛妇人……经水不调，不能成胎"，他第一次提出了恣食肥甘厚腻，导致痰湿，可引起妇女不孕症，同时也指出肥胖的女性比常人更容易出现月经不调、闭经及不孕症等妇科相关疾病。后来，杨继洲指出过度饮食及肥甘厚腻虽可使形体充盛，但其滋腻脏腑，损伤脏腑的消化功能。由此可知，古代医家很早便对肥胖症的病因病机有了充分认识，其对肥胖会产生的危害也有了较详细的阐述，使后世医家充分认识到肥胖的预防及治疗是很有必要的，并为后世医家对肥胖症的进一步研究提供了理论基础和思路。

中医学对肥胖症的认识在几千年的历史进程中局限于肥胖症引发的诸多病证，在古医籍中，肥胖不属于疾病，因此，对肥胖症机制的相关论述只能散见于诸多零星的文献记载，多来自肥胖症相关疾病医案、医论医话、药物组成分析等。又如《素问·异法方宜论》云："西方者……其民华食而脂肥，故邪不能伤其形体，其病生于内，其治宜毒药。"《灵枢·论痛》说："人之胜毒，何以知之……胃厚、色黑、大骨及肥者，皆胜毒；故其瘦而薄胃者，皆不胜毒也。"认为形体肥胖壮实之人，药物耐受能力较强，故用药选择范围广，药量厚重。古代将肥胖当成一种体质或形体状态来描述，缺乏对肥胖客观化的诊断标准，认为饮食失宜是肥胖症发生的主要原因，倡导肥人多痰湿理论，但没有专门针对肥胖的治法及疗效标准，健脾化湿法广泛运用于肥胖相关疾病和各种并发症的治疗，方法以中药为主。宋金元以来，中医学对肥胖的危害有了较深入的认识，但治疗仅限于肥胖相关病证，且以内科病证为主，故中医药疗法应用广泛，在古籍文献中没有发现针对肥胖的独特治疗技术和方法，尤其缺乏针灸治疗肥胖的具体措施。仅见《灵枢·逆顺肥瘦》云："年质壮大，血气充盈，肤革坚固，因加以邪，刺此者，深而留之，此肥人也……其为人也，贪于取予，刺此者，深而留之，多益其数也。"提出肥壮之人在疾病的治疗过程中，应遵循的针刺治疗原则，即进针宜深且留针时间适度延长，并且适度增加针刺的次数。除了针对肥人"深而留之""多益其数"的针刺原则外，极少有记载针灸治疗肥胖的具体资料。只有在中华人民共和国成立后，特别是20世纪80年代以后，才逐渐认识到它的危害性和并发症的严重性，故肥胖症的治疗方法多之又多，国内外从动物实验和人体研究两个方面进一步对针灸作用机制进行了广泛、深入的研究，但是针灸治疗肥胖症以其疗效显著、方法简便、副作用少而一枝独秀。同时，国外对肥胖症的针灸治疗研究进展也很快，国际间交流日益频繁。

### （二）当代针灸治疗肥胖症的选经取穴规律

现代中医吸取古人对肥胖症病因病机的经验心得，认为肥胖症与痰、湿、气虚等有关。如古代医家曰："素嗜肥甘，好酒色，体肥痰盛。""肥人多痰湿。""肥白人多湿。""肥人沉困怠惰是气虚。"因此，中医学治疗肥胖，应从益气、健脾、除湿、化痰等方面着手考虑。关于肥胖症的发病机制，汪昂云："肥胖多痰。"《王氏医存》云："肥人酗酒之湿热，久作痰涎，淫溢一身。若失跌则左半边瘫软无力……又久则右半边亦软，甚则发颤舌强。"陈修园云："大抵素禀之盛，从无所苦，为是痰湿颇多。"《医门法律》曰："肥人湿多。"元代朱丹溪在《丹溪治法心要》中明确指出"肥白人多痰湿"。清代张璐认为："膏粱过厚之人，每多味痰。"宋代王怀隐在《太平圣惠方》中记载了以利湿化痰药物为主治疗肥人中风的方剂天星散、竹沥饮子等。万全在《妇人秘科》中指出："盖妇人之身，内而肠胃开通，无所阻塞；外而经隧流利，无所碍还；则血气和畅，经水应期。惟彼肥硕者，膏脂充满，脂痰凝涩，元室之户不开，夹痰者痰涎壅滞，血海之波不流，故有过期而经始行，或数月而经一行，乃为浊为带为闭经，为无子之病。"认为肥胖体形者多有痰湿内盛，从而妨碍了气血的正常运行，导致月经不调及不孕症。因此，主张用二陈汤加芎归汤、苍术导痰汤作为治疗肥胖妇人不孕的主要方剂。清代林珮琴《类证治裁》也明确指出："肥人舌本强，作湿痰治。"以上论述，说明痰湿是肥胖症病机中一个非常重要的环节。

综上所述，中医学认为，痰乃水液代谢障碍的病理产物，其形成主要与脾肺肾的功能异常有关，若某些因素较为恒定地作用于人体，使人体的脾肺肾功能失调，即可形成痰湿，进而导致肥胖体质。然而，《黄帝内经》认为肥人"血浊"，即是指痰瘀交阻之意。《灵枢·百病始生》指出："凝血蕴里而不散，津液涩渗，着而不去，而积皆成矣。"《金匮要略·血痹虚劳病脉证并治》论述血痹病机时指出："夫尊荣人，骨弱肌肤盛。"不但指出血痹成因是由于养尊处优，多逸少劳，而且揭示了"肌肤盛"和"骨弱"的矛盾关系，其本质是形体有余，筋骨脆弱，气血不运。因此，明代医家张景岳对《灵枢·逆顺肥瘦》所云："此肥人也。广肩腋，项肉薄，厚皮而黑色，唇临临然，其血黑以浊，其气涩以迟。"认为："津液者，血之余，行乎脉外，流通一身，如天之清露。若血浊气滞，则凝聚不行。”虞抟对此亦有独到心得：“津液稠黏，为痰为饮，积久渗人脉中，血为之浊（瘀）。”均说明津血同源互生，血液的正常运行与津液代谢之间具有密切关系，痰湿与瘀血具有相关性，因此，肥胖人具有“痰湿内盛，血为之瘀”的双重病理倾向。既病之后，多表现为痰瘀相夹的证候。从肥胖人的血液流变学及甲皱微循环指标来看，其血液处于“浓、黏、聚、凝”的高黏状态。肥胖人具有冠心病高发倾向，在发病早中期，以痰湿证为主，中后期以瘀血证为主。所以，对肥胖人用药时，化痰利湿与活血化瘀相结合为历代医家所重视。

至于痰瘀形成的原因，古人多认为与气虚、气滞、阳虚有关，其中以气虚关系最为密切。《石室秘录》有“肥人多痰，乃气虚也，虚则气不能运行，故痰生之”的论述；《杂病源流犀烛》称“肥盛之人”实为“肥盛气衰”，虞抟也明确指出“肥人大概是气虚夹痰”。张介宾对此曾解释曰：“何以肥人反多气虚？盖人之形体，骨为君，肉为臣也。肥人者柔胜于刚，阴胜于阳也，且肉以血成，总属阴类，故肥人多有气虚证。”《仁斋直指方》指出：“肥人气虚生寒，寒生湿……故肥人多寒湿。”《医门棒喝》也指出：“如形丰色白，皮嫩肌松，脉大而散，食啖虽多，每日痰涎，此阴盛阳虚之质。”肥人阳气不足，阴寒内生，气不化水，水湿内停，痰湿易生。说明痰湿与阳虚之间有密切相关性，肥人多痰多湿亦多阳虚。因此，温阳药的配伍可以提高一些肥胖体形患者的临床疗效。对此前人早已有“肥人之病，虑虚其阳”的告诫。刘河间认为肥人“腠理多郁滞，气血难以通利”；张景岳指出：“肥人多湿多滞，故气道多有不利。”痰湿是津液运行过程中所形成的病理产物，其停留的部位变动不居，且停留日久易阻塞难化，导致气机不畅。因此，临床对肥胖人进行辨证治疗时，应重视气血运行状况。朱丹溪《丹溪心法》云：“善治痰者，不治痰而治气，气顺则一身之津液亦随气而顺矣。”理气药的配伍在肥胖人的临床治疗中具有重要价值。

因肥胖症多为饮食不节，致脾胃肝肾等脏腑功能失调，水谷精微代谢失常，产生痰饮、湿浊、瘀血等病理产物，困阻脾胃、经络、气机。故肥胖症有一个发展阶段，初期多见“能食而肥”，因胃肠实热，多吃少动，脾胃负担加重，终致运化失司，谷精微输布失常，形成痰湿膏浊堆积体内，导致形体日益肥胖。中期因湿浊之邪持续闭阻脾胃，阻滞经络气机，进一步阻碍脾胃运化，导致脾虚湿阻之证，土虚木乘，可兼见肝郁气滞，此阶段为“正常食亦肥”；后期因湿浊膏脂持续停留体内，“湿为阴邪，易伤阳气”，致脾胃阳气进一步受损，出现脾肾阳虚之证，此阶段为“少食亦肥”。中医学认为肥胖症是多种原因致使体内膏脂痰浊堆积过多，致使体重异常增加，痰浊湿蕴为各型肥胖共有之病理。《素问·阴阳应象大论》云：“阳化气，阴成形。”张景岳注：“阳动而散，故化气，阴静而凝，故成形。”化气与成形，是物质的两种相反相成的运动形式。就肥胖症而言，人体之气乃无形，属阳；痰湿膏脂属阴；阳主动而散，行气化之功，能够促进脏腑发挥正常的生理功能，转化机体的痰湿膏脂为无形之气，从而起到减肥作用。

历代医家在各自的临床实践中，积累了大量肥胖人的辨证论治经验。综上所述可归纳为：肥胖体形者多以痰湿为主要证候类型，在疾病的发展过程中，常出现痰瘀夹杂的情况。另外，由于个体差异，也有兼夹气虚证、阳虚证、气滞证的现象。

现代针灸治疗肥胖症，选经取穴与肥胖症分型相对应，常用穴位多分布于脾胃经，以及任脉，这些穴位的功效多为健脾益气、祛湿化痰，对肥胖症取之均效。也从侧面反映众多医家对肥胖症的病因、病位、病理、治疗有许多共同认识：饮食失宜、劳逸失度是肥胖症发病的主要因素；病位主要责之脾胃肠腑，涉及肝肾；病理因素为痰饮。医家对肥胖症的治疗注重标本兼治：既重视脾胃功能的调理，又关注培补元气，更兼顾化湿祛痰。

中医学认为肥胖症为本虚标实之证，其多以脾肾之虚为本，水湿痰瘀为标，胃热气滞贯穿其间，三焦气化失常随行。针灸治疗单纯性肥胖症最常用主穴为天枢、中脘、足三里、三阴交、大横、丰隆。天枢穴为足阳明胃经腧穴，又是大肠经的募穴，募穴是脏腑经气输注和汇聚的部位，其位于脐旁上下腹的分界处，是气机升降的枢纽，可很好地调节肠胃功能。天枢穴能加速局部脂肪细胞分解代谢速度。中脘为胃之募穴，在腑为腑会，是脾胃生化输布的枢纽、营卫气血之源，且痰湿生于脾，腑以通为顺，故针刺中脘，可使三焦气化，散布精微于五脏六腑，行气化痰湿。足三里属足阳明胃经的合穴，具有健脾和胃、利湿化痰的作用，针刺足三里可以起到抑制饥饿中枢，降低食欲，加快胃肠道蠕动的作用。三阴交属三阴经的交会穴，可激发经气，起到健脾利湿、调补肝肾、化脂降浊的作用，针刺三阴交可以促进胆固醇的分解和排泄，减少其合成和吸收，改变其在血浆和组织中的分布，从而降低血液中胆固醇的含量。大横为足太阴脾经穴位，位居脐中4寸，别名“肾气”，该穴可激发经气，健运脾气，以绝痰湿之源。丰隆为足阳明胃经络穴，别走脾经，连通脾胃两经，可宣通脾胃二经之气机，具有健脾化痰、和胃降逆、调理气血及祛痰开窍之功效，其中以化痰浊作用最为显著，是祛痰要穴。西医学研究表明，丰隆可针灸治单纯性肥胖，通过取穴规律研究发现其可调节血脂的特异性，显著降低血清胆固醇。

主穴归经多取于胃经、任脉、脾经、膀胱经。脾胃两经，互为表里，脉气相通，生理功能相辅相成，主司食物的消化吸收，共为人体“后天之本”，辨证分型中胃肠实热和脾虚湿阻是出现次数最多的证型，故治疗肥胖主要应调理脾胃。任脉为阴脉之海，源于胞宫，与督脉、冲脉一源三歧，调一经而兼调三经，使人体阴阳气血调和，整体功能健旺，有利于发挥人体自身的调节功能，使失衡的能量储存代谢重新找到平衡。膀胱经在针灸减肥中亦具重要意义，膀胱经“上额，交颠”“入络脑”。膀胱经与脑有密切的联系，而且膀胱经位于背部的循行线上，是各个脏腑的重要腧穴所在，能整体调节脏腑功能，故应重视膀胱经取穴。膀胱经腧穴中又以脾俞、胃俞应用最多，意在调理脾胃而治本。主穴所属部位中腹部最多，腹部为脂肪最易堆积处，且脾胃肠肝均位于腹部，又是任脉、肾经、胃经、脾经循行之处。据生物全息理论，腹部又是一个小的人体整体，取腹部腧穴同样能起到调理全身气血阴阳的作用。因此，减肥有效穴位多取于腹部。下肢取穴主要是足三里、丰隆、三阴交、阴陵泉、梁丘、上巨虚、血海、内庭、公孙等脾胃经腧穴。特定穴以募穴最多，合穴、下合穴次之，背俞穴亦较常用。募穴多用治腑病，“合治内腑”，六腑皆取禀于胃，胃经合穴、下合穴足三里在调理胃肠功能中起关键作用。

在具体证型的针灸治疗上，主要根据病性寒热虚实之异辨证论治，采用相关穴位及针法。肥胖症的针灸治疗强调了辨病为主、辨病与辨证相结合的理论，出现了辨证分型治疗。

关于肥胖症的证型，其中胃肠实热型和脾虚湿阻型是最常见的证型，其次为肝气郁结型和脾肾阳虚型，而肝肾阴虚型、脾虚气弱型、心脾两虚型则相对少见。针灸治疗肥胖症选取经脉多在胃经、脾经、任脉，亦涉及膀胱经和大肠经。

**1. 胃肠实热型**

证候：形体肥胖，食欲旺盛或消谷善饥，渴喜冷饮，多汗，小便色黄，大便秘结，舌红苔黄，脉滑数。

处方：选穴以足阳明胃经、手阳明大肠经为主，如内庭、中脘、天枢、曲池、足三里、合谷、支沟、丰隆、上巨虚、下巨虚。

内庭为足阳明之荥穴，“荥主身热”，取之以泄胃中之蕴热，配以胃之募穴中脘、大肠之募穴天枢，共泄胃肠之热；曲池、足三里为手足阳明经之合穴，“合治内腑”，二穴能清阳明之火，兼祛浊降脂，配以合谷、支沟与大肠之下合穴上巨虚、小肠之下合穴下巨虚，清泄阳明之火，通积导滞，清除大肠之积热。

**2. 脾虚湿阻型**

证候：形体肥胖，肢体困重，纳少腹胀，疲乏无力，便溏少尿，下肢水肿，舌淡边有齿痕，苔白腻，脉濡或缓。

处方：选穴以脾经、任脉与胃经为主，如足三里、阴陵泉、三阴交、丰隆、中脘、气海、水分、脾俞、太白、足临泣。

脾虚运化失常，致使水湿内停，痰浊膏脂聚积而引发肥胖。“合治内腑”，故取脾胃之合穴阴陵泉、足三里以调理脾胃之气机，健脾益气；祛浊降脂取足三阴经之交会穴三阴交，以疏调足三阴之经气；扶土化湿取胃之募穴中脘，配足阳明胃经之络穴丰隆以健运脾气；运化水湿配气海、水分以行气利水除湿；脾俞、太白、足临泣共奏利胆健脾祛湿之效。诸穴协同，可获健脾利湿、祛浊降脂之功。

**3. 肝气郁结型**

证候：形体肥胖，胸脘胀闷，时而作痛，烦躁易怒，头目眩晕，女性乳房作胀，少腹胀痛，月经不调，舌质暗红，苔白，脉弦。

处方：选穴以肝经、膀胱经为主，如太冲、肝俞、期门、膻中、阳陵泉、三阴交、曲泉、行间、血海、曲池。

本证主因七情不调、肝气内郁所致。取肝经之原穴太冲以疏肝解郁，依俞募穴配穴法，取肝俞、期门以助疏肝理气，调理气机，取气会膻中、胆经合穴阳陵泉助其调畅气机，疏利肝胆之气取三阴交，配曲泉、曲池、行间、血海可疏通气血，活血化瘀，通调冲任。

**4. 脾肾阳虚型**

证候：中老年人或反复恶性减肥并反复反弹者，肥胖浮肿，纳多善饥，大便多或便溏，腰酸怕冷等，舌质淡或舌胖，苔薄白或白腻，脉缓或迟。

处方：选穴以膀胱经、脾经与任脉为主，如关元、命门、肾俞、脾俞、气海、太溪、三阴交、足三里、阴陵泉、水分。

脾肾阳虚，温化无力，运化失司，致使水湿内停，痰浊聚积引发肥胖。故取关元、命门温肾助阳，肾俞、脾俞健脾益肾，气海补中益气，太溪为肾经原穴，取之补益肾水。三阴交以疏调足三阴之经气；水分以扶土化湿，行气利水。诸穴协同，可获温肾健脾、利水渗湿之功。

**5. 肝肾阴虚型**

证候：肥胖程度一般不重，头昏眼花，腰痛腿软，五心烦热，失眠，低热，脉细数微弦，舌体偏瘦，舌苔薄，舌质红。

处方：选穴以膀胱经、肾经为主，如三阴交、太溪、关元、肝俞、肾俞、复溜、内庭、血海、足三里、带脉。

肝肾阴虚则无以制火，虚火灼津，积聚为痰浊膏脂，痰浊不行，灌注肌肤而引发肥胖。故取三阴交疏调三阴之经气，补益肝肾；太溪为肾经原穴，配复溜以补益肾水；取关元强腰壮肾，行气利水；配血海行气活血，以助运化津液；肝俞、肾俞滋补肝肾，培元固本；配足三里以调理脾胃之气机，健脾益气，运化津液以祛浊降脂。诸穴协同，可获补益肝肾、滋阴固本之功。

**6. 脾虚气弱型**

证候：肥胖嗜睡，气短神疲，痰多纳呆，眩晕，面色淡黄浮肿。男性多有阳痿。舌质淡嫩、水滑或有齿痕，脉浮滑无力。

处方：选穴以任脉、脾经与背俞穴为主，如关元、气海、阴陵泉、中脘、照海、丰隆、脾俞、三阴交、肾俞、足三里。

脾虚气弱，运化无力，致使水湿内停，痰浊膏脂聚积。故取关元、气海补中益气，以助运化；祛浊降脂取胃之募穴中脘；配足阳明之络穴丰隆以健运脾胃；祛痰除湿取肾俞、脾俞健脾益肾；配三阴交健运中焦，祛痰除湿。诸穴协同，可获补中益气、健脾利湿、祛浊降脂之功。

**7. 心脾两虚型**

证候：肥胖浮肿，纳差无力，心悸，失眠多梦，健忘，腹胀便溏，舌淡，苔薄白，脉细弱。本证以纳差乏力、失眠多梦、浮肿便溏等症状共见为辨证主要依据。

处方：选穴以背俞穴与胃经穴为主，如脾俞、心俞、阴陵泉、足三里、丰隆。

心神失养，脾失健运，水湿不运，泛于肌肤，而成肥胖浮肿。取脾俞、心俞健脾养心；利水除湿取阴陵泉、足三里，配胃经之络穴丰隆，以调理脾胃之气机，健脾益气，祛浊降脂。诸穴协同，可获健脾养心、利水除湿之功。

## 二、肥胖症的推拿治疗

推拿手法通过作用于人体体表的特定部位而对机体生理、病理产生影响。概括起来，推拿具有疏通经络和行气活血、理筋整复和滑利关节、调整脏腑功能和增强抗病能力等作用。

### （一）推拿作用机制

**1. 疏通经络，行气活血** 经络，内属脏腑，外络肢节，通达表里，贯穿上下，像网络一样通布全身，将人体各部分联系成一个有机整体。它是人体气血运行的通路，具有“行血气而营阴阳，濡筋骨利关节”的作用，以维持人体正常生理功能。当气血不和，外邪入侵，经络闭塞，不通则痛，就会产生疼痛麻木等一系列症状。

推拿手法作用于经络腧穴，行气活血，散寒止痛。其中的疏通作用有两层含义。首先，通过手法对人体体表的直接刺激，促进了气血的运行。其次，通过手法对机体体表做功，产生热效应，从而加速了气血的流动。

**2. 理筋整复，滑利关节** 筋骨、关节是人体的运动器官。气血调和，阴阳平衡，才能确保机体筋骨强健，关节滑利，从而维持正常的生活起居和活动功能。

筋骨关节受损，必累及气血，致脉络损伤，气滞血瘀，为肿为痛，从而影响肢体关节的活动。推拿具有理筋整复、滑利关节的作用，这表现在三个方面：一是手法作用于损伤局部，可以促进气血运行，消肿祛瘀，理气止痛；二是推拿的整复手法可以通过力学的直接作用来纠正筋出槽、骨错缝，达到理筋整复的目的；三是适当的被动运动手法，可以起到松解粘连、滑利关节的作用。

**3. 调整脏腑功能，增强抗病能力** 疾病的发生、发展及其转归的全过程，是正气和邪气相互斗争、盛衰消长的结果。“正气存内，邪不可干”，只要机体有充分的抗病能力，致病因素就不起作用；“邪之所凑，其气必虚”，说明疾病之所以发生和发展，是因为机体的抗病能力处于相对劣势，邪气乘虚而入，从人体后天之本来看，脏腑的功能与人体的正气有直接关系。中医的脏腑，包括五脏、六腑和奇恒之腑。脏腑有受纳排浊、化生气血的功能。当脏腑功能失调或衰退，则受纳有限，化生无源，排浊困难，从而正气虚弱，邪气壅盛。

推拿手法作用于人体在体表上的相应经络腧穴，可以改善脏腑功能，增强抗病能力。手法对脏腑疾病的治疗有三个途径：一是在体表的相应穴位上施于手法，是通过经络的介导发生作用的；二是脏腑的器质病变，是通过功能调节来发生作用的；三是手法对脏腑功能具有双向调节作用，手法操作要辨证得当。推拿手法通过对脏腑功能的调整，使机体处于良好的功能状态，有利于激发机体内的抗病因素，扶正祛邪。

应用推拿治疗肥胖症，需要根据辨证论治，选择正确的手法、穴位，注重皮肤、筋膜、肌肉等不同区域，搭配不同的手法。同时，推拿手法亦需符合西医学理论，通过推拿减少皮下脂肪的积聚，加快脂肪的代谢和吸收，对消化系统、内分泌系统、神经体液代谢、糖代谢等都具有双向调节作用。通过腹部操作直接作用于与消化相关的腹腔脏器：腹腔内许多脏器如肝、胃、大小肠等，都可用手在腹部体表触摸到。在此基础上，施以推拿手法，给予程度不同的刺激，对相应脏器当产生不同的影响。推拿本身的机械力学性质，符合消化过程的动态特征，尤其是腹部手法，有助于调节胃肠蠕动，从而可对多种胃肠疾病进行治疗。脘腹部直接操作是推拿之长，不论顺时针还是逆时针摩腹，以及腹部的按法、揉法、推荡法等，都对消化系统的诸多疾病有治疗作用。同时，手法对肢体远端穴位的刺激，通过神经、经络传导途径，反射性影响消化系统的功能。手法亦根据神经与内脏的特定关系，选择与刺激脊柱的相应区域（背俞穴或神经分布区），对消化系统进行调节。

（二）常用推拿方法

推拿减肥主要在腹部、四肢、臀部等部位进行。一指禅推法、肘推法、滚法等舒筋活络，激发经气；直推法、捏法、旋推法、拿法等泻阴经，补阳经；摩法、擦法、抖腹法等消脂、排脂。通过腹部推拿，可以达到促进胃肠蠕动、腹肌收缩，使脂肪转化为热量而得到消耗，减少脂肪堆积。推拿四肢穴位使肌肉毛细血管增加开放量，改善肌肉代谢功能，增加对脂肪的消耗。

**1. 辨证分型推拿法** 基础手法：患者仰卧位，医者站其旁，在施术部位涂抹药物介质，用双手掌在腹部做按揉数次，然后在上腹、脐部、下腹部从左侧向右侧做提捻、捏法，反复对脂肪较为集中的部位施术。再用双手掌和掌根顺时针从升结肠、横结肠、降结肠、乙状结肠部位，按揉4～5分钟，手法以泻法为主，兼施平补。

（1）胃热湿阻型

证候：形体肥胖，饮食肥甘，消食善饥，口臭口干，大便秘结，舌质红，苔黄腻，脉滑。多为中青年。

处方加减：患者仰卧位，医者用双手掌重叠摩腹，点按中脘、中府、天枢穴各1分钟，按揉梁丘、足三里、支沟穴各1分钟。患者俯卧，医者用双拇指点按胃俞、脾俞、大肠俞各1分钟。

（2）脾肾两虚型

证候：重度肥胖，腹型肥胖显著，肌肤松弛，腹部放松，虚浮肿胀，疲乏无力，少气懒言，头晕畏寒，腰膝冷痛，大便溏薄或五更泄泻，男性阳痿，舌质淡，苔薄白，脉沉细。

处方加减：患者仰卧位，医者用双手掌沿患者下肢内侧由下向上做按摩法3～5遍，点按太溪、照海穴各1分钟，三阴交、足三里穴各1分钟，气海、关元行摩擦法。患者俯卧，医者用双拇指点按脾俞、肾俞、三焦俞各1分钟。

（3）脾虚湿阻型

证候：形体肥胖，肢体困重，倦怠乏力，脘腹胀满，纳差食少，大便溏薄，舌质淡，苔薄腻，脉缓或濡细。

处方加减：患者仰卧位，医者用手掌沿患者下肢内侧脾经路线，做摩法3～5遍。用拇指点按太白、地机、三阴交、足三里穴各1分钟，双手重叠在患者腹部做摩法，顺时针方向，点天枢、气海。患者俯卧，医者用双拇指点按脾俞、三焦俞各1分钟。

（4）气滞血瘀型

证候：形体肥胖，腹部肥实，两胁胀满，胃脘痞满，烦躁易怒，口干舌燥，失眠多梦，头晕目眩，月经不调或闭经，舌质暗，有瘀斑，脉弦数。

处方加减：患者仰卧位，医者用双手掌分推两胁部，按揉期门、章门穴各1分钟，点按太冲、阳陵泉各1分钟；患者俯卧，医者用双手掌自上而下沿膀胱经路线，推3～5遍，点按督俞、膈俞、气海俞、肝俞、脾俞、肺俞各1分钟。

**2. 各部位特异推拿**

（1）按摩足太阳膀胱经上的背俞穴分布区域，重点按揉脾俞、肝俞、肾俞，以透热为度。

（2）横擦背部、肩胛骨之间，以热为度。

（3）横擦腰骶部，以热为度。

（4）在三阴交、足三里、涌泉处，用拇指按压刺激1～3分钟。

（5）按摩全腹，以中脘、神阙、关元穴为中心，自上而下、顺时针方向匀速不停地摩动3～10分钟。

（6）按摩肥胖区及淋巴点，促进新陈代谢而减肥。如腋窝、双乳之间的乳导管部分，腰部、双膝后面，按摩10～20分钟。

（7）足部健身减肥，用食指或其他指关节按压。

（8）在小腹部按摩减肥，用小鱼际按压小腹部3～5分钟，然后揉小腹部3～5分钟，以透热为度。

（9）臀部减肥，在臀部环跳、承扶等处，用肘点揉1～3分钟。

（10）大腿减肥，用掌揉法揉大腿内外侧，叩打大腿部。

（11）颈部减肥，双手交替从头部枕后自上而下抹颈项部1～2分钟，轻叩肩部，拿捏项部、肩井。

（12）上肢部减肥，以提拿、弹拨、颤抖等手法进行上肢部常规按摩。

（13）面部按摩，以揉、捏、分、拍等手法为主，按摩由轻到重，由额部、颊部、鼻部、颌部、耳部、颈部、头顶部顺序按摩 3 ～ 10 分钟。

（14）捏脊减肥，患者取俯卧位，背部放松。医者对脊柱两侧膀胱经进行捏脊，以热为度。

**3. 循经推拿减肥术** 是运用中医药学传统推拿手法，在肥胖患者身体上循着经络走向进行推拿手法，并针对一些特定穴位进行重点刺激，以达到减肥目的的一种纯自然疗法。通过循经推拿对经络系统及脏腑功能进行调节疏导，调整阴阳，清胃热，利水湿，助脾运，活气血，使体内蕴积的脂肪消解，浊湿排泄，气机通畅，阴平阳秘。能有效地消除或减轻肥胖患者的异常饥饿感和疲劳感，使得自主运动和控制食量的自控能力明显增强，较易做到少食多动的要求。它的特点是能有效减轻肥胖患者的异常饥饿感和疲劳感，增强食量控制的能力，少吃多动，进而达到减肥目的。

循经推拿减肥术的重点是针对脾经、胃经、肺经、膀胱经经络及特定穴位，进行推、拿、点、按、揉、摩、滚等手法刺激，通过推拿，使肥胖者的能量代谢达到负平衡，以便消耗身上多余脂肪，患者也需要限制饮食量，尤其是高热量食物。

推拿要诀：

（1）拿颈前部，摩颈后部。拇指与食指相对，握拿颈前部喉结两旁，自上而下，左右手交替，各 30 遍；四指并拢，摩擦颈后风池穴，左右各 30 次。

（2）横摩锁骨下区。四指并拢，用指端螺纹面在对侧锁骨下区横向左右摩擦，左右手交替各 30 次。

（3）推腹部。两手掌伸开，掌心对着腹直肌，用掌根沿腹直肌方向自上腹部推向下腹部，左右手交替各 30 次。

（4）摩腹部。双手掌叠压，沿顺时针方向旋转摩腹，再换逆时针方向，各按摩 30 圈。

（5）擦腰眼。两手握拳，拳眼对准腰眼，上下摩擦腰眼，左右各 30 次。

（6）摩股三角。双手掌根部着力，在大腿上端内侧股三角部位上下摩擦，各 30 次。

## 三、肥胖症的埋线疗法

穴位埋线疗法是一种在传统针灸疗法的基础上，结合现代生物医学进行改良的，融合了多种疗法的复合性疗法。不同于传统针灸疗法的一次性钢针，穴位埋线疗法采用可吸收的生物蛋白线进行治疗。其特点是安全、持续时间长、经济负担小。穴位埋线可以通过生物蛋白线对相应穴位进行持久性地刺激，发挥改善免疫功能、促进血液循环、加速新陈代谢的作用，最终从整体上达到减轻体重的目的。

### （一）穴位埋线疗法的原理

穴位埋线疗法的具体作用机制主要为调理脾胃功能、促进新陈代谢及改善内分泌功能方面。

**1. 调理脾胃功能**　脾胃功能的调理综合效应整体体现在食欲降低及大便通畅两个方面。根据《中国居民膳食指南（2016）》的推荐，中国居民应尽量做到“吃动平衡，健康体重”，即合理安排每日摄入，且保持每周累计 150 分钟以上中等强度运动，从而达到保持健康体重的目标。目前中国居民肥胖的主要原因在于日常摄入过多热量而又缺乏运动，多余热量的堆积会使机体把热量以脂肪的形式储存在体内，日积月累则形成肥胖症。穴位埋线疗法可持续刺激穴位，使人体食欲降低，减少每日摄入的热量。中医学认为“脾主肌肉”，而人体进行运动则离不开肌肉的带动，通过改善脾胃功能，穴位埋线疗法可在一定程度上促进肌肉生长，改善患者运动表现。与此同时，取用相应穴位时，可促进肠道蠕动，保持患者的大便通畅，缓慢地从整体上改善患者的“摄入－消耗－排泄”循环，综合调理脾胃功能，最终达到降低体重的目的。

**2. 促进新陈代谢**　人体内的代谢多种多样，包括糖代谢、脂肪代谢、尿酸代谢等。肥胖症患者多数在代谢功能上存在障碍，如糖代谢、脂肪代谢、电解质代谢等。而穴位埋线疗法具有持续时间长的特点，可在长时间内持续刺激相应穴位，促进对应代谢循环，改善人体内环境，解决代谢废物堆积的问题。中医学认为，三焦具有通行元气、运化水谷、运化水液的功能，选择相应穴位进行埋线治疗时，可通过改善三焦功能，从而改善机体水谷、水液代谢，改善患者体质。对于某些合并慢性病，如血脂异常、糖尿病等疾病，在治疗过程中发现对这些疾病同时具有改善作用。

**3. 改善内分泌功能** 很多肥胖症出现于青春期、产后及更年期几个阶段，特别是女性。这几个阶段的特征是内分泌系统出现了剧烈变化，导致人体内激素水平剧烈改变，打破了原有的内环境稳态。部分患者出现肥胖症症状时，往往伴随着月经不调、闭经、情绪波动大等症状。在进行埋线治疗时，通过对其“肝脾肾”或“心肝肾”脏腑功能的整体调节，部分患者的激素水平、情绪波动情况等都可得到缓解。中医学认为，内分泌相关调控涉及多脏腑功能的综合影响，要通过对患者整体脏腑进行调控，才能达到理想的治疗效果。

### （二）埋线针具及操作方法

根据病情需要和操作部位选择不同种类和型号的埋线工具。其中一次性埋线针可由一次性使用无菌注射针配适当粗细的磨平针尖的针灸针改造而成。或用选择类似于腰椎穿刺针的一次性埋线针（图 5–1），针尖为坡形，较为锐利，常用的为 7 号、9 号、12 号、16 号。使用前需将相应型号的无菌羊肠线从针头装入针管内备用。

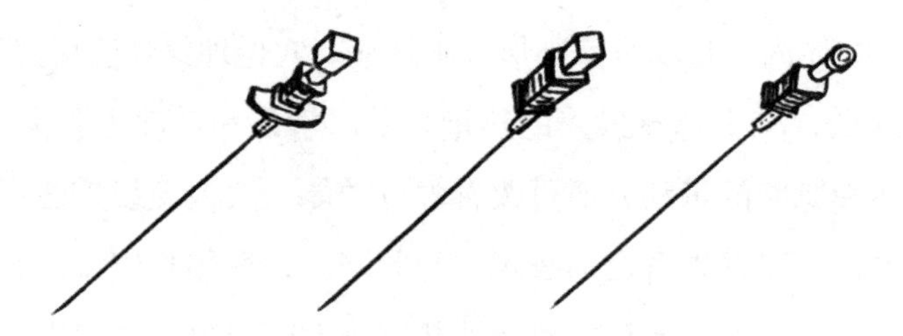

图 5–1 一次性埋线针示意图

**1. 操作方法**

（1）根据中医诊断处方，选择合适体位。

（2）选好穴位，做好标记，进针点一般选在穴位的下方 1cm 处。

（3）皮肤常规消毒。

（4）进针（图 5–2）：左手食指和拇指绷紧已消毒的穴位两侧，无名指和小指夹乙醇棉球，右手拇指、食指和中指持针，快速进入皮肤，然后缓慢推针至治疗所需的深度，用右手食指边推针芯边退针，到皮下时快速出针，同时左手用棉球按压针眼。

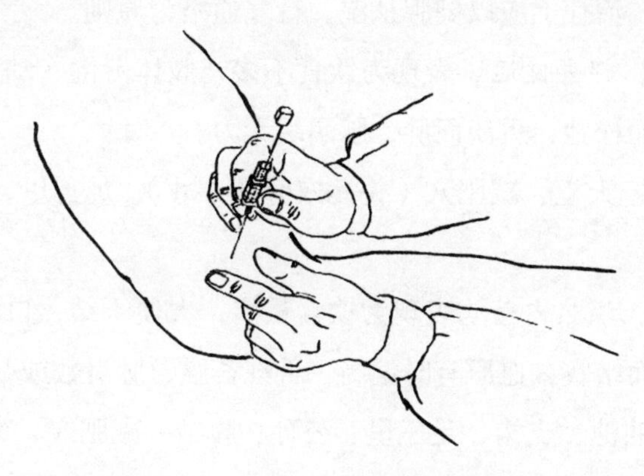

图 5–2 进针示意图

（5）针眼处理：用 75% 乙醇消毒，然后用棉签按压数分钟不出血即可。

**2. 操作要领** 即“两快一慢”操作方法。“两快”为进针时手腕用力，针尖快速刺至皮下；出针时边退针边放线，退至皮下时，快速出针。“一慢”为过皮后缓慢推针至治疗所需的深度。

### （三）禁忌证

皮肤局部有感染或有溃疡时不宜埋线，肺结核活动期骨结核、严重冠心病或妊娠期等，均不宜使用本法。

### （四）注意事项

1. 羊肠线应埋于皮下组织与肌肉之间，且线头不得外露，以防止感染。

2. 在同一穴位做重复治疗时，应偏离前次治疗的进、出针点。

3. 肌腹、肌腱处治疗时，先进行穴位按摩，然后再埋线。

4. 术后 1 ～ 5 天，少数患者有时出现肿、痛、低热等无菌性炎症反应，一般可不处理，1 周左右可自行消失。局部有明显的炎症反应，如红、肿、热、痛者，应进行消炎治疗。

（五）常用埋线方法及选穴

**1. 辨证埋线减肥法** 中医学认为，肥胖症的病机与肝脏、脾脏、肾脏、三焦等脏腑密切相关，治疗上应以健脾祛湿、行气通络为原则。

（1）气虚湿滞，脾失健运 表现为饮食不多，肢体劳倦，动则气短，大便溏薄，肌肉组织胖而松弛，舌淡而胖，脉濡缓无力。

取穴：手五里、天枢、减肥穴（关元穴旁开3寸）、足三里、丰隆、中脘、水分、关元。

（2）胃强脾弱，湿热内蕴 表现为饮食量多，大便干结，口渴溲黄，口臭难闻，肌肉组织胖而结实，血压有时偏高，舌红苔腻，脉滑数或弦数。

取穴：臂臑、曲池、支沟、足三里、公孙、腹结、减肥穴、梁丘、中脘。

（3）冲任失调，带脉不和 表现为食眠一般，大便尚好，小便较频，腰膝酸软，月经不调，经量较少，腹部、臀部胖如水囊，舌胖而淡，脉沉细或濡细。

取穴：臂臑、支沟、足三里、血海、三阴交、太溪、关元、带脉。

**2. 局部埋线减肥法**

（1）上肢部 主要穴位：肩髃、肩髎、曲池。一般穴位：臂臑、手五里、手三里、支沟。

（2）腹部 主要穴位：上脘、中脘、下脘、天枢、大横、腹结、气海、关元、中极、带脉、膻中。一般配穴：建里、水分、外陵、大巨、水道、归来、承满、梁门、关门、太乙、滑肉门。

（3）背部 ①肩胛部。主要穴位：大椎、肩井、天宗。一般穴位：肩外俞、肩中俞、天髎、秉风、曲垣、臑俞。②背腰部。主要穴位：各脏腑背俞穴（特别是脾俞、胃俞、大肠俞），另有三焦俞、气海俞、腰阳关、上髎、中髎、下髎。经外奇穴：腰眼。一般穴位：其他背部穴位。

（4）臀部 主要穴位：环跳、秩边、承扶。一般穴位：腰俞、长强、白环俞、居髎。经外奇穴：环中。

（5）大腿部 主要穴位：髀关、伏兔、梁丘、风市、血海。一般穴位：阴市、殷门。

（6）小腿部 主要穴位：上巨虚、下巨虚、足三里、丰隆、阴陵泉、三阴交。一般穴位：合阳、承山、承筋、飞扬。

**3. 埋线减肥的取穴**　尽管有辨证和根据症状配穴的不同，但是仍然有一定的取穴规律。

（1）以腹部穴位为主　在大多数配穴方式中，都是以腹部穴位为主的。腹部穴位分布在任脉、足阳明胃经、足太阴脾经和足少阳胆经上，不仅具有疏通经络、局部调节脂肪代谢的作用，而且可以调节脾胃功能，任脉穴位多为募穴所在，如胃募中脘、小肠募关元、三焦募石门，可以调节水液代谢和水谷精微的吸收。任脉与冲脉也多有交会，同时有调节月经的作用，这对女性减肥是非常重要的。

（2）以调节脾胃为主　足阳明胃经的天枢、梁丘、丰隆、足三里，脾经的阴陵泉、大横、腹结、三阴交，以及膀胱经背俞穴的脾俞、胃俞都与脾胃功能有关。肥胖的核心病机是脾虚和痰湿，因此，调节脾胃的穴位在减肥中具有重要作用。

（3）局部与远端取穴相结合　减肥不仅要在肥胖局部取穴，而且要根据症状选择远端穴位，在肥胖的远隔部位循经选穴，其中主要是五腧穴、原穴、络穴等。这些重要的特定穴对调节五脏六腑功能具有重要作用。

（4）重视伴随症状　肥胖患者多见一些便秘、腹泻、食欲旺盛等症状，这些症状与肥胖密切相关，此时可以在主穴的基础上进行随症配穴。例如，便秘取支沟，痰多取丰隆，食欲旺盛取梁丘，月经不调取血海、三阴交等。

## 四、肥胖症的其他中医特色疗法

### （一）中药治疗肥胖症

**1. 肥胖症的病因病机**　肥胖症的病因与饮食、年龄、先天禀赋、缺乏运动等多种因素相关。胃强脾弱之人在病因作用下，酿生痰湿，导致气机运行不畅，血行瘀滞，郁遏生热，导致肥胖症及相应病理变化。

**2. 肥胖症的中医分型论治**

（1）脾虚湿蕴型

症状：体形肥胖，肢体困重，脘腹胀闷，喜卧少动，腹胀纳少，便溏。舌质淡，苔白腻，脉滑或濡。

证候分析：脾失健运，水谷精微转输无权，运化水湿乏力，湿阻不化，而泛溢肌肤，故见体形肥胖；脾气不足，不达四末，则见肢体困重；胃纳受阻，则见脘腹胀满，腹胀纳呆；舌质淡，苔白腻，脉滑或濡，为脾虚湿蕴之证。

治法：渗湿健脾，补中益气。

方药：参苓白术散合补中益气汤加减。

常用药：黄芪、党参、升麻、茯苓、炒白术、薏苡仁、砂仁、山药、白扁豆、陈皮、半夏、生姜皮、甘草。

加减：若过食膏粱厚味，时有腹胀纳呆，食滞不化，可加生山楂、莱菔子、生炒麦芽；若倦怠乏力，面黄神疲，面目虚浮，动则短气，甚则全身虚肿者，加防己、生黄芪。

（2）肝脾不调型

症状：胸胁苦满，烦躁易怒，喜太息，嗳气吞酸，口苦咽干，脘痞腹胀，纳呆，便溏不爽，女性可见月经失调。舌苔薄白腻，脉弦。

证候分析：肝气郁结，则气机郁滞；肝失条达，可见胸胁苦满，烦躁易怒，喜太息，嗳气吞酸，口苦咽干；肝郁乘脾，则见胃脘痞满，腹胀纳呆，便溏不爽；肝气郁结而致经气不利，影响冲任脉，则见月经不调；舌苔薄白腻，脉弦，为肝郁乘脾之象。

治法：疏肝解郁，健脾化湿。

方药：痛泻要方合逍遥散加减。

常用药：白术、陈皮、防风、柴胡、白芍、当归、薄荷、苍术、茯苓、甘草、香附、半夏。

加减：气郁重者，加郁金、枳壳；胁痛者，加川楝子、川芎；若心烦失眠者，加茯神、酸枣仁、夜交藤。

（3）湿热中阻型

症状：体形肥胖，消谷善饥，腹胀中满，大便秘结，溲赤，口干多饮。舌质红，苔薄黄或白，脉弦滑数。

证候分析：本型以青壮年患者多见，患者脾胃俱旺，湿热中阻，热炽胃中，腐熟水谷之力太甚，则多食善饥；湿热中阻，腹胀中满，胃热耗津灼液，则口干喜饮；热盛耗津，则见大便秘结，溲赤；舌质红，苔薄黄或白，脉弦滑数，均为湿热中阻之证。

治法：清泄胃热，和胃燥湿。

方药：连朴饮合玉女煎加减。

常用药：黄连、制厚朴、半夏、山栀子、芦根、生石膏、石菖蒲、知母、竹叶。

加减：大便干结者，加芒硝、生大黄；口渴者，加荷叶、麦冬、天花粉或玉竹。

（4）痰瘀互结型

症状：形体肥胖，口唇发绀，胸闷气短，呼吸不畅，痰多，甚则恶心欲吐，白天嗜卧，甚至昏睡，健忘，夜寐多梦，烦躁，口干不欲饮。舌暗紫，苔薄或白腻而干，脉沉涩。

证候分析：痰浊盘踞，故见形体肥胖，胸闷气短，呼吸不畅，痰多；痰浊中阻，清阳不展，可见白天嗜卧，甚至昏睡、健忘；瘀血内停，可见口唇发绀，夜寐多梦，烦躁，口干不欲饮；舌暗紫，苔薄或白腻而干，脉沉涩，为痰瘀互阻之象。

治法：豁痰泄浊，活血化瘀。

方药：涤痰汤合桃红四物汤加减。

常用药：半夏、桃仁、红花、川芎、生地黄、橘皮、茯苓、当归、白芍、炙甘草。

加减：气虚者，加黄芪、炒白术；痰浊重者，加石菖蒲；痰热者，加炒竹茹。

（5）脾肾阳虚型

症状：形体肥胖，畏寒肢冷，腰膝酸软或伴肢体浮肿，神疲乏力，腹胀纳差，小便清长或尿少，大便溏薄，男子可见阳痿，女子白带清稀或见闭经，舌淡苔薄，脉沉细弱。

证候分析：脾肾阳虚，不能温养形体，故见体胖肢冷，喜暖畏寒，神疲乏力，腰膝酸软等症；脾主运化水湿，肾主水，脾肾阳气虚衰，不能温化水湿，水湿泛溢肌肤，故见肢体浮肿；脾失健运，故见腹胀纳呆；阳气虚衰，水湿内停，膀胱气化失司，则小便清长或尿少；脾肾阳虚，水谷不化，则见便溏。舌淡苔薄，脉沉细弱，为脾肾阳虚之象。

治法：温补脾肾。

方药：金匮肾气丸合实脾饮。

常用药：炮附片、干姜、草果、槟榔、肉桂、熟地黄、山茱萸、山药、牡丹皮、泽泻、茯苓、川牛膝、车前子、炒白术、炙甘草。

加减：便溏者，加党参、佛手；腰膝酸软者，加菟丝子、肉苁蓉、杜仲。

### （二）贴敷疗法治疗肥胖症

贴敷疗法是将中药制成一定的剂型，贴敷于穴位、特定部位或患处，药物通过皮肤腠理、毛孔、穴位、经脉而发挥治疗作用的方法。此法我国古代已有，明代李时珍的《本草纲目》中曾记载以吴茱萸贴足心治疗口舌生疮，现今仍广泛应用于临床。

贴敷疗法贴敷于局部，既可改善局部气血，又可使药力渗透入经络，沿经络深入脏腑，治疗脏腑病变。因此，贴敷疗法不仅可治疗局部病变，也可应用于全身疾患。

现代研究表明，当药物作用于人体穴位后，使该穴位的组织结构、皮肤、神经、血管、淋巴均发生一定变化，某些中药能刺激穴位，使局部温度增高，毛细血管扩张，有利于药物成分通过皮肤穿过毛孔，不断地进入淋巴液、血液，从而发挥其药理作用。穴位贴敷还可能通过刺激机体局部，以及药物的吸收、代谢，对机体有关物理和化学感受器产生影响，直接反射性地调整大脑皮层和自主神经系统的功能，主要通过调动内分泌系统、免疫系统而起到减肥作用。

**1. 辨证分型** 肥胖症中医分型不同，采用的中药也不同。

（1）痰湿困脾型

症状：平素嗜食肥甘厚味，过饮酒酪奶浆，伴有身体重着，水肿，疲惫乏力，尿少，纳差，腹满，脉沉细，舌苔薄腻，舌质淡红。

治法：健脾化痰，燥湿减肥。

常用药：制半夏、炒苍术、鸡内金、厚朴、薏苡仁、荷叶、茯苓、山楂、陈皮。

加减：如痰湿化热而见舌红、苔黄腻、口干、尿黄、便结者，可选加黄芩、栀子、大黄、胆南星、贝母之类清热化痰；如伴水肿、尿短者，可选加泽泻、车前子、猪苓、白茅根渗利水湿；如痰多，脘闷，可选加豆蔻仁、藿香、枳壳之类开胸化痰。

（2）肝郁气滞型

症状：肥胖，胸胁苦满，胃脘痞满，月经不调，闭经，失眠多梦，脉细弦，舌苔白或薄腻，舌质暗红。

治法：疏肝解郁，理气化痰。

常用药：丹参、制香附、木瓜、防己、泽泻、郁李仁、决明子、生地黄、山楂、红花、川芎。

加减：如痰郁较重者，可选加石菖蒲、川楝子；如痰郁化热者，可选加胆南星、黄连、栀子等。

（3）肺脾气虚型

症状：肥胖，伴头晕目眩，少气懒言，精神疲困，自汗，心悸，水肿，嗜卧，舌淡苔薄白，脉沉细或濡缓。

治法：健脾益肺，化痰祛湿。

常用药：陈皮、半夏、茯苓、白术、党参、甘草。

加减：在一般情况下可消补兼施，选加山楂、鸡内金、薏苡仁、白茅根。如心悸、胸闷、喘促较重者，可选加炙远志、豆蔻仁、枳壳、石菖蒲宽胸宁心；如体虚气短较甚者，可重用党参，加黄芪增强益气之功；如气虚影响血行不畅者，可选当归、赤芍、川芎、丹参之类益气活血。

（4）湿热中阻型

症状：表现为肥胖，头胀眩晕，消谷善饥，肢重怠惰，口渴喜饮，脉滑小数，舌苔腻微黄，舌质红。

治法：清热化痰，祛湿健脾。

常用药：生地黄、山楂、决明子、天花粉、夏枯草、郁李仁、泽泻、枳实、番泻叶、黄连。

加减：如痰多热甚者，可选加胆南星、天竺黄、黄连、黄芩之类清热化痰。

（5）脾肾阳虚型

症状：肥胖，伴神倦嗜卧，呼吸气短，动则气喘，腰膝酸软无力，下肢水肿，夜尿较频，心悸，舌淡苔薄白而滑，脉濡缓弱。

治法：补益脾肾，温化水湿。

常用药：肾气丸合理中丸加减。

加减：在一般情况下，用上方选加山楂、鸡内金、薏苡仁、白茅根之类以消脂减肥。

（6）痰瘀互结型

症状：肥胖，伴口唇发绀，胸闷气短，呼吸不畅，白天嗜卧，甚者昏睡，夜寐不宁，烦躁，记忆力减退，痰多，口干不喜饮，舌暗紫苔薄或滑腻，脉沉涩。

治法：活血化瘀，豁痰通气。

常用药：涤痰汤合桃仁四物汤。

加减：如痰瘀化热者，可选加贝母、黄连、栀子、黄芩、胆南星、天竺黄；如痰郁较重者，可选加白芥子、浮海石、青礞石、石菖蒲、苏合香；如血瘀较甚者，可选加三棱、莪术、五灵脂、丹参、苏木。

**2. 制法**　根据具体病情，证型不同的肥胖症，选择适宜上述证型的药物配制成方，一般多用气味俱厚之品，以便药力渗透和促进皮肤、肌肉的吸收，而发挥其治疗作用。配制和调剂贴敷药膏时，先将药物研成细末，然后选用蜜、油、水、凡士林作为调料，取其柔软、滋润作用，以增强其活血通络、消瘀祛胀、促进降脂减肥的作用。

**3. 用法**　贴敷膏药疗法，药物可直接作用于患处。厚型膏药使用时加温，能起到类似于热疗的作用，通过促进局部血液循环而消肿减肥，这样既可使药力渗透，不影响药效的发挥，又可减少对皮肤的刺激。换药时间应根据病情和证型变化、肥胖程度及气候特点进行选择，一般 2 ～ 3 天更换一次，古人的经验是“春三、夏二、秋三、冬四”。

**4. 适应证**　单纯性肥胖症。单纯性肥胖症的治疗，主要是从热量供给与消耗的平衡上入手，同时配合饮食疗法、运动疗法、行为疗法、药物贴敷疗法、针灸或耳压及其他疗法，改变患者的不良生活习惯与环境，加强对患者心理、思想等教育，则多可取得较好的效果。上述分型治疗，多为单纯性肥胖症而言，临床常寒热夹杂，虚实并见，当以辨证施治。此外，肥胖症患者常并发心、脑、肺、胆、肾、骨关节及内分泌、脏腑功能失调等方面的疾患，当据此辨证施治。

### （三）耳压疗法治疗肥胖症

**1. 耳压疗法机制**　临床观察发现，当脏腑或局部器官组织发生病变时，在耳郭相应区域会出现皮肤颜色改变、血丝、皮屑、斑丘疹、压痛等阳性反应。如胃溃疡患者，在耳郭胃区可出现圆形或点状等与周围皮肤有显著区别的病理反应。西医学认为，药物耳压对耳郭某一部位的刺激通过神经和神经体液途径，调节机体内分泌系统、免疫系统。如耳压对耳穴的机械刺激，可通过末梢神经传入大脑皮质的相应区域，从而抑制或减弱了原有的病理兴奋灶，使大脑皮质的兴奋与抑制趋于平衡，以获得疾病的痊愈或好转。

肥胖症与人体内分泌机制关系密切，通过刺激耳穴，可以调动体内内分泌系统，促进人体代谢的正常运行，维持能量平衡，减轻肥胖。

**2. 耳穴压豆法**

（1）材料　王不留行籽，0.5cm×0.5cm 的小胶布。

（2）选穴方法

①辨病取穴：应用耳穴治疗肥胖症常选用脾、胃、三焦穴，以调理脾胃功能，通利三焦，使水谷精微输布、转化通畅条达。耳穴注重内分泌、神门、皮质下、交感、脑穴的选用。

②辨证取穴：中医学认为，肥胖症的发生终由脏腑功能失调所致，病位以脾胃为主，兼心、肺、肝、肾等多个脏腑；病性有虚有实，或虚实夹杂。临床常需进行辨证取穴，同时肥胖症分为胃肠实热、脾虚湿阻、肝郁气滞、脾肾阳虚、肝肾阴虚等五种证型，故耳穴的配穴随证而异。

③随症取穴：以消谷善饥、易饥多食为主要症状的肥胖患者，应以调节食欲、减少食入量为治疗的重要环节，故耳穴多取饥点、口渴点等穴，以降低食

欲与饮水量；肥胖患者体脂分布异常，脂肪多集中在腹部、臀部、大腿，因此，选择可“以肥为腧”，局部取穴，选取相应部位的腹、臀等穴，促进局部脂肪的分解，使脂肪重新分布。

（3）操作方法　先将耳郭由内到外常规消毒。通过上述辨证方法选取穴位，在此基础上用棉签或其他钝头枝状物按压耳郭，寻找压痛点。取粘有王不留行籽的胶布，对准穴位，贴于其上。每次治疗选取 1 ～ 2 个主穴，配穴 3 ～ 4 个，15 日为 1 个疗程，以单耳取穴，每 3 ～ 4 天更换一次对侧耳穴，每日自我按压 4 ～ 5 遍，尤以饮食前按压效佳。

（4）注意事项

①贴有耳压处应避免接触水，以防胶布脱落及局部感染。

②夏天易出汗，贴压穴位不宜过多，时间不宜过长，以防胶布潮湿或皮肤感染。

③耳压贴后如觉耳郭疼痛不适，可将其撕掉；对胶布过敏者，应及时更换其他材料。

④耳郭皮肤有皮损、红肿热痛及冻伤者，均应慎用或禁用此疗法。

### （四）刮痧疗法治疗肥胖症

刮痧即利用特制的刮痧工具，如刮痧板，配以一定的刮痧介质（如清水、万花油、药酒等），在人体特定的部位刮拭，通过刺激穴位，疏通经络，达到活血化瘀、行气活血、清热消肿、扶正祛邪、调和阴阳的作用。肥胖症患者往往过食肥甘厚腻，痰浊水湿内生，困遏脾土，又“脾主大腹”，渐致腹部赘肉隆起；湿浊下注，运动不足，臀腿随之臃肿。刮痧疗法通过刺激脾俞、胃俞及脾胃两经，使脾阳复煦，脾气振升，水湿痰浊得以温化，水谷精微输布均匀，不致壅滞堆积肌肤，横生赘肉；使胃纳得控，不暴饮暴食，肥胖症之外因得以制止；另可使胃腑通降，水饮、痰浊不得残留，与脾脏共成脾升胃降之功，一身气运之枢纽畅捷，则气血通畅，营卫和调，肥胖随之而消。另刮痧疗法还可选取腹、臀及其他肥胖高点，在该点上刮拭，可大大刺激该处附近穴位，疏通该处经络，使瘀积之痰湿、浊脂、瘀血消散，使躯体渐趋匀称。

西医学认为，刮痧疗法通过对经穴或局部的刺激，可使人体神经末梢或感受器产生效应，促进新陈代谢，减少体内脂肪，对机体各部产生协调作用。还可通过增加周围神经的供血与营养，调节内分泌系统和免疫系统，从而影响人体激素的分泌，达到减肥作用。

**1. 刮痧部位选取**　肥胖症的发生与脾胃功能密切相关，《丹溪心法》指出“肥人多湿痰”，其病理机制为本虚标实，本为脾胃不足，运化失司，标为痰、湿、热、滞，肥胖症的治疗以调理脾肾、化清降浊为大法，故刮痧治疗肥胖症以脾俞、胃俞和脾胃经的穴位为主，通过健脾和胃、化痰利湿、通腑泄热而达到减肥目的。

具体取穴如下：①督脉；②膀胱经，重点刺激脾俞、胃俞；③脾经，重点刺激阴陵泉、三阴交；④胃经，重点刺激足三里、丰隆；⑤腹部，带脉；⑥其他肥胖高点。

上述取法，先刮督脉、膀胱经，因督脉为阳气之海，又膀胱经与督脉相通，刮之可醒一身之阳气，使后续治疗收效更佳；刮拭、点按脾俞、胃俞，以激活脾胃两脏之气，强其纳运之职；阴陵泉、三阴交可利水渗湿，使潴留之水液排出，消肿减重，足三里引胃经之气上达于脾，复脾胃枢纽之升降作用，配以丰隆可清热、利湿、通滞；其他肥胖高点乃治肥胖之标。诸穴合用，既可纠治阳虚，调理脾胃以巩固根本，又可疏通经络，消除局部肥胖，标本兼治。

**2. 刮痧疗法操作**　先从尾骨端向上至风府穴，沿督脉刮拭；再沿膀胱经自上（大杼）而下（白环俞）刮拭，至脾俞、胃俞时，换以刮痧板边角尖锐处点按穴位后再刮拭；腹部剑突至肚脐自上而下由轻而重进行刮拭，脐周则以脐为中心由轻而重向外刮拭；四肢由近端向远端刮，阴陵泉、三阴交、足三里、丰隆穴换以刮痧板边角尖锐处点按穴位后再刮拭；其他肥胖高点可按该处经络循行路线进行刮拭。

**3. 注意事项**

（1）刮痧时应用力均匀，手法由轻到重，以患者耐受为度，出痧即可。

（2）刮痧时及刮痧后均应注意避风及保暖，室温较低时应尽量减少暴露部位，夏季高温时不可在电扇处或有对流风处刮痧。

（3）注意把握刮痧时长及刮拭面积。出痧多少受多种因素影响，不可为求出痧为延长刮痧时间；一次治疗可选取上述部位的 1 ～ 3 种进行刮拭，不必全部进行，而损耗患者正气。

（4）刮痧结束后，嘱患者休息片刻，并予饮热水一杯。

（5）刮痧后，为避免水湿、风寒邪气乘虚侵袭人体，须待皮肤毛孔闭合恢复原状后，即3～4小时后方可洗澡。

### （五）拔罐疗法治疗肥胖症

肥胖症之所生，先由脏腑功能失调，水液运化失司，气血运行不畅，积聚而成痰湿、瘀血，壅塞经络，淫溢肌肤以成。故治疗肥胖症可先通其经脉，调其气血，气行血得行，营卫调和，则脏腑功能也可渐趋正常。在中医学理论指导下的拔罐疗法具有行气活血、疏通经络、分理肌腠进而调和脏腑的功能，为临床所常用。主要手法是通过罐体边缘及负压吸吮牵拉，挤压浅层肌肉，刺激经络、穴位，循经感传，由此及彼，由表及里，以达脉道通、虚实调、血气行、阴阳平和的目的。

西医学认为，拔罐时罐缘紧吸皮肤表面，牵拉神经、肌肉、血管，以及皮下腺体，可引起一系列神经和内分泌系统反应：①强大的吸拔力，使汗孔充分张开，汗腺和皮脂腺功能受到刺激而增强，皮肤表层衰老细胞脱落，从而使体内毒素、废物加速排出。②能调节血管舒缩功能和血管壁的通透性，加强局部组织气体交换，扩张及增生局部毛细血管，从而改善全身血液循环及淋巴循环，使机体新陈代谢加快，产热及脂肪消耗增加，以起到减肥作用。③作用于体内糖代谢，改善外周组织对于胰岛素的敏感性，降低胰岛素抵抗，使得胰岛素能够正常发挥其生物学效应，肥胖患者血中胰岛素的含量下降，从而改善高胰岛素血症。另动物实验也表明，刺激大鼠特定穴位可以改善交感神经的抑制和迷走神经亢进状态，加强脂肪的分解，促进新陈代谢，并且可以增强肥胖大鼠的下丘脑、垂体、甲状腺系统功能，影响小鼠血清胰岛素和血清瘦素水平，从而获得减肥之效。

根据吸罐后是否在治疗部位做推运，分为定罐法和走罐法两种，此两法是临床上最常用应用于减肥的拔罐手段。

**1. 定罐疗法** 清代赵学敏《本草纲目拾遗》记载“火罐”时说：“罐得火气合于内，即牢不可脱……肉上起红晕，罐中有水出，风寒尽出。”说明火罐除了有一般的拔罐功效外，还具有祛风散寒的功效，因肥人多阳虚，拔罐时采用具有温煦作用的火罐十分合适。

（1）常用罐 最常采用玻璃罐。玻璃罐质地透明，定罐时可清楚地观察罐内皮肤的变化情况，便于掌握起罐时间。且价格便宜，型号多样，易于购买，是当前临床应用最广泛的拔罐用具。

（2）吸拔方式 利用热胀冷缩原理，排出空气。即借燃烧时火焰的热力，排去罐内空气，使之形成负压而吸着于皮肤上，有投火法和闪火法两种。

①投火法：将乙醇棉球或折叠的软质白色纸片点燃后，投入罐内，趁火旺时迅速将罐拔于应拔部位，但此法多用于侧面横向拔罐，因罐内燃烧物易坠落烫伤皮肤。

②闪火法：以镊子夹住点燃酒精棉球，在罐内绕一圈，迅即将罐罩在应拔部位上，即可吸住。

（3）拔罐形式和留罐时间

①单罐：用于病变范围较小或明显压痛点。可按病变或压痛范围大小，选取适当口径的火罐。如腹部病变在中脘处拔罐，肩部不适或肌肉丰满在肩内陵处和肩髃处拔罐。

②多罐：用于病变范围较广泛的疾病。可在病变部位吸拔数个及至排列吸拔十数个罐，称为“排罐法”。如背腹部肌肉较多处，可按脏器解剖部位在相应体表纵横排列拔罐。

③留罐时间：罐大吸拔力强的应适当减少留罐时间，夏季及肌肤较薄处留罐时间不宜过长，以免损伤皮肤。

（4）火罐的临床应用 以闪火法为拔罐方式，采用中号玻璃罐，分别吸附在以腹部神阙穴至关元穴长度为半径做的圆周上的 8 个穴位，同时取腰部及上臂、大腿处脂肪丰厚部位的阿是穴，同样采取闪火拔罐法，留置 20 分钟为宜，第 1 周每日 1 次，1 周后隔日 1 次，1 个月后改为每周 2 次，女性患者在月经期需停止拔罐治疗，治疗 3 个月结束。拔罐配合推拿手法能够起到宣畅经络、疏通气血的作用，有助于快速减肥。

（5）注意事项

①拔罐时治疗室应宽敞明亮，空气流通；患者体位舒适，以俯卧位为主，

充分暴露施术部位；留罐期间嘱患者勿改变体位，以防罐具脱落。

②高热、抽搐、痉挛等证，皮肤过敏或溃疡破损处，肌肉瘦削或骨骼凹凸不平及毛发多的部位不宜使用，孕妇腰骶部及腹部均须慎用。

③使用火罐或抽气罐，要避免烫伤或损伤皮肤。

④起罐时手法要轻，以一手抵住罐边皮肤，按压一下，使气漏入，罐子即能脱下，不可硬拉或旋动。

⑤拔罐后一般局部皮肤会呈现红晕或发绀色瘀血斑，此为正常现象，可自行消退，如局部瘀血严重者，不宜在原位再拔。由于留罐时间过长而引起的皮肤水疱，小水疱不需处理，但要防止擦破以免发生感染；大水疱可用针刺破，放出疱内液体，并涂以龙胆紫药水，覆盖消毒敷料。

**2. 走罐疗法** 又称推罐法、拉罐法、循经拔罐法，临床应用广泛。先于施术部位涂上润滑剂，万花油、润肤霜均可，也有用水即药液者，先借热力排去罐中的空气，产生负压，使之吸着于皮肤，然后用右手握住罐底，稍倾斜，在罐口后半连着力，前半边略提起，循着上、下、左、右方向推移，或以顺、逆时针走向推动，至走罐部位的皮肤红润、充血，甚或出现瘀血斑时将罐起下。

（1）分类 走罐疗法一般分为局部走罐和循经走罐两种。

①局部走罐：以肥胖部位为中心，进行较小范围的上、下、左、右旋转推行。如肩部，可以在肩部做顺逆时针走向的缓慢旋转。

②循经走罐：以与病变相关联的经脉为主，进行较大范围的循经走罐治疗。如腰背部的肌肉，即循经过腰部的督脉和膀胱经做上下往返移动的走罐治疗。

（2）临床应用

①肩部肥胖部位：取坐位，局部涂以凡士林或其他润滑油，以肩峰端为中心，拔罐后向四周做环形推动，要求缓慢，不用蛮力，以局部皮肤潮红或紫红为度。

②腰部肥胖部位：取俯卧位，腰部涂以润滑油，吸罐于腰部足太阳膀胱经部位，以直线方向上下推罐，于肥胖高点处可做环形推罐，加速脂肪液化，以皮肤呈紫红色为度。

③下肢肥胖部位：患者取俯卧位，将裤子拉至臀横纹处，涂以润滑油，吸

罐后沿足太阳膀胱经、足少阳胆经、足阳明胃经循行处，缓缓推罐，在肥胖高点处做环形推罐，加速脂肪液化，重复上述动作，直至皮肤潮红为度。

（3）注意事项

①本疗法应用于面积较大、肌肉丰厚之部位，走罐前在罐口或皮肤上涂上凡士林之类的润滑油，一则便于推动，减少疼痛，二则避免皮肤损伤。

②走罐时动作宜轻柔，用力均匀、平稳、缓慢，罐口应有一定的倾斜度，即推罐方向一端的罐口轻微向上提起，以减少走罐阻力。

③走罐之前应检查罐口是否平滑，避免有缺口，划伤患者皮肤；根据部位选取合适的罐，腰背及大腿处皮肤丰厚，可选用大号玻璃罐；颈项部、上肢皮肤相对较薄弱，应选取小号罐。

④皮肤有过敏、溃疡、水肿及大血管分布的部位，不宜使用本法。

⑤年老体弱多病者，慎用本法。

### （六）针刀治疗肥胖症

针刀治疗单纯性肥胖症，源于针刀基本理论中的生物信息学理论，即针刀治疗是以人体生物信息的调控和改变人体物质微细结构的双重作用，恢复正常的结构和功能的动态平衡关系，从而达到治疗的目的。

针刀减肥具有几个优势：一是收效迅速。针刀刺激量是普通针刺的20～30倍，它能直接破坏脂肪颗粒，使之液化吸收。另外，针刀治疗一次即有食欲受抑制和腹部轻松感或体重下降的感觉。二是安全。针刀在整个治疗过程中一直在脂肪层或脂肪与肌肉层之间进行，所以，安全是针刀治疗肥胖的一个最大特点。三是属于绿色疗法。针刀治疗属于平衡调节，基本无副作用，绿色治疗也是针刀治疗的又一大特点。

研究表明，针刀治疗单纯性肥胖症疗效显著，具有明显的减脂、降血糖、降血脂作用，同时操作安全、省时，临床上值得推广。

#### 1. 取穴

（1）辨证分型取穴

①胃肠实热型：曲池、合谷、梁门、公孙、内庭。

②脾虚湿阻型：水分、气海、丰隆、阴陵泉、气海、水道。

③肝郁气滞型：肝俞、期门、行间、太冲、阳陵泉。

④脾肾阳虚型：脾俞、肾俞、命门、太溪。

⑤肝肾阴虚型：肝俞、肾俞、关元、太溪。

（2）局部取穴

①上臂：肩髃、肩髎、臂臑、肩贞、曲池、合谷、肥胖高点。

②上腹部：上脘、中脘、梁门、下脘、水分、天枢、肥胖高点。

③下腹部肥胖：天枢、外陵、归来、气海、关元、带脉、肥胖高点。

④肩背部肥胖：肩井、天宗、大杼、心俞、督俞、肝俞、胆俞、脾俞、天宗、肥胖高点。

⑤腰部肥胖：带脉、天枢、大横、水分、滑肉门、气海、肥胖高点。

⑥臀部肥胖：环跳、次髎、承扶、肥胖高点。

⑦大腿肥胖：承扶、髀关、血海、梁丘、风市、肥胖高点。

**2. 操作** 患者取仰卧或俯卧位，充分暴露操作部位皮肤，在已确定的穴位处用龙胆紫笔做进针标志，碘伏消毒，根据人体不同部位选用 12cm、9cm、7cm 和 4cm 四种型号的小针刀。右手拇、食指捏住针柄，使刀口线（刀刃方向）和大血管、神经及肌肉纤维走向平行，中指、环指、小指作为支撑，压在进针点附近的皮肤上，快速垂直进针到皮下，缓慢深入到脂肪层、浅肌层，纵行或横行切割或摆动 3 ～ 5 下，迅速出针；在脂肪堆积较多的腹部、大腿等部位，再将针刀提至皮下后卧倒针身，在脂肪层推切 3 ～ 5 下，同时做扇形摆动，然后出针，并在针眼处拔罐 5 分钟后贴敷创可贴。出针后如有出血或操作过程中有刺痛，则按压 1 分钟左右，反之则不按压。每 5 天治疗 1 次，6 次为 1 个疗程。

**3. 注意事项**

（1）针刀治疗后 24 小时内进针穴位避免接触水，以防止感染。对创可贴过敏者可改用无菌纱块覆盖，用消毒剪刀将纱块剪为小块后贴于穴位处，用胶布固定。对体质较弱者或糖尿病患者，可适当预防性服用抗感染药物，如阿莫西林、罗红霉素等。

（2）针刀进刀方向应与血管、神经循行方向一致，避免损伤神经、血管或脏器；在胸背部进针刀时严格控制针刀深度；腹部进针刀时可用手先捏起腹部的皮肉（脂肪的厚度），再按比厚度进针；对皮肤较松弛的部位用舒张进针法；

治疗前先排空大小便。

（3）注意术后反应，针刀术后穴位出现酸、胀、重等反应，是正常反应；若有出血，则可多按压（按而不动）几分钟；若出现皮下青紫，一般半个月左右消失，无须特殊处理。

**4. 禁忌证**

（1）凡皮肤有溃疡、破损或过敏处，不宜针刀治疗。

（2）糖尿病患者在血糖不稳定时，不宜针刀治疗。

（3）空腹、过饥、过饱、大病尚未恢复时、月经期、大汗时，不宜马上进行针刀治疗。

（4）有严重高血压、冠心病者，不宜针刀治疗。

**（七）气功疗法治疗肥胖症**

气功疗法源远流长，古人长期的实践与证悟过程中逐渐形成了天人合一的思想，气功疗法是天人合一思想的典型实践。

古老的中医经典《黄帝内经》中早已经认识到："天之在我者，德也。地之在我者，气也。德流气薄而生者也。"认为人是受天地之气濡养的，并时刻与天地宇宙进行着能量交换。气功疗法通过调整练功者的身体生理状况，使之趋于平和，而能与天地和谐相处，吸收天地的能量，增强自身的免疫力、抗病能力。气功的运用就是在中医学"天人相应"理论基础上，从生态医学角度对疾病发病机制进行探索，认识到人生于自然，机体既要与自然界进行气体、能量、物质和信息的交换，又要依靠自身调节系统适应自然环境的各种变化，使内外环境经常保持动态平衡与协调，如此方能更好地生存下来。

气功疗法减肥，常常包括调整意念和呼吸有关的胸腹运动两部分，练功时要求精力集中于运气上，呼吸动作协调一致，从而达到抑制食欲，增强人体对饥饿的耐受性，帮助节食治疗，最终减轻体重的效果。

气功疗法丰富多样，本节主要讲述收录于清代汪昂《医方集解·勿药元诠》中一套调息静功。原文如下："不拘时候，随便而坐，平直其身，纵任其体，不倚不曲，解衣缓带腰带不宽，则上下气不流通，务令调适，口中舌搅数遍，微微呵出浊气不得有声，鼻中微微纳之，或三五遍，或一二遍，有津咽下，叩齿数通，舌抵上腭，唇齿相着，两目垂帘，令胧胧然，渐次调息，不喘不粗，或数息出，或数息入，从一至十，从十至百，摄心在数，勿令散乱，如心息相依，杂念不生，则止勿数，任其自然，坐久愈妙，若欲起身，须徐徐舒放手足，勿得遽起，能勤行之，静中光景，种种奇特，直可明心悟道，不但养身全生而已也。”

本法具体练习如下：不拘时间，放松下来，衣着宽松，找一舒适的姿势坐下，但要保持躯干正直，双手可放在两膝盖上，也可相互握住放在脐下腹部。以舌搅口腔数遍，在放松状态下，口中微微呵出浊气，鼻子微微吸入清气 3 ～ 5 次（放松状态下，身体会自行口腔呵气与鼻子吸气动作，颇有吐故纳新的舒畅感，注意呵气，纳气均不可有声），此时口中多会分泌津液，应当咽下，不可吐掉。再轻轻叩齿数遍，舌尖抵上腭，双眼微微闭合，微露一线光，使成朦朦胧胧之状。调整呼吸，可采用数吸气（或呼气）次数的方法，从 1 ～ 100，反复进行。如果意念能集中于数息，到达心息相依的境界，就不必再数息，此时气息绵绵微微，杂念全无，任其自然，维持此种练功状态，可达一小时或更长一些。起坐前，应慢慢放松手足，睁眼，略做头面或身躯、四肢按摩。练功结束时，不可立即起身，从练功状态到结束该状态，应缓慢进行，下功时可缓缓舒放手足，按摩身体各部位。

若能长期坚持本疗法，可使人心境清明，气机调畅，脏腑功能趋于平稳均衡。若患者平时注意调节心情，清心寡欲，保持心情舒畅，饮食清淡，劳逸适度，则能促进身体代谢正常运行，痰浊水湿难以积聚于身体，肌肤腠理不受浸淫，则肥胖自消。

气功疗法减肥验之临床，效果显著。气功静功练习，可使身心和畅，气机调匀，促进气血运行，肥胖患者根据身体情况，坚持长期适度练功，可有效地减肥而增强体质，获得健康与良好形象，值得推荐。

# 第三节　肥胖症的营养治疗及中医食疗

## 一、肥胖症的营养治疗

营养治疗是通过合理地调整饮食结构，即调整人体每天对脂肪、蛋白质、糖类、维生素、矿物质、水等必要元素的摄入，来达到恢复身体健康的一种治疗手段。

营养治疗的主要原则包括改变饮食方式、调整饮食结构两方面。良好的饮食方式是指养成吃饭慢、少食多餐、饭前喝汤、在饥饿前提早进食、不同时食用成分相似的食物等良好的饮食习惯。调整饮食结构的主要原则是低能量平衡膳食。肥胖症患者既要控制能量摄入，又要做到营养均衡，还要合理地选择食物。一味地节食是不可取的，虽然短时间内可能会快速减重，但长此以往会对身体健康产生不利影响，造成营养不良、倦怠乏力、头晕等情况。平衡膳食才是正确的减重方法。

导致肥胖症的主要原因是机体摄入的能量与消耗的能量失衡，其中体内脂肪和碳水化合物代谢的异常是最主要的营养因素。在肥胖症的营养治疗中，除了要控制总能量外，严格控制碳水化合物和脂肪摄入尤为重要。另外，其他几大营养元素也需合理摄入。

### （一）合理搭配

**1. 控制总能量的摄取**　肥胖症的基本成因主要是摄入的能量大于人体消耗的能量，所以，控制总能量是肥胖症患者的首要措施。肥胖症患者的能量摄入原则是饮食摄入的能量应小于人体消耗的能量，使身体过多的能量逐渐被消耗，从而减轻体重。

能量控制应当因人而异，循序渐进。对于轻度肥胖的成年人，每日三餐的能量供给应控制在负能 125.5 ～ 250kcal，使得每月减重 0.5 ～ 1.0kg；而对于中度及以上肥胖的成年人，因其贪食高能量的饮食习惯形成已久，而往往伴随能量的消耗严重不够，故每日三餐的能量供给应控制在负能 550 ～ 1100kcal 为宜，使得每周减重 0.5 ～ 1.0kg。

**2. 限制碳水化合物的摄入** 碳水化合物是人体的主要能源之一。糖类在体内容易转换为脂肪，且糖类食物饱食感低，容易增加食欲。肥胖者在糖类来源的选取上应选取谷物类食物，如燕麦、玉米、小米、荞麦、薯类，严格控制精制糖、巧克力、含糖饮料。为了维持人体的正常生理活动，防止糖尿病酮症酸中毒和负氮平衡的出现，重度肥胖症患者的碳水化合物供应至少也应占总能量的 20% 以上。

**3. 限制脂肪的摄入** 脂肪的能量远远超过于其他营养素，是蛋白质、碳水化合物的两倍多。要想控制总能量的摄入，限制脂肪的摄入显得尤为重要。肥胖者对于脂肪的摄入量应控制在占饮食总能量的 25% ～ 30%。胆固醇的供给量每日应低于 300mg。另外，在脂肪的选取中，应多选用不饱和脂肪酸，如茶油、植物油、鱼油，少选用饱和脂肪酸，如大多数动物脂肪。不饱和脂肪酸能使胆固醇酯化，降低血中胆固醇和甘油三酯；降低血液黏稠度，改善血液微循环。而饱和脂肪酸摄入量过高是导致血胆固醇、三酰甘油、LDL–C 升高的主要原因。过多的脂肪摄入不仅会导致肥胖症，而且增加了脂肪肝、高脂血症、冠心病等疾病的发生风险。

**4. 保证蛋白质的供给** 蛋白质是产热营养素之一，摄入过高的蛋白质会导致总能量增加。肥胖者应选用优质蛋白，如牛奶、鸡鱼、瘦肉、豆制品，既保证正常的生理需求，避免营养不良，也防止在限制总能量摄入的情况下，过多蛋白质的摄入会损害肾功能。对于中度以上的肥胖患者，其蛋白质的供给量应控制在占饮食总能量的 20% ～ 30%，即每天摄入 60g 左右的蛋白质。

**5. 补充维生素和矿物质** 长时间限制饮食可能会导致维生素和矿物质缺乏，而维生素和矿物质对生命健康起着十分重要的作用。新鲜的蔬菜水果大多含有的能量很低，含有丰富的维生素和矿物质，且饱腹感强，是减肥膳食中不必严格限制的食物。但蔬菜水果含脂溶性维生素低，特别是机体容易缺乏的维生素 A 和维生素 D，需要从动物性食物如动物肝脏中获取。另外，植物性食物含有大量植酸、草酸、鞣酸等，可限制食物中矿物质的吸收。因此，还应适当食用含矿物质丰富的食物，如牛奶、动物肝脏、动物血、大豆及其制品等。

减肥膳食应注意低盐饮食，食盐会促进人的食欲，还能升高血压。血压正常的肥胖者每天食盐摄入不应超过 6g，有高血压者应进一步降低食盐的摄入量。

长期饮酒会影响脂肪代谢，使血浆中的甘油三酯升高，诱发肝脏脂肪变性，影响糖代谢。所以，肥胖者应少量饮酒，提倡戒酒。

综上，肥胖症的营养治疗最重要的就是限制营养的摄入，同时也要做到营养均衡，合理地选择食物。营养治疗对肥胖患者来说，是最基础也是最重要的手段，营养治疗应该是循序渐进的，肥胖者应长时间坚持健康的饮食方式，才能纠正人体代谢不平衡，有效控制体重。

## 二、肥胖症的中医食疗

### （一）中医学对于肥胖的认识

《灵枢·卫气失常》曰：“人有脂、有膏、有肉……是故膏人者，纵腹垂腴；肉人者，上下容大；脂人者，虽脂不能大者。”早在《黄帝内经》时期就将人划分为脂、膏、肉三种不同的类型，对肥胖症有了初步的认识。肥胖的病因病机较为复杂，中医学认为，肥胖症的主要病因有饮食不节、过度安逸、七情内伤及脾肾不足。在这些病因的作用下，引起脏腑功能失调，脾胃运化功能失司，最终导致痰湿、瘀血、食积等病理产物的堆积，肥胖症由此产生。

**1. 饮食不节**　饮食不节是形成肥胖的重要原因。饮食不节是指长期食用肥甘厚腻之品，暴饮暴食或不定时就餐的不良饮食习惯。长期进食肥甘厚腻会造成营养过剩，逐渐积聚化为膏脂，暴饮暴食或不定时就餐的不良饮食习惯，日久会损伤脾胃，导致水谷精微不能正常运化，水湿停滞，湿从内生，聚湿生痰，造成肌肉减少而脂肪增加，停留肌肤、脏腑而发展为肥胖症。

**2. 过度安逸**　“久卧伤气，久坐伤肉”，气伤则虚，肉伤损脾，气虚脾损则运化失常，代谢失调，膏脂痰浊痰瘀内蕴，发展为肥胖。长期不活动，人体生理功能衰退，脂质代谢减慢，形成肥胖症。正如《黄帝内经》中所谓：“年四十，而阴气自半也，起居衰矣。”人体气机升降障碍是形成肥胖的原因之一。形体少动，气机循行不畅，使体内营养精微无法正常输布、消耗，日久积聚而成肥脂。

**3. 七情内伤** 喜、怒、忧、思、悲、恐、惊为人的七种基本情志表现，说明了情志变化与脏腑的密切关系。情志变化使脏腑功能失调，运化失司，湿浊内停发为肥胖症。情志不畅会影响人体气机的正常运行，长此以往容易肝气郁滞，导致脾之健运气机之升降失常，胆不能正常泌输精汁净浊化脂，则浊脂内聚而致肥胖症。

**4. 脾肾不足** 肥胖症的病位虽在脾胃，但与肾脏的功能密切相关，脾与肾为后天与先天之本，是相互滋养的关系。若脾失健运，纳入饮食水谷不能化为营养正常输布于全身，则会成为痰湿之源，痰湿瘀脂滞留在周身皮肤、脏腑之内，则发为肥胖症。肾为先天之本，藏一身之阴阳，随着年龄的增长，肾气逐渐被消耗，人体的各项生理功能减退，全身的新陈代谢就会变慢。肾主水，水液的输布代谢出现障碍，停滞于体内，会加重体内痰湿，痰湿瘀脂泛溢肌肤而发肥胖症。

可见，肥胖症的外因主要是饮食不节和缺乏运动，内因主要是脾胃的功能失调，但也与其他脏腑尤其是肝脏、肾脏功能密不可分，病机主要是痰湿瘀脂内聚，泛溢肌肤。

### （二）减肥的常用中药、食物举例

肥胖者体内往往痰湿、食滞、瘀血等病理产物大量堆积，阻碍了人体气机的正常运行，所以，具有行气利水、消食化积、活血化瘀的药物或者食物，往往能起到很好的减肥瘦身疗效。

**1. 冬瓜** 冬瓜具有清热、利水、消肿的功效，适用于肥胖症胃热湿阻证或痰湿内盛证。《食疗本草》中记载冬瓜：“主益气耐老，除心胸满……欲得体瘦轻健者，则可常食之；若要肥，则勿食之。”冬瓜不含脂肪，含钠盐低，其含有的丙醇二酸可以有效阻止食物中的糖类转换成脂肪，还能防止多余的脂肪堆积在体内。冬瓜皮和冬瓜子皆可食用。

**2. 荷叶**　荷叶具有消暑利湿、健脾升阳、散瘀止血的作用，适用于肥胖症痰湿内盛证。荷叶含有莲碱、荷叶碱、原荷叶碱、槲皮素、荷叶黄酮苷等多种成分，能有效降低高脂血症大鼠血清中总胆固醇，改善血液黏稠。荷叶总碱能明显抑制肥胖大鼠体重的增长，促进脂肪细胞代谢，减轻肥胖程度。服用荷叶后可以在人体肠壁上形成一层脂肪隔离膜，有效阻止脂肪吸收，从根本上减轻体重。荷叶可以煮粥食用，也可以代茶泡饮，减肥疗效显著。

**3. 山楂**　山楂具有消食化积、活血散瘀的作用，适用于肥胖症气滞血瘀、食积证。山楂醇浸膏能降低血清胆固醇及甘油三酯含量，并能明显增加血清中高密度脂蛋白胆固醇浓度，能使动脉粥样硬化兔血中卵磷脂比例升高，胆固醇和脂质在器官上的沉积降低。

**4. 玉米须**　玉米须能利水消肿、泄热、平肝利胆，主要用于湿盛型形体肥胖。西医学也证实了玉米须可以降低胆固醇的积蓄，可以增加氯化物排出，对各种原因引起的水肿都有一定疗效。

**5. 陈皮**　陈皮具有理气健脾、燥湿化痰的功效，适用于脾虚湿阻证或痰湿内盛证的肥胖之人。现代研究表明，陈皮中所含挥发油对消化道有缓和的刺激作用，有利于胃肠积气的排出。橙皮苷有降低实验性动物胆固醇的作用。

**6. 赤小豆**　赤小豆具有利水除湿、利水退黄、解毒排脓的功效，适用于肥胖症痰湿内盛证或胃热湿阻证。赤小豆可以促进脂肪在体内的代谢。赤小豆含淀粉、脂肪油、蛋白质、维生素（ABC）、植物皂素和铝、铜等矿物质。对防治冠心病和肾病、水肿均有一定的作用。含有较多的膳食纤维，具有良好的润肠通便、降血压、降血脂、调节血糖、解毒抗瘟、预防结石、健美减肥的作用。

**7. 薏苡仁**　薏苡仁可以清利湿热，健脾补肺，消肿排脓，适用于肥胖症脾虚湿阻证或痰湿内盛证。现代研究表明，薏苡仁有降血压、降血脂及降血糖作用。

**8. 茯苓**　茯苓具有利水渗湿、补脾益胃、宁心安神之效，适用于肥胖症脾虚湿阻证。茯苓有缓慢而持久的利尿作用，并有降血糖作用，是减肥之佳品。

**9. 绿豆**　绿豆具有清凉解毒、利尿明目的功效，适用于肥胖症湿热内蕴证。西医学研究证明，绿豆中含有一种球蛋白和多糖成分，能促进动物体内胆固醇在肝脏分解成胆酸，加速胆汁中胆盐排出和降低小肠对胆固醇的吸收。绿豆中的多糖成分还能增强血清脂蛋白酶的活性，使脂蛋白中三酰甘油水解，达到降低血脂和减肥的疗效。

**10. 黄瓜** 黄瓜肉、皮、根、藤、叶均有除热、利水、解毒、消暑止渴、减肥瘦身等功效，适用于湿热型形体肥胖。黄瓜含有丙醇二酸，可抑制糖类转化为脂肪，还含有细纤维素，可以促进肠道排泄和降低胆固醇。

**11. 玫瑰花** 玫瑰花有理气疏肝解郁、和血散瘀的功效，主要适用于肝郁脾虚型形体肥胖。玫瑰花含有挥发油、酯类、苯乙醇、橙花醇、有机酸、红色素、黄色素、胡萝卜素等几十种对人体有益的成分，富含锌、钾、钙、硒等多种微量元素。玫瑰油对大鼠有促进胆汁分泌的作用。

**12. 魔芋** 早在《本草图经》《本草纲目》等古书中就有记载，魔芋性寒、味平，入药可消肿祛毒，主治痈疮、肿毒等。魔芋热量极低，经现代药理试验证实，魔芋温浸液可以扩张末梢血管，降低血压，兴奋离体肠管，能抑制胆固醇的吸收，可预防心血管疾病，降低动脉粥样硬化。

### （三）肥胖症的中医辨证食疗

**1. 脾虚湿盛型** 症见：肥胖臃肿，脘腹痞闷，肢体困倦，劳累后明显，食少便溏，口干而不欲饮，神疲嗜卧，舌淡胖，边有齿痕，苔白或腻，脉濡缓。

（1）薏苡仁粥 薏苡仁 100g，粳米 100g。

先将薏苡仁与粳米用水浸泡，放入锅中加清水，烧开后转至小火熬煮，煮至米粒烂熟粥稠，具有健脾祛湿、利尿之功。

（2）莲子山药粥 莲子 50g，怀山药 250g，龙眼肉 50g，冰糖适量。

将莲子去皮留心，用榨汁机打浆，同怀山药、龙眼肉、冰糖一起煮成粥，每日早、晚各食一小碗，具有健运脾胃、化湿之功。

（3）茯苓饼 茯苓粉、米粉各等分，白糖、素油各适量。

将茯苓粉、米粉、白糖加水适量，调成糊状，置平锅内，用微火煎烙成饼状，经常食之，具有益胃补气、健脾消肿的功效。

（4）三皮饮 新鲜西瓜皮、新鲜冬瓜皮、新鲜黄瓜片各 20g。

水煮熟后加入少量盐服用，可达健脾祛湿、利水消肿的效果。

（5）三花减肥茶 玫瑰花 30g，茉莉花 30g，代代花 30g，川芎 30g，荷叶

30g。

功效：化浊降脂，轻身减肥，适用于痰湿内盛证肥胖症患者。

（6）*鲤鱼赤小豆汤*　鲤鱼1条，赤小豆150g。

先将赤小豆洗净，放入锅中，用水煮至半熟，将鲤鱼去掉鱼鳞和内脏，再放入锅中一同煮熟，具有利水消肿、健脾之功。

**2. 食滞胃脘型**　症见：形体肥胖，脘腹胀满，或消谷善饥，口干口苦，或便秘，或大便臭秽。舌红，苔黄腻，脉弦滑。

（1）*荷叶山楂减肥茶*　鲜荷叶5g，山楂5g，生薏苡仁3g。

沸水煮饮，具有消食导滞、降脂减肥之功效。

（2）*什锦乌龙粥*　生薏苡仁30g，赤小豆20g，冬瓜籽10g，粳米100g。

先将薏苡仁、赤小豆煮至八成熟后，加入冬瓜籽和粳米，一起熬至粥成，将纱布把干荷叶、乌龙茶包好后，放入粥中一起熬10分钟，取出纱布包即可食用，本品具有消食导滞、健脾和胃之功。

（3）*雪羹萝卜汤*　荸荠30g，白萝卜30，海蜇皮30g。

三者切碎块，文火煮1小时至三者均烂即可。功效：清热和胃，化痰利湿。用以清胃热、化痰，缓解因痰热引起的肥胖症。

（4）*山楂肉片*　山楂片100g，猪后腿肉200g，荸荠30g，鸡蛋清2个，淀粉15g，面粉15g，白糖120g，猪油15g，植物油500g。

将山楂片去核，按水煮提取法提取山楂浓缩汁100mL，将肉切成薄片。将蛋清、淀粉放入碗内，用筷子调成白糊，再加入面粉，和匀待用，荸荠切厚片。锅中加入植物油，烧至五成熟，将肉片逐片蘸糊下锅炸制，见肉片胀起呈黄白色时，起锅滤出油。再将锅放在火上，添水半勺，下入白糖，用勺炒搅。见糖汁浓时，下入山楂浓缩汁和猪油少许，用勺搅匀，随将荸荠片和肉片下锅多翻几次，见红汁包住肉片时，盛盘即可食用。功能：滋阴健脾，开胃消食，适用于食肉积滞而致胃脘饱满胀痛者。

另外，由于甘肥太过导致的食滞肥胖，症见脘腹饱胀，嗳腐吞酸，口味秽浊，舌苔腻等，可用山楂、大麦芽、莱菔子等药以和胃助消化，对于脘腹饱胀肥胖症的治疗效果明显，具有消除脂垢的作用。可直接购买焦三仙（焦山楂、焦神曲、焦麦芽）煮熟代茶饮，或者市售之山楂果、山楂糕，可随身携带，用来减肥服用方便。鲜莱菔可以生吃，也可炒熟食用，可谓是最简便的和胃消脂的食物。

**3. 气滞血瘀型** 症见：形体肥胖，胸胁胀满，胃脘痞胀，月经不调，失眠多梦，精神抑郁或烦急易怒，或伴有大便不畅，舌淡红或偏红，苔白或薄腻，脉弦细。

（1）降脂饮 枸杞子10g，何首乌15g，决明子15g，山楂15g，丹参20g。

上药共放砂锅中，加水适量，以文火煎煮，取汁约1500mL，作茶频饮，具有活血化瘀、轻身减肥的作用。

（2）黑豆红花煎 黑豆30g，红花6g，红糖60g。

（3）绞股蓝茶 绞股蓝20g，绿茶3g。

将绞股蓝、绿茶共入杯中，用沸水冲泡。绞股蓝性寒，味甘、苦，能祛痰、强壮身体、降血脂、增强机体免疫力、降血压、降血糖等。绿茶性寒，味苦，有清热、解毒、消暑之功，它含有茶氨酸、儿茶素，对防止肥胖、脑卒中和冠心病有一定作用。长期饮用本茶，可活血化瘀，清热降脂。

（4）菊楂决明饮 菊花3g，山楂15g，决明子15g。

菊花洗净，山楂洗净切片，决明子打碎，放入炖杯内，加水250mL，武火上烧沸后，用文火煎10分钟即成。每日数次，每次饮20g，具有疏肝化瘀、减肥之功。

（5）加味桃仁粥 桃仁10g，生地黄30g，肉桂末3g，粳米100g。

桃仁去皮尖，桂心研末。用地黄、桃仁、生姜及适量酒浸泡后，绞取汁。锅先加水，煮粳米成粥，下桃仁等汁，再煮沸，调入肉桂末即成，每日1次，空腹食用，具有活血祛瘀、滋阴清热的作用。

**4. 脾肾阳虚型** 症见：形体肥胖，神疲嗜卧，畏寒肢冷，自汗气喘，气短乏力，颜面水肿，夜尿频多，舌淡胖，苔薄白，脉沉细。

（1）肉桂减肥粥 肉桂10g，粳米50g。

将肉桂放入砂锅，加适量水，煎煮20分钟，去药渣，取药液下入粳米煮成粥。具有温阳行水的功效，适用于脾肾阳虚证肥胖症患者。

（2）胡桃小米粥 胡桃肉25g，小米50g，黑芝麻5g。

胡桃肉捣碎，和小米一起入砂锅煮烂，出锅加入炒香的黑芝麻，即可食用。具有温补肾阳、养血健脾之功效，可用于脾肾阳虚、气血亏虚之肥胖症。

（3）麻辣羊肉炒葱头　素油50g，羊肉丝200g，姜丝10g，葱头100g。

油放锅中烧热，加花椒、辣椒少许，炸焦后捞出，放入羊肉丝、姜丝、葱头，翻炒，加盐、醋、酱油、黄酒适量，熟透收汁即可。具有温阳化痰、祛湿减肥之功效，同时还能减轻阳虚症状。

（4）补肾壮阳虾酥　大对虾1对，黑芝麻50g。

对虾取肉为茸，加黄酒调味，置于面包托上，蘸黑芝麻炸成金黄。具有补肾阳、益精血的功效，适用于肾阳虚衰所致肥胖症的调养。

## 第四节　中医治疗肥胖症的相关循证研究

治疗肥胖，中医疗法操作简单，疗效确切，属于个体化治疗和多靶点治疗，不良反应甚微，因而备受关注，其临床研究也日益增多，为循证提供了不少数据。其中内治法以饮片及中成药为代表，外治法以针灸疗法为主，还包括穴位贴敷、穴位埋线等刺激经络穴位的中医理疗方法。本节先选取部分临床研究的成果，再介绍中医治疗肥胖症的临床研究总体现状。

### 一、临床研究

#### （一）中医内治法

**1. 中成药**　中成药是以中草药为原料，经制剂加工制成各种不同剂型的中药制品，具有方便携带、方便使用的特点。

肖昌玉用降脂活血片（竹节、三七、制何首乌、生山楂等11味中药）治疗肥胖症98例，以BMI下调0.5～1.0为有效标准，12个月后，总有效率为78.6%。

彭文静选取30例单纯性肥胖症儿童，在饮食及运动干预的基础上，予口服“菏泽颗粒”口服（根据患儿实际情况），1个月为1个疗程，3个疗程后进行评价。结果显示：治疗前后患儿BMI、体重、腰围、臀围、PBF（体脂百分率）、TC、TG、HDL-C、LDL-C比较，差异均有统计学意义（$P < 0.05$），并且治疗前后患儿倦怠乏力及肢体困重、尿少、纳差、脘腹胀满、水肿等症状的差异有统计学意义（$P < 0.05$）。

秦秀使用加味苍附导痰颗粒治疗儿童单纯性肥胖症，对照组给予基础治疗（包括饮食控制、运动及行为矫正），治疗组在同样强度基础治疗上口服加味苍附导痰颗粒，治疗12周后，治疗组总有效率（86.67%）高于对照组（70.00%）。结束3个月后随访反弹率，治疗组反弹率明显低于对照组。

周虹等认为肥胖症应以化湿法、祛痰法、利水法、通腑法、消导法、疏肝利胆法、健脾法和温阳法辨证论治，选用山楂、决明子、太子参、泽泻、荷叶、番泻叶组成排毒清脂胶囊，治疗单纯性肥胖症50例，并设对照组50例，用祁红减肥茶，代茶饮。疗程均为2个月。结果治疗组临床治愈1例（2%），显效20例（40%），有效23例（46%），总有效率88%。对照组总有效率60%。治疗组与对照组总有效率比较有显著差异（$P < 0.01$），但体重指数恢复正常率差异不明显。

刘锁超用减肥丸治疗肥胖症186例。药物组成：苍术、陈皮、泽泻、山楂各12g，茯苓、大腹皮各15g，车前子24g，香附9g，半夏、大黄各6g。30天为1个疗程，治疗2个疗程。治疗期间要求患者合理饮食。结果显效81例，有效92例，无效13例，有效率为93%，其中显效率达43.5%。治疗前患者体重平均为79.6kg，治疗后降至72.4kg，平均下降7.2kg；治疗期间连续观察体重变化，在服药20天内体重下降平均2.5kg，21～40天内体重下降平均2.7kg，41～60天内体重下降平均2kg。临床观察表明，本药还能明显降低TG和TC，升高HDL-C。与治疗前相比，有显著性差异（$P < 0.05$），且能明显改善或消除临床症状，不影响体力，无腹泻和厌食等副作用。

段云雁通过观察中药瘦体合剂结合运动饮食疗法治疗儿童单纯性肥胖症临床疗效，并通过动物实验研究观察初步探讨其作用机制，其中通过45例临床观察，发现治疗组近期显效5例，有效14例，无效4例，总有效率82.61%。对照组（笔者注：饮食与运动）近期显效2例，有效10例，无效10例，总有效率 54.55%。治疗组总有效率高于对照组总有效率（$P < 0.05$）。动物实验观察结果发现中药高剂量组、中药低剂量组及西药罗格列酮组大鼠体重均有所减轻，其中中药高剂量组和西药组大鼠体重降低更为显著，各治疗组间比较无显著性差异，提示各种疗法均可有效降低大鼠体重。各治疗组与对照组比较，血清瘦素、抵抗素浓度显著降低，血清脂联素水平有所提高，其中中药高剂量组和西药组对大鼠血清抵抗素浓度影响最为显著。中药瘦体合剂由武汉市儿童医院制剂室制备院内制剂，由苍术、茯苓、半夏、生山楂、荷叶、泽泻、决明子、生大黄等组成，本制剂根据儿童为稚阴稚阳之体的生理特点，针对肥胖儿童患者存在的气虚痰湿体质，加二陈汤加减化裁而成，以健脾化痰祛湿法而达到减低体重、改善脂代谢的功效。

秦冰亭等使用传统中成药滚痰丸治疗胃热湿阻型单纯性肥胖症，其中传统中成药滚痰丸临床疗效确切，其有效率与国际公认的减肥药芬氟拉明相似（$P > 0.05$），且远期疗效优于后者（$P < 0.01$），亦无明显副作用，观察中还发现滚痰丸有一定的降血脂、降血压作用。值得关注的是，临床观察中服滚痰丸的 65 例患者经治疗前后检测对比肝功能均无明显损害，只有部分患者有排便前轻度腹痛，排便后腹痛消失。而服用芬氟拉明的患者中有 12% 出现较重的头晕、嗜睡、乏力、眼压增高等副作用，其中有 3 人还因副反应严重而停药。说明中医药辨证论治肥胖症出现的不良反应更少。而传统成药滚痰丸（药物组成：煅礞石、熟大黄、黄芩、沉香），苦寒沉降，泻火逐痰，既可清泄脏腑亢盛之阳热，抑制胃纳亢进，又可攻逐机体痰积恶物，使其自肠道而下，达到减肥目的。

**2. 中药饮片**　中药饮片辨证论治，以达到个体化治疗的目的。赵华云等将 80 例肥胖型轻中度高血压患者随机分为治疗组和对照组各 40 例，治疗组在对照组基础上（缬沙坦 80mg，每日 1 次）配合半夏白术天麻汤，治疗 12 周后对比两组治疗前后中医证候积分、血压（SBP/DBP）、甘油三酯（TG）、总胆固醇（TC）、体重指数（BMI）、高密度脂蛋白（HDL-C）、低密度脂蛋白（LDL-C）。结果显示：对照组治疗前后比较，中医证候积分、SBP、DBP、FBG 显著降低（$P < 0.01$）；BMI、TG、TC、HDL-C、LDL-C 的差异无统计学意义（$P > 0.05$）；治疗组治疗前后比较，中医证候积分、SBP、DBP、BMI、TG、TC、HDL-C、LDL-C、FBG 的差异均具有统计学意义（$P < 0.01$）；治

疗后治疗组与对照组相比较，中医证候疗效、中医证候积分、BMI、TG、TC、LDL-C、FBG、SBP 显著下降（$P < 0.01$），DBP 显著下降（$P < 0.05$），HDL-C 显著上升（$P < 0.01$）。

林菁选择肥胖型 2 型糖尿病 146 例随机分组，对照组 73 例采用临床常规方法（饮食 + 胰岛素）治疗，治疗组 73 例在对照组疗基础上加用黄连解毒汤治疗，结果治疗组的有效率（95.89%）明显高于对照组（79.45%，$P < 0.05$）。

区洁新等用防风通圣散和补中益气汤合用治疗高血脂患者 98 例，连续给药 1 个月后，显效 + 有效总共 93 例，总有效率为 94.9%，得出结论：二方合用可有效降低患者体质量，改善患者血清胆固醇和甘油三酯水平。

范玉网将 80 名代谢综合征患者随机分为治疗组 40 人、对照组 40 人，对照组采取健康生活方式为基础的初级干预及以控制血糖、血压、血脂为基础的二级干预措施，治疗组在此基础上加以五苓散口服，12 周为期。结果：在降低腰围、体重、BMI 方面，组内差异均有统计学意义（$P < 0.01$ 或 $P < 0.05$）；治疗组腰围、体重、体重指数下降程度与对照组相比，差异具有统计学意义（$P$ 均$< 0.01$）。

刘舒婷等将 70 例肥胖型多囊卵巢综合征患者随机分为治疗组（补肾化瘀中药方）及对照组（二甲双胍），治疗 3 个月后比较 BMI、促黄体生成素（LH）、促卵泡激素（FSH）、睾酮（T）、空腹血糖（FPG）、空腹胰岛素（FINS）、副作用等方面的差异。结果：治疗前后组内比较，所有观察指标均明显改善（$P < 0.05$）；治疗后组间对比，治疗组 BMI、LH、FSH、T 指标均较对照组有统计学差异（$P < 0.05$）。

丁震环采用自拟健脾化浊汤治疗单纯性肥胖 47 例，以低脂、低糖的合理膳食和适当的运动，以及健康的生活习惯为对照组，在对照组的基础上予以健脾化浊汤（黄芪 30g，茯苓 15g，山楂 12g，白术 12g，桂枝 12g，大黄 9g，枸杞子 12g，水煎服）。治疗 4 周后对照组总有效率为 65.96%，而观察组总有效率可达到 85.11%，$P < 0.05$，两者存在显著性的差异，一方面证明结合合理饮食、运动可达到一定减重效果，而配合中药治疗疗效较前者更显著。

周一兰观察柴胡疏肝散配合针刺治疗肝郁脾虚型肥胖症患者 20 例，单纯针刺治疗 20 例作为对照组，治疗 4 周后两组的总有效率均在 80% 以上，治疗组的有效率为 90%，而对照组有效率为 80%，且在腰围、体重指数的改善程度上，柴胡疏肝散配合针刺均优于单纯针刺。

**3. 中医外治法**　韩燕萍等将 76 例血脂检查正常的脾虚湿阻型单纯性肥胖女性患者随机分为治疗组（针灸治疗）及对照组（不做治疗），4 周后观察两组体质量、BMI、腰围、臀围、腰臀比和中医症状积分的变化，结果显示：治疗组总有效率 88.89%，对照组总有效率 18.92%。而且，治疗组 BMI、体质量、臀围和脾虚湿阻中医症状积分明显降低，组内差异有统计学意义（$P < 0.05$）。

陈霞将 70 例脾虚湿阻型单纯性肥胖症患者随机分为电针配合阴阳调理灸组和常规电针组，隔日治疗 1 次，共治疗 2 个月。结果，两组治疗后腰围、臀围、体重、BMI、F% 均较前降低，差异有统计学意义（$P < 0.01$ 或 0.05）。

李苗苗将脾虚湿阻型单纯性肥胖患者 66 例随机分为两组，每组各 33 例，治疗组予穴位埋线，每 2 周治疗 1 次，连续治疗 8 周，对照组予电针治疗，每次治疗 20 分钟，连续治疗 8 周。结果：治疗后两组患者的肥胖度、体质量、体重指数、臀围、腰围、皮下脂肪厚度及脂肪百分率、中医证候积分均较治疗前明显下降（$P < 0.05$），在改善腰臀比方面，穴位埋线疗效更显著，对比电针组，差异具有统计学差异（$P < 0.05$），总有效率方面：治疗组总有效率为 93.5%，对照组总有效率为 90.3%，两组临床疗效差异无统计学意义（$P > 0.05$）。

邱晓岚等将 102 例单纯性肥胖症患者随机分为对照组和治疗组各 51 例，对照组给予耳针治疗，治疗组联合针灸治疗。结果显示治疗组治愈率 35.29%，总有效率 82.35%，分别优于对照组的 11.77%、62.75%。另外，各组在减轻体质量的同时，可减少腹腔内脏器脂肪含量及腹壁皮下脂肪含量。

梁静华等将 300 例肥胖型 IGT 患者随机分为治疗组和对照组：对照组予口服盐酸二甲双胍 0.25g，每日 3 次，治疗组予皮部埋针治疗，干预及随访 2 年。结果：两组患者 TC、TG、LDL–C 均较治疗前降低，HDL–C 较治疗前升高，差异具有统计学意义（均 $P < 0.05$）。

郭霞将 90 例单纯性肥胖症门诊患者随机分为治疗组和对照组，每组各 45 例，对照组予耳穴压豆治疗，治疗组予针灸治疗。结果：治疗前后组内相比，

TG、TC、LDL 水平降低，HDL 水平升高，差异具有统计学意义（$P < 0.05$），组间相比，治疗组体质量、腰围、腰臀比均明显提高，差异具有统计学意义（$P < 0.05$）。

施洁等将 120 例单纯性肥胖症患者随机分为治疗组（60 例）和对照组（60 例），对照组予健康宣教、控制饮食及运动疗法，治疗组在对照组基础上予以针灸治疗。治疗后两组甘油三酯（TG）、总胆固醇（TC）及低密度脂蛋白（LDL–C）均与治疗前相比显著下降（$P < 0.05$），而高密度脂蛋白（HDL–C）与治疗前相比显著升高（$P < 0.05$），组间对比，治疗组 TG、TC 及 LDL–C 与对照组相比显著下降（$P < 0.05$），而 HDL–C 与对照组相比显著升高（$P < 0.05$）。

李慧梅根据“调理脏腑，平衡阴阳”的治疗原则，采用推拿点穴治疗单纯性肥胖症 67 例，配合平衡的饮食和适当运动，通过推拿治疗改善内分泌代谢紊乱，具体方法：顺时针摩腹，拇指按揉（腹部任脉、胃经），拇指按揉中脘、双侧天枢、气海、关元，推拿腹部和带脉，拿揉上肢，拇指点足三里、丰隆、血海、三阴交等穴位，拇指按揉脾俞、肝俞、肾俞等后背相关背俞穴，对照运动疗法配合平衡饮食疗法，予每周进行 3 次治疗，治疗两个月以后观察治疗前后体质量、腰围、臀围、体脂百分率、体重指数（BMI）变化，其中治疗组的总有效率为 78.8%，而对照组仅为 29.4%，具有显著差异（$P < 0.05$），体质量、腰围、臀围、体脂百分比、BMI 与治疗前对比，具有明显变化（$P < 0.05$），而根据记录显示，经治疗后，一般患者体质量下降 6.8 ～ 13.8kg。

## 二、中医治疗肥胖症的临床研究文献评价

王济等以中国知网为文献来源，统计了自 1965 年至 2011 年 12 月 31 日收录的中医治疗肥胖文献共 1088 篇，从文献计量学的角度进行分析。结果显示：文献在 21 世纪以前数量很少，且研究内容多属于治疗经验、小样本的临床观察、回顾性病例对照研究。2000 年后，尤其是在 2008 年后文献数量快速增长。并且研究方法逐渐多样化，流行病学研究、病因学研究、文献学和方法学研究、基础研究逐渐增多。虽仍以临床研究为主（占 50% 左右），但对照研究比例逐

渐增多。据统计，报道单纯针灸、理疗治疗的文献 196 篇，辨证中药治疗的文献 268 篇，报道中医综合疗法（针灸、中药、运动、饮食等）的文献 84 篇。可见，中医治疗肥胖症，辨证论治的中医内治法是主要手段，其次是以针灸为代表的外治法。另外，综合疗法虽然文献不比前两者多，但综合治疗疗效优于前两者。除了临床研究，理论研究和文献综述也占很大比例，两类文献共 360 篇，占文献总数的 33.09%。而在少数的流行病学和病因学研究中，研究体质因素的论文共 40 篇。可见，近年来发展起来的中医体质学为肥胖症的病因学研究提供了一定的方法和思路。从被引用频次分析其影响力，大多数文献被引用次数较低或不被引用，被引用 5 次以上的文献仅占总文献数量的 12.13%。

王俊男等从文献计量学的角度分析了 2006 年 1 月～ 2017 年 9 月中国知网收录的关键词为“中医”并含“单纯性肥胖”的期刊及学位论文，剔除内容无关、重复等不符合标准的文献后，共得 161 篇文献。结果显示.2008 年以来，文章数量有较大增幅，此后虽有波动但保持相对较高水平，表明中医治疗单纯性肥胖症这一热点正逐渐为相关研究者所关注。

目前中医治疗肥胖症的文献存在两个特点：一是目前中医文献中的“肥胖”，很大一部分并不是指单纯性肥胖症，而是合并其他疾病，如糖尿病、高血压、多囊卵巢综合征等，虽然突出了中医疗法多靶点的优势，但是使得疗效评价存在一些干扰。二是即使在单纯性肥胖症的治疗中，疗效评价也存在很大的差异，如果不能寻找到一个全面、权威、适用的疗效标准，就不能够最大程度避免偏倚，提高统计学检验的有效性。

金熠婷等以万方数据库、维普数据库、中文科技期刊全文数据库、中医药在线数据库，以及中国生物医学文献数据库为检索数据库，检索从建库到 2017 年 12 月各数据库收录的中医治疗单纯性肥胖症的临床研究文献，分析中医治疗单纯性肥胖症随机对照试验疗效标准使用现状。结果显示：1997 年全国第五届肥胖病研究学术会议和 1987 年全国首届肥胖病研究学术会议制订的疗效标准，以及自拟疗效标准采用率较高，应用广泛，高质量随机对照试验文献采纳第五届肥胖病研究学术会议上制订的疗效标准数目最多，推出该疗效标准可能更具有参考和采纳价值。

肥胖问题日益严重，中医治疗肥胖症逐渐为临床医家所重视，相关临床研究也日渐增多，在一定程度上能说明中医治疗肥胖症的确切疗效及其多靶点、个体化治疗、改善生命质量的独特优势。然而其文献质量相对较低，疗效评价标准较为混乱，是当前的两大主要问题。不过，这两大主要问题正向着好的方向发展，相信未来会出现更多的高质量临床研究，能更深入、更有说服力彰显中医药治疗肥胖症的优势。

## 第五节　西医治疗肥胖症的指南变革

近年来，随着肥胖症发病率的不断攀升，人们对肥胖症的认识不断加深，各国也不断颁布指南来指导临床实践。指南包括 1998 年美国《成人超重和肥胖指导、评估与治疗临床指南》（以下简称《1998 年成人指南》）；2013 年美国心脏协会（AHA）、美国心脏病学院（ACC）、美国肥胖学会（TOS）联合发布的《2013 AHA/ACC/TOS 成人超重和肥胖管理指南》（以下简称《2013 版联合指南》）；2013 年 AACE、TOS、美国代谢与肥胖手术协会（ASMBS）等联合更新的《减肥手术患者围手术期营养、代谢和非手术支持临床实践指南》（以下简称《2013 版代谢手术指南》）；2014 年美国临床内分泌协会（AACE）与美国内分泌学院（ACE）发布的《2014 年关于肥胖作为慢性疾病的新诊断框架的立场声明》（以下简称《2014 年立场声明》；2014 年欧洲肥胖研究协会（EASO）发布的《成人肥胖多学科管理的 EASO 立场声明》（以下简称《EASO 立场声明》）；2015 年美国内分泌学会（TES）发布的《肥胖的药物管理：美国内分泌学会临床实践指南》（以下简称《肥胖药物治疗指南》）；2016 年美国内分泌医师协会《2016 AACE/ACE 肥胖指南》；2019 年《欧洲实践指南：初级医疗中成年人肥胖的管理》（以下简称《2019 实践指南》）。

老年人和儿童青少年是两个特殊的群体，老年人基础病多，儿童青少年处于青春发育期，有着相对独立的特点，故而也有针对儿童青少年和老年人的指南。专门针对老年肥胖症的指南主要有 2012 年荷兰发布的《老年人肥胖的患病率、病理生理、健康后果和治疗选择》（以下简称《2012 版老年人肥胖管理指南》)。

儿童与青少年超重和肥胖的指南包括：2007年，我国国家卫生和计划生育委员会疾病预防控制司发布了《中国学龄儿童少年超重和肥胖预防与控制指南》；2013年，澳大利亚国家健康与医学研究理事会提出了《澳大利亚成人、青少年及儿童超重和肥胖管理》；2014年，英国国家健与临床卓越研究所对体格测量、超重肥胖标准、评估生活方式干预（身体活动、饮食行为、膳食质量）、行为干预、身体活动、膳食、药物、手术方面提出了建议；2015年，加拿大预防保健工作组发布了《儿童和年轻人在初级医疗中超重和肥胖预防和管理以及生长发育监测的建议》；2016年世界卫生组织发布了《终止儿童肥胖委员会的报告》；2017年，欧洲内分泌学会和儿童内分泌学会编制了《儿童肥胖的评估、治疗和预防》；2019年中国医师协会外科医师分会肥胖和糖尿病外科医师委员会发布了《中国儿童和青少年肥胖症外科治疗指南（2019版）》。

肥胖症相关指南的不断发表和更新变革，标志着人们已经认识到肥胖症对于人类健康是一个亟待解决和干预的问题，笔者将从对肥胖症的认识、诊断和治疗策略，以及儿童青少年肥胖症处理等方面进行综合概述。

**（一）对肥胖症的认识**

肥胖症在很长时间内被认为是一种病理生理状态，直到近十余年，研究发现肥胖可诱发多种疾病的发生发展和全因死亡率的增加，导致预期寿命减少6～20年。《2014年立场声明》强调肥胖症是一种由遗传和环境共同作用导致的慢性病，这种病理生理过程可导致脂肪组织增加，最终使死亡率上升。同时，该声明还首次依据肥胖症的并发症情况，建立了新的诊断性定义，从而将人体参数（BMI等）与体重增加对个人健康的影响程度相关联，即根据BMI和并发症的评估将肥胖症分为三个阶段，针对不同的阶段制订相应的管理策略。该声明中专门详细列出一张肥胖合并症评估表格作为临床操作参考。直到2016年美国内分泌医师协会《2016 AACE/ACE肥胖指南》才将肥胖定义为一种疾病。肥胖可显著增加2型糖尿病、高血压、血脂异常、心血管疾病等多种疾病的风险，造成巨大的疾病负担，已成为国际上最严重的公共卫生问题之一。

（二）肥胖症的诊断

《1998 年成人指南》根据体重指数（body mass index，BMI）定义了超重和肥胖，即 BMI：25.0 ～ 29.9kg/m² 为超重，＞ 30.0kg/m² 为肥胖。该定义沿用至今，但是在不断丰富，从多个维度确保肥胖诊断的科学性。《2013 版联合指南》和之后的指南都继续沿用了 BMI 作为快速简易的筛查指标来识别需减重人群，也建议将腰围作为 2 型糖尿病、心血管疾病及全因死亡率的风险指标，但是由于缺乏确切证据和关于超重及肥胖的腰围切点研究，指南未将腰围作为评估超重及肥胖的指标单独列出。《2014 年立场声明》则提出在某些种族或疾病（如代谢综合征）的人群中，腰围值会影响减重效益，但是同样没有足够的证据将其列为诊断标准，只能作为专家建议。2014 年，美国临床内分泌医师学会（AACE）联合美国内分泌学会（ACE）提出了肥胖管理的新框架，凸显了肥胖相关并发症的重要性，并根据是否合并并发症对肥胖严重程度进行分级，改进了单纯应用 BMI 作为肥胖评估标准的局限性。而《2016 AACE/ACE 肥胖指南》首次将慢性疾病的诊治分级概念引入到肥胖症的诊疗框架中，意在强调肥胖症的严重性及规范治疗的必要性。

老年人和儿童青少年是两个特殊的群体，相关的多篇系统综述认为老年人界定死亡风险的 BMI 值高于成人（即＞ 30kg/m²），但由于无统一结论，诊断老年肥胖症的 BMI 标准仍暂时与成人相同。对于青少年，美国《2007 年儿童青少年肥胖管理指南》推荐以 BMI 大于同龄人第 85 百分位为超重，大于第 95 百分位或者 BMI ≥ 30kg/m² 为肥胖。对于 2 岁以下儿童，因为缺乏 BMI 的标准数据，则推荐将身高体重比值大于第 95 百分位定为超重。此外，该指南还提出了儿童严重肥胖的概念，即 BMI 大于第 99 百分位的人群，这些儿童各类代谢性及心血管疾病的发生率都要高于一般儿童，也更需要关注和治疗。目前指南基本沿用这个标准。

（三）肥胖症的治疗策略

**1. 生活方式综合治疗策略** 近年来，几乎所有的肥胖相关指南均强调综合性生活方式干预是肥胖症治疗中最为重要的基石，药物治疗和手术治疗都必须在生活方式干预的基础上才能取得较为满意的疗效。综合性生活方式干预的操作性定义是参加饮食、运动及行为治疗中的 2 项及以上，频度可针对不同治疗对象的特点分为由低到高。

《2013 版联合指南》中关于生活方式的建议包括适当纠正不良行为、低热量膳食、增加体力活动。包括制订有序的行为改变计划，如膳食、体力活动及体质量的自我监测和监督。尽管临床有多种膳食模式可供选择，但尚无证据证实哪种模式独具优势，指南推荐低热量膳食，与常规干预措施相比，综合干预的短期、中期及长期减重效果均更好。一般推荐肥胖患者参加 6 个月以上的综合性生活方式干预计划，并保证干预的频度足够高。值得注意的是，与专业减肥指导者面对面的干预效果要优于电话或邮件提醒等方式。

《2019 实践指南》结合欧洲的社区卫生服务体系，从医患沟通、医疗评估和减重治疗三方面为全科医生进行了指导。该指南重点强调了与肥胖患者的沟通、避免歧视和动机性访谈（motivation interviewing，MI）的重要性。此外，指南指出医生应关注患者的心理健康，如提高自尊、身体形象和生活质量。该指南亮点是对 MI 的重视，因为肥胖作为一种慢性疾病，与生活方式密切相关，自我管理是减重治疗成败的关键，治疗动机是肥胖患者自我管理最重要的影响因素之一，也是决定减重治疗成功与否，以及复胖风险的决定因素之一（即坚持治疗）。MI 是一种非常有效的沟通技巧，其是一种非评判性的、协作式的讨论方式，能够增强患者自身的动机，并刺激其参与行为的改变。研究发现，进行了 MI 的患者拥有更健康的生活方式（饮食、运动），情绪更稳定，体重指数（BMI）下降更明显。

对于青少年，综合性生活方式的干预尤为重要。儿童肥胖症的预防和治疗分为四个阶段。根据患儿的年龄和肥胖程度选择起始治疗阶段，若治疗无效则进行更高强度的阶段治疗。前三阶段以饮食、运动和行为干预为主，强度逐渐递进。仅 6 ～ 18 岁严重肥胖（第 99 百分位以上）儿童及 12 ～ 18 岁 BMI 在第 95 百分位以上可进行第四阶段，即药物、手术治疗等。

综合性生活方式的干预也是对老年肥胖症最主要的干预手段。饮食方面除了每天限制能量摄入低于需要值 500kcal，还要补充足够的高品质蛋白（1.0g/kg）、钙（1000mg/d）、维生素 D（10 ～ 20μg/d）、多种维生素和矿物质。考虑到老年人本身的身体营养情况，一般不宜进行极低热量饮食或者低热量液体饮食的疗法。饮食干预的同时，应合理进行运动和行为治疗。从目前的循证医学证据看，只要在合理的指导下，运动对于老年人利大于弊。一般推荐适量强度的多元化运动，即注重力量、耐力、平衡和灵活性等各方面。

**2. 药物治疗** 长期以来对肥胖症的干预缺乏有效而安全的药物，部分有效药物（如西布曲明）还由于在临床应用中发现严重的不良反应而退市。因此，药物治疗一直是肥胖干预的瓶颈之一，因而备受关注。直至 2015 年，美国内分泌学会（TES）发布了《肥胖药物治疗指南》，使得肥胖药物治疗更加规范。

目前美国食品药品监督管理局批准共 8 种减重药物，具体后面章节有详细阐述。各版指南中也分别针对不同的肥胖分级和并发症的情况给予了相应推荐。如对于几种特殊类型的肥胖患者，2015 年《肥胖药物治疗指南》分别给予了推荐意见：①未加控制的高血压或者有冠心病病史患者，应避免使用拟交感药物芬特明和安非拉酮。② 2 型糖尿病的超重或肥胖患者，除了一线药物二甲双胍，推荐其他有减重作用的降糖药物，如胰高血糖素样肽 –1 类似物或 SGLT–2 抑制剂。③心血管疾病的患者，推荐用非交感类似药物，如氯卡色林或奥利司他。

对儿童来说，药物并不是治疗肥胖症的主要手段：美国食品药品监督管理局仅批准了奥利司他给 12 岁以上儿童使用，且只针对阶段四的患者。

对老年人来说，因为目前批准的治疗肥胖症的药物并无在老年人中使用的研究数据，因此，需小心观察，尽量避免使用。

**3. 手术治疗** 《2013 版联合指南》建议 BMI ≥ 40kg/m$^2$ 或≥ 35kg/m$^2$ 且有肥胖合并症、有减肥意愿、行为治疗联合或不联合药物治疗，未达到目标体质量者，外科手术可能有效，需进行外科评估，但应该充分考虑患者相关因素（如年龄、肥胖程度、肥胖相关并发症、行为与社会心理因素、患者对风险的耐受性等），手术相关危险因素，短期、中长期并发症等。

鉴于手术治疗肥胖症越来越多的循证医学证据，《2016 AACE/ACE 肥胖指南》较既往指南相比，对手术指征有所放宽。对于 BMI 30.0 ～ 34.9kg/m$^2$ 合并糖尿病或多发性硬化症者，有手术意愿的也可考虑行外科手术治疗。对于 BMI ≥ 40kg/m$^2$，无其他合并情况的患者，适合行肥胖外科手术治疗；BMI ≥ 35kg/m$^2$ 同时有 1 个或更多肥胖相关并发症的患者（如 2 型糖尿病、高血压、阻塞性睡眠呼吸暂停、肥胖低通气综合征、非酒精性脂肪性肝病、胃食管疾病、非酒精性脂肪性肝炎、哮喘、静脉淤血性疾病、严重的尿失禁、退行性关节炎等）有肥胖外科手术治疗指征。

对于儿童青少年肥胖症患者的手术治疗指征更加严格。2017年，欧洲内分泌学会和儿童内分泌学会编制的《儿童肥胖的评估、治疗和预防》指出，只有对以下几种情况才考虑手术：①患者青春发育已经达到Tanner 4/5期，身高已经达到或接近成人身高，且BMI > 40kg/m$^2$伴轻度并发症（高血压、血脂异常、中度骨科并发症、轻度睡眠呼吸暂停、非酒精性脂肪性肝炎、继发于肥胖的重度心理困扰），或BMI > 35kg/m$^2$伴显著的并发症（中重度睡眠呼吸暂停、2型糖尿病、假性脑瘤、骨科并发症、非酒精性脂肪性肝炎伴晚期纤维化）。②尽管经过正规方案改变生活方式，使用或未使用药物治疗，极度肥胖和并发症仍持续存在。③心理评估确认家庭单元的稳定性和能力（可能存在肥胖致生活质量受损而造成的心理压力，但患者并没有潜在的未经治疗的精神疾病）。④患者有坚持健康饮食和活动习惯的能力。⑤应在能提供必要护理基础设施的儿童减肥手术中心，由经验丰富的外科医生进行手术，中心还应包括一个能够长期随访患者及其家庭代谢和心理社会需求的团队。指南反对对以下人群进行手术治疗：处于青春期前的儿童；孕妇或哺乳期的女性青年（及计划在术后两年内怀孕的女性青年）；未养成健康饮食和运动习惯的患者；有未解决的物质滥用、饮食失调、未经治疗的精神障碍问题的患者。

《中国儿童和青少年肥胖症外科治疗指南（2019版）》与2017年《儿童肥胖的评估、治疗和预防》相比，主要是BMI的切点不同，在手术适应证的第一条指出BMI > 32.5kg/m$^2$且伴有至少两种肥胖相关的器质性合并症，或者BMI > 37.5kg/m$^2$伴有至少1种肥胖相关合并症（如阻塞性睡眠呼吸暂停综合征、2型糖尿病、非酒精性脂肪性肝炎、高血压、血脂异常、体重相关性关节病、胃食管反流和严重心理障碍）。其他适应证和禁忌证基本一致。

**4. 儿童青少年肥胖指南变革要点**　2007年，我国国家卫生和计划生育委员会疾病预防控制司发布了《中国学龄儿童少年超重和肥胖预防与控制指南》。指南中提出了我国儿童肥胖的评价和分类，肥胖症的干预措施和特殊人群的处理等。强调必须坚持预防为主，从儿童、青少年开始，从预防超重入手，并须终生坚持，采取综合措施预防和控制肥胖症，积极改变人们的生活方式的干预原则，具体包括改变膳食、增加身体活动、矫正引起过度进食或活动不足的行为和习惯；鼓励摄入低能量、低脂肪、适量蛋白质和碳水化合物，富含微量元素和维生素的膳食；控制膳食与增加运动相结合，以克服因单纯减少膳食能量所产生的不利作用等。指南还对一般人群、高危人群和肥胖症，以及伴有并发症的患者分别制订了干预策略和措施。在高危个体的处理上，包括合理安排饮食、加强身体活动和锻炼、行为疗法、药物治疗、外科手术治疗等措施。

2013 年，澳大利亚国家健康与医学研究理事会提出了《澳大利亚成人、青少年及儿童超重和肥胖管理》。此指南对测量与评估、生活方式和其他、营养、身体活动、管理所需资源等五个方面提出了建议。同年，美国临床工作促进协会针对儿童出生至 17 岁肥胖的预防、诊断和管理提出了建议，建议涵盖预防、筛查和诊断、并发症评估、改变准备、营养、身体活动和行为管理等七个方面。预防方面建议包括肥胖预防的信息应该面向所有家庭，并在儿童出生时就开始提供；每年都应该对膳食、身体活动和静坐行为进行评估，并被用于为每个家庭提供适当的信息；临床医生建议孩子们每天进行最少 60 分钟的适度运动；临床医生应该为儿童及其家庭提供以下咨询：含糖饮料消耗限制，足量蔬菜水果摄入，每日规律早餐，一起进餐，减少外出用餐，调整餐份大小，两岁以下儿童避免看电视，每天看电视或视频时间少于两小时。临床医生为儿科患者及其家庭提供餐份大小的建议，临床医生在儿科患者及其家庭中促进奶和奶制品的饮用，临床医生在儿科患者及其家庭中促进高膳食纤维膳食的摄入。并发症评估建议包括：临床医生应该在一级和二级亲属中获取肥胖和 2 型糖尿病，以及心血管疾病的家族史，以评估与患者的体重状况相关的当前和将来并发症的风险；临床医生应进行系统和体格检查的重点审查，以确定潜在的体重相关并发症；临床医生应根据年龄、BMI、体质和历史结果来获得实验室和放射学评估。

2014 年，英国国家健康与临床卓越研究所对体格测量、超重肥胖标准、评估生活方式干预（身体活动、饮食行为、膳食质量）、行为干预、身体活动、膳食、药物、手术方面提出了建议。该指南较以往更加强调了家庭参与管理的重要性，并提出对于不满 12 岁的儿童，常规不推荐应用药物治疗，除非特殊情况下（如已经存在严重并发症），由专业的儿科机构开具相关处方。对于 12 岁以上的儿童，仅在有身体合并症（如骨科问题或睡眠呼吸暂停）或严重的心理并发症存在时，推荐应用奥利司他，全程应当由专业儿科机构中对该年龄段有丰富处方经验的多学科小组进行药物监测、心理支持、饮食运动及行为干预等。儿童应用奥利司他的推荐疗程为 6 ～ 12 个月，应当规律随访以评估其疗效、副作用，以及治疗依从性。手术方面，除非在极例外的情况下，且患儿已经或者即将达到生理成熟的前提下，否则不推荐手术治疗作为儿童的常规体重干预手段，术后需要至少 2 年的护理随访，包括营养摄入的监测（包括蛋白质、维生素）和矿物质的缺乏、对合并症的监测、药物回顾、饮食和营养评估建议和支持、身体活动建议和支持、个体化心理支持等。

2015 年，加拿大预防保健工作组发布了《儿童和年轻人在初级医疗中超重和肥胖预防和管理以及生长发育监测的建议》。2016 年世界卫生组织发布了《终止儿童肥胖委员会的报告》。2017 年，欧洲内分泌学会和儿童内分泌学会编制了《儿童肥胖的评估、治疗和预防》，与既往指南相比，该指南参考了大量新的肥胖相关研究文献，在遗传性肥胖综合征方面的数据更新最为显著，并更新了肥胖流行病学数据，提供了应用实验室数据进行肥胖并发症诊断和管理的指导，尤其强调了避免对大部分患儿进行内分泌病因及胰岛素水平筛查。在肥胖预防方面，新的研究仍支持生活方式改变是最重要的预防方式，但弱化了母乳喂养在肥胖预防中的作用。治疗上，生活方式改变是所有治疗的基石，青少年儿童可用的药物十分有限，减重手术相关研究数据越来越多，可显著改善患儿代谢指标，但应严格掌握适应证，并有完善的治疗随访团队。

综上所述，随着儿童和青少年超重及肥胖症发病率的攀升，各相关组织和国家认识到了儿童和青少年超重肥胖问题的严峻性，制订了一系列儿童和青少年肥胖防控指南。几乎所有相关指南都是基于 GRADE 的方法评价证据质量，均采用世界卫生组织生长曲线图进行评估，强调了初级保健工作者对儿童进行体格测量和监测的重要性，并建议对肥胖儿童进行膳食和身体活动教育与咨询，近几年发布的指南也提出了关于母乳喂养和继续喂养的建议。

## 第六节　西医治疗肥胖症的进展

2013年6月，美国医学会协会（American Medical Association，AMA）第一次正式宣称肥胖为一种疾病，需要医学干预措施来预防和治疗。因为超重和肥胖同时是多种疾病的危险因素，包括心脑血管疾病（冠心病、高血压、血脂异常、脑卒中）、2型糖尿病、肌肉骨骼疾病（骨关节炎等）、消化系统疾病（胆囊疾病）、睡眠呼吸暂停或呼吸障碍及某些癌症（子宫内膜癌、乳腺癌、结肠癌）等。

肥胖症的治疗，主要是根据超重的严重程度、相关的慢性共患病和功能性限制的情况而定。目前主要治疗方法有生活方式干预、药物治疗和减重手术，其中生活方式的干预是目前推荐的一线治疗方案。《中国成人超重和肥胖症预防控制指南》指出，当生活方式干预无效，即不能使体重减轻5%，BMI指数仍大于28kg/m$^2$时，推荐其进行药物治疗。超重且伴有一种并发症（心血管疾病、高血压、2型糖尿病等）的患者，经生活干预无效，也推荐其进行药物治疗。对亚洲人群，当BMI≥32.5kg/m$^2$，则推荐其进行外科手术治疗。

### 一、生活方式干预

对于体重管理，考虑到费用和并发症风险问题，首选改变饮食行为和体力活动的生活方式干预。超重和肥胖患者的目标是通过达到并保持中度减重来改善健康和生活质量。

尽管各种节食方案中的营养素非常不同，包括随意饮食（通过限制或消除特定食物群，或供应处方食物达到低热量摄入），但只要能够降低能量的摄入都可减轻体重。同时，还应该考虑其潜在的对肥胖相关并发症（如2型糖尿病和高血压）管理的影响。目前常用的节食方案有地中海饮食、低碳水化合物饮食、高蛋白质饮食、低热量饮食、轻断食等方案。

其中地中海饮食是目前公认的健康饮食之一，地中海饮食是在意大利和希腊等国家吃的传统膳食结构。其特点是“地中海饮食”的特点，包括富含植物性食物，如水果、蔬菜、全谷物、豆类和坚果等；食物以新鲜低加工食品为主；以橄榄油为主要的食用油，烹调时常用适量的香辛料和大蒜；每周至少吃2～3次鱼和海鲜；每周食用适量奶酪和酸奶、鸡蛋和禽肉；以新鲜水果作为典型的餐后食品，很少吃甜食；每月只食用几次红肉；大部分成年人有饮用红酒的习惯。

低碳水化合物饮食是以碳水化合物占10%～25%，蛋白质30%～35%，脂肪50%～55%的膳食结构。可以有效控制血糖，减少胰岛素分泌，已经被证明可以提高胰岛素敏感性，改善胰岛素抵抗，从而降低各种代谢性疾病的风险。

高蛋白饮食是以提高膳食中的蛋白质，即可增加食物的饱腹感，抑制食欲，从而减低食物摄入，以消耗相比等量碳水化合物和脂肪更多的能量，达到减少脂肪，同时保持瘦身减重的目的。

低热量饮食又称为限制能量平衡饮食，是在保证基本营养需求及正常的营养素供能比例上，维持原有的能量消耗，通过限制能量摄入，形成能量亏空，促进脂肪的氧化分解，从而减轻体重。

轻断食是以5 ∶ 2的模式，即一周5天内正常热量摄入，其他非连续两天摄取日常1/4的热量，并将当天的进食时间控制在8小时以内，保证16小时的短视状态，可以使身体迅速进入脂肪供能模式，最终可以达到减轻体重的目的。

但美国《2013 AHA/ACC/TOS成人超重和肥胖管理指南》中指出，如果患者接受6个月内≥14次访视的高强度行为咨询，由一名训练有素的干预治疗师开展综合性项目，包括低热量饮食（通常为女性每天1200～1500kcal，男性每天1500～1800kcal），同时根据患者的喜好和健康状态，结合大量的营养素，每周≥150分钟的有氧运动，还有行为疗法，如每天监测、记录、设定目标、及时反馈等。经过以上生活方式干预，平均可以减重5%～8%，60%～65%患者的体重比原来减轻≥5%。例如，在Look AHEAD研究中，68%参与者的体重减轻幅度达到初始体重的至少5%，37%参与者的体重减轻幅度达到至少10%。除此之外，其他大型的研究，如糖尿病预防项目（diabetes prevention program，DPP 试验），以及 Teixeira 等报道的试验都有相似的结果。Khera 等对生活方式干预和目前用于长期体重管理的五种药物进行了荟萃分析，分析治疗 1年后体重减轻幅度达到初始体重至少 15% 的参与者百分比，结果 Look AHEAD研究是 16%、DPP 试验 11%、利拉鲁肽 14%、芬特明 - 托吡酯 32%、纳曲酮 - 安非他酮 14%。

在生活方式干预中，行为疗法是治疗的核心，可以为患者提供合适的饮食和活动建议。在这些建议中，最重要的是常规记录食物摄入、体力活动和体重。患者每周与训练有素的干预治疗师一起回顾他们的进步，治疗师为患者提供鼓励、目标设置，以及解决问题的指导。也可通过智能手机应用、活动计数器和连接移动电话的量表等方式促进这项任务的完成。研究显示，通过电话提供的生活方式干预与现场咨询的减重效果大致相同，而且基于网络的干预比现场咨询的可及性和便捷度更高，费用也更低。

在生活方式干预的治疗中，经常会遇到一个瓶颈，就是医师们在营养和活动咨询方面接受的训练极少，仅仅只能为患者提供饮食和活动调整的建议，但却无法经常提供高强度行为咨询，产生的减重效果甚微，这会使医师和患者同时感到灰心。因此，推荐患者接受高强度社区干预是一种重要的方法。

生活方式干预的另外一个重要问题就是体重的反弹。患者在接受生活方式干预的体重管理过程中，可能控制得很好，但是并不可能进行长期的咨询，所以，在完成项目后，由于失去原有的管理干涉，很多会出现体重反弹。解决这一难题最有效的方法，还是建议继续参加每隔一周或者每个月的项目，只有新的生活方式成为患者的常态，才可能达到长期获益的目的。

## 二、药物治疗

《中国成人超重和肥胖症预防控制指南》指出，当生活方式干预无效，即不能使体重减轻 5%，BMI 指数仍大于 28kg/m$^2$ 时，推荐其进行药物治疗。药物治疗联合生活方式干预会产生额外的减重效果，所以应该一起使用。药物治疗联合生活方式干预在促进维持减重方面也可能有益。

肥胖症是一种古老的疾病，最早人们利用天然的食物植物的混合物，如大黄、醋、肉桂、姜、芦荟等，通过催吐和导泻的方式进行减肥。19 世纪末科学家开始利用药物治疗肥胖。药物作用机制可分为三大类：食欲抑制剂（如安非他命）、脂肪酶抑制剂（如奥利司他）、增加机体产热和耗能的药物（如甲状腺激素类药物和二硝基酚），但是有很多药物因为安全性的问题，目前已经退市，见表 5–1。

**表 5–1　已被退市或不再用于治疗肥胖的药物**

| 使用时间 | 药物 | 机制 | 不良反应 | 退市时间 |
| --- | --- | --- | --- | --- |
| 1892 年 | 甲状腺激素 | 代谢刺激剂 | 心脏副作用，甲亢 | 不明 |
| 1933 年 | 二硝基酚 | 代谢刺激剂 | 白内障 | 1938 年 |
| 1937 年 | 安非他命 | 肾上腺素能食欲抑制剂 | 成瘾性 | 不明 |
| 1973 年 | 芬氟拉明 | 5–HT 食欲抑制剂 | 心脏瓣膜损伤、原发性肺动脉高压 | 1997 年 9 月 |
| 不明 | 麻黄碱 | 肾上腺素能食欲抑制剂 | 心脑血管意外、猝死 | 2004 年 |
| 1980 年 | 盐酸苯丙醇胺 | 肾上腺素能食欲抑制剂 | 出血性/缺血性卒中、心肌梗死、高血压危象 | 2000 年 |
| 1996 年 | 右芬氟拉明 | 5–HT 食欲抑制剂 | 心脏瓣膜损伤、原发性肺动脉高压 | 1997 年 9 月 |
| 1996 年 | 芬氟拉明/芬特明 | 促 5–HT、NE 的释放，抑制其重吸收 | 心脏瓣膜损伤 | 1997 年 9 月 |
| 1997 年 | 西布曲明 | 单胺重摄取抑制剂 | 心血管风险 | 2010 年 |
| 2006 年 | 利莫那班 | 大麻素受体 CBI 拮抗剂 | 焦虑、抑郁、自杀倾向 | 2008 年 10 月 |

美国食品药品监督管理局把减肥药分为长期和短期使用药物，目前主要有 9 种，5 种长期使用和 4 种短期使用，具体见表 5–2 和表 5–3。

表 5–2 美国食品药品监督管理局批准用于长期治疗肥胖的药物

| 药品通用名 | 主要作用机制 | 批准时间 | 剂量 |
| --- | --- | --- | --- |
| 奥利司他 | 胰腺和胃肠道脂肪酶抑制剂：导致脂肪吸收不良，从而减少能量摄入 | 1999 年<br>2007 年 | 餐前 120mg，每日 3 次<br>餐前 60mg，每日 3 次 |
| 氯卡色林 | 选择性 $5-HT_{2C}$ 受体激动剂：增强饱腹感以减少食物摄入 | 2012 年 6 月 | 10mg/ 次，每日 2 次 |
| 芬特明－托吡酯复方片制剂 | 去甲肾上腺素释放剂 /GABA 受体调节剂：降低食欲以减少食物摄入 | 2012 年 7 月 | 3.75mg/23mg，每日 1 次，起始剂量；<br>7.5mg/46mg，每日 1 次，推荐剂量；<br>15mg/92mg，每日 1 次，最大剂量 |
| 纳曲酮－安非他酮复方制剂 | 多巴胺和去甲肾上腺素再摄取抑制剂 / 阿片拮抗剂：作用于中枢神经系统通路以减少食物摄入 | 2014 年 9 月 | 2 片 / 次，每天 2 次 |
| 利拉鲁肽 | 胰高血糖素样肽 –1 受体激动剂：延缓胃排空以减少食物摄入 | 2014 年 12 月 | 3.0mg/ 次，每天 1 次 |

表 5–3 美国食品药品监督管理局批准用于短期治疗肥胖的药物

| 通用名 | 批准时间 | 剂量 | 作用机制 | 不良反应 |
| --- | --- | --- | --- | --- |
| 芬特明 | 1959 | 30～37.5mg/ 次，每日 1 次 | 肾上腺素能食欲抑制剂 | 血压升高、心悸、心动过缓、心肌缺血、头痛、失眠、焦虑、多动、眩晕、欣快、精神异常口干、味觉异常、腹泻、便秘 |
| 安非拉酮 | 1959 | 75mg/ 次，每日 1 次 | 肾上腺素能食欲抑制剂 | 同上 |
| 苄非他明 | 1960 | 25 ～ 50mg/ 次，每日 2 次 | 肾上腺素能食欲抑制剂 | 同上 |
| 苯二甲马啉 | 1959 | 17.5 ～ 70mg/ 次，每日 2 次；105mg/ 次，每日 1 次 | 肾上腺素能食欲抑制剂 | 同上 |

### （一）美国食品药品监督管理局批准长期治疗肥胖的药物

奥利司他（orlistat）是长期治疗肥胖药物中的代表性药物，它是一种强效、选择性强、长效、可逆的胃肠道脂肪酶抑制剂，是由链霉素生成的天然的脂肪酶抑制剂奥利司他合成的衍生物，能够抑制胰腺、胃肠道的羧基酯酶和磷脂酶A2的活性，减慢胃肠道中食物脂肪的水解过程，从而减少饮食中25%～30%的脂肪水解和吸收。一项为期4年的双盲、随机对照临床试验显示，尽管第1年治疗时体重有反弹，但是4年后治疗组和对照组的体重分别下降5.8kg和3.0kg，并且降低了糖耐量受损患者发展为糖尿病37.3%的可能性，糖尿病患者也通过体重减轻获得了更佳的血糖控制，同时有降低血脂的作用。奥利司他最常见的不良反应是胃肠道不适，如油性大便、排便次数增多、胃肠胀气等，程度一般较轻，随着治疗时间延长可缓解，不必停药，也有少数肝损害病例的报道。长期使用奥利司他，由于脂肪吸收的减少，可能造成亲脂性药物吸收减少和脂溶性维生素的缺乏，所以，需要补充维生素。此外，一些药物相互作用也是需要引起注意的，如维生素K吸收减少时，华法林的用量需要调整等，但是可以通过分开服用来避免这些可能的药物相互作用。

利拉鲁肽（liraglutide）是另一个值得推荐的长期治疗药物。利拉鲁肽是胰高血糖素样肽-1受体激动剂，于2009年6月和2010年1月分别被欧洲药品评价署（EMEA）和美国食品药品监督管理局批准在欧洲和美国作为降糖药上市。2011年10月9日正式在中国上市，用于治疗成人2型糖尿病。2014年12月被美国食品药品监督管理局批准治疗肥胖和超重。利拉鲁肽作用于下丘脑摄食中枢，增加下丘脑的饱食信号，减少下丘脑的饥饿信号，减少食欲，减少热量摄入。利拉鲁肽治疗超重和肥胖的剂量为3.0mg，而治疗糖尿病的剂量为1.2mg或者1.8mg。常见的不良反应有恶心、胃肠道反应。美国食品药品监督管理局强制要求在接受药物治疗的患者中开展关于心血管疾病结局的上市后试验，而利拉鲁肽是唯一一个完成该项试验，且被证实是有明显心血管获益的药物。

除此之外，长期治疗药物的还有单药氯卡色林，复合药物芬特明-托吡酯和纳曲酮-安非他酮。在为期1年的关键性试验中，三种通过不同机制起效的单药治疗（奥利司他、氯卡色林和利拉鲁肽）减重范围为5.8～8.8kg（初始体重的 5.8% ～ 8.8%）。在一项荟萃分析中，减去安慰剂之后的减重范围为 2.6 ～ 5.3kg。两种复方药物（芬特明 – 托吡酯和纳曲酮 – 安非他酮）包括据称可叠加作用或协同作用于神经减重机制的药物。在为期 1 年的研究中，这些复方药物的总体减重范围为 6.2 ～ 10.2kg（初始体重的 6.4% ～ 9.8%）；减去安慰剂之后的减重芬特明 – 托吡酯为 8.8kg，纳曲酮 – 安非他酮为 5.0kg。

尽管都有不同程度的减重效果，但是有些药物不良反应还是需要引起医师注意的。如氯卡色林是一种选择性 5–$HT_{2C}$ 受体激动剂，氯卡色林合并使用其他五羟色胺能的药物时，有可能会增加五羟色胺综合征的发病风险。充血性心力衰竭的患者也应该谨慎使用氯卡色林。另外，使用本药需注意潜在的成瘾风险。芬特明 – 托吡酯中的托吡酯是一种抗癫痫药，其减肥的作用机制仍不清楚，但是托吡酯有胎儿致畸的风险，导致婴儿唇腭裂，故育龄期妇女的使用尤其需要谨慎。

总体而言，其实药物治疗效果并不是很让人满意。首先，目前药物减重的程度往往不能达到患者的期望；其次，可能患者需要支付比较大的费用，而减重的效果并不能长期维持，且容易反弹；再次，医师对减肥药物的不良反应总是有着挥之不去的担心。最后，可能会导致医师和患者都丧失信心。

### （二）美国食品药品监督管理局批准短期治疗肥胖的药物

肥胖症是一种慢性病，需要长期管理，有些药物尽管有很好降低体重的作用，但是由于缺乏长期使用的安全性的评估资料，甚至有明显的不良反应，如中枢神经兴奋、血压升高、心率加快等，某些药物仅被美国食品药品监督管理局批准的使用不超过 3 个月，即短期治疗肥胖的药物。由于短期治疗肥胖药物的临床局限性和不良反应，此类药物在欧洲已经集体退市，在美国，也仅有芬特明和安非拉酮是被美国肥胖管理指南推荐的。

芬特明是美国应用最广泛的体重管理处方药，是一种低费用的拟交感胺类药物，在 1959 年被美国食品药品监督管理局批准可短期使用（≤ 3 个月），可以使得患者的食欲明显下降从而减轻体重。安非拉酮也是多巴胺和去甲肾上腺素再摄取抑制剂，作用于中枢神经系统通路，从而减少食物的摄入。

## 三、减重手术的适应证和术式

2000～2010年，美国Ⅲ级肥胖（BMI≥40kg/m$^2$）的患病率上升了70%。因为高发病率和高死亡率这两项与Ⅲ级肥胖及有共患病情况下的BMI 35～39kg/m$^2$相关，因此，减重手术的应用已逐步上升。目前临床研究已证明减肥手术是治疗肥胖症及2型糖尿病、血脂代谢异常、高血压等代谢性疾病切实有效的方法。肥胖症患者行减肥手术后其合并症，如2型糖尿病、高血压、血脂代谢异常等代谢性疾病在患者体重减轻之前已得到了很大改善甚至治愈，减肥手术也可以降低肥胖者心血管疾病的发病率。因此，外科减肥是使肥胖患者获得长期而且稳定减重的唯一方法，并且减重的同时能有效地缓解甚至治愈肥胖伴发的代谢性疾病。但是，尽管手术与生活方式和药物干预相比更有效，但危险也更高。

### （一）手术适应证

外科手术是治疗肥胖症最有效的方法，其手术的选择有严格的适应证。对于外科治疗肥胖症的适应证，多以世界卫生组织推荐的体重指数作为参考标准，欧美目前广泛认可的手术指征为1992年美国国立卫生研究院所制订的外科减肥手术标准：①BMI＞40kg/m$^2$或BMI≥35kg/m$^2$且合并与肥胖相关的如高血压、糖尿病、高脂血症等疾病。②无影响手术治疗的精神、行为异常。③经半年甚至更长时间保守治疗无效。④排除内分泌疾病所致的继发性肥胖。

由于中国人体形与欧美人群有明显差异，其手术适应证并不适合我国人群，据此，国内研究者结合我国人群的具体情况，制订了相应的外科减肥手术适应证：①已出现与肥胖相关的代谢紊乱综合征，预测减重手术对这些伴发症有治疗效果。②腰围：男性≥90cm，女性≥80cm；血脂代谢异常。③BMI≥32kg/m$^2$，连续5年以上体重稳定或稳定增加。④年龄16～65岁。⑤经非手术治疗疗效不佳或不能耐受保守治疗。外科减肥手术适应证是相对的，目前我国被术者广泛接受的手术适应证为BMI＞37kg/m$^2$或BMI≥32kg/m$^2$，且出现肥胖相关的并发症。有学者对我国肥胖患者研究发现，我国肥胖患者较欧美国家相比BMI低，但相关代谢综合征出现较早，由此建议将减肥手术适应证降至BMI ≥ 28kg/m$^2$，且伴有严重肥胖相关并发症患者。

（二）手术常见术式

减肥手术主要分为吸收不良性手术、限制性手术和兼有两种作用的术式。吸收不良性手术主要为肠道分流手术，如空回肠分流术（jejuno-ileal bypass，JIB）、胆肠分流术（bilio-intestinal bypass，BIB）、胆胰分流术（biliopancreatic diversion，BPD）等，这些术式因手术操作复杂、创伤大、死亡率高、术后并发症等因素，现已被其他术式所取代。限制性手术包括可调节胃束带术（adjustable gastric banding，AGB）、袖状胃切除术（sleeve gastrectomy，SG）等术式，这类术式操作相对简单，术后并发症较少，是目前减肥手术所采用的主要术式。兼有两种作用的术式主要为Roux-en-Y胃旁路手术（Roux-en-Y gastric bypass，RYGB），该术式在胃肠分流的基础上减少了胃容积，能更好地达到减重的效果，该术式于1967年首次实施，是减肥外科实施最早的胃术式。在美国，由于人们对胃束带术有效性的担忧，以及较高的再次手术率，其使用已减少，2013年胃束带术占总手术的6%，垂直袖状胃切除术和Roux-en-Y胃旁路术则分别占49%和43%。

近年来，随着微创外科的发展，利用腹腔镜实施减肥手术得到广泛应用，腹腔镜手术具有创伤小、术后疼痛轻、住院时间短、术后康复快等优点，现已成为减肥手术的首选途径。腹腔镜减肥外科手术方式较多，目前国内外常用的腹腔镜下减肥手术主要有腹腔镜Roux-en-Y胃旁路术（laparoscopic Roux-en-Y gastric bypass，LRYGB）、腹腔镜可调节胃束带术（laparoscopic adjustable gastric banding，LAGB）、腹腔镜胆胰转流术（laparoscopic biliopancreatic diversion，LBPD）和腹腔镜袖状胃切除术（laparoscopic sleeve gastrectomy，LSG）4种术式。

腹腔镜可调节胃束带术是侵入性最小、最安全的手术，将可充气硅带置于胃底周围，制造一个小囊袋（大约30mL）。这一限制性手术是可逆的，不会造成胃肠解剖学的变化。Y形胃旁路术通过在胃底上部制造一个与空肠Roux袢吻合的（＜50mL）小囊袋，从而限制食物摄取。食物绕开95%的胃部、十二指肠和大部分空肠。最近引进的垂直袖状胃切除术包括切除胃的大约 70%，随后加速胃排空。胃束带术 1 年时平均减轻体重 15% ～ 20%。垂直袖状胃切除术和 Roux–en–Y 胃旁路术能减轻更多体重，分别约为 25% 和 30%。接受 Roux–en–Y 胃旁路术的患者中，一半以上在 1 年时体重减轻≥ 25%。

由于腹腔镜手术的应用增多，在过去 10 年中所有减重手术的 30 日死亡率已经下降。目前胃束带术的围手术期死亡率最低（约 0.002%），而 Roux–en–Y 胃旁路术和垂直袖状胃切除术分别为 0.2% 和 0.3%。严重的围手术期不良事件与这些结果平行，约出现在 1% 的胃束带术，以及 5% 的垂直袖状胃切除术和 Roux–en–Y 胃旁路术中。在≥ 10 年的随访中，接受胃束带术或 Roux–en–Y 胃旁路术的患者约 1/4 需要手术修复；最近引进的垂直袖状胃切除术的数据有限，需要进行更多长期高随访率的研究来证实目前的估计。

研究显示，在 10 年随访时，患者从其最低体重平均反弹了 5% ～ 10%，据报道，胃束带术与其他两种手术相比，完全体重反弹的频率更高。

现有手术的局限性包括初始及 1 年时的高额费用、近期和远期并发症危险，以及在 5% ～ 20% 患者中出现的体重反弹。然而，对于和高发病率、高死亡率，以及高医疗费用相关的重度肥胖，Roux–en–Y 胃旁路术和垂直袖状胃切除术仍是迄今最有效的长期治疗方法。

# 下篇

# 肥胖症常见合并症的中西医诊治

# 第六章　肥胖症合并非酒精性脂肪性肝病

## 第一节　定义及流行病学特点

非酒精性脂肪性肝病（NAFLD）是一种与胰岛素抵抗（IR）和遗传易感密切相关的代谢应激性肝损伤，疾病谱包括非酒精性单纯性肝脂肪变、非酒精性脂肪性肝炎（NASH）、肝硬化和肝细胞癌（HCC）。

非酒精性脂肪性肝病是全球最常见的慢性肝病，普通成人非酒精性脂肪性肝病患病率介于6.3%～45%，中位数25.2%，95%可信区间（CI）为22.1%～28.7%，其中10%～30%为非酒精性脂肪性肝炎。中东和南美洲非酒精性脂肪性肝病患病率最高，非洲最低，包括中国在内的亚洲多数国家非酒精性脂肪性肝病患病率处于中上水平（＞25%）。来自上海、北京等地区的流行病学调查显示，普通成人B超诊断的非酒精性脂肪性肝病患病率从15%增加至31%以上，年龄在50和55岁之间的男性患病率高于女性，其后女性的患病率增长迅速，甚至高于男性。中国非酒精性脂肪性肝病患病率变化与肥胖症流行趋势相平行。目前，我国成人总体肥胖、腹型肥胖患病率分别高达7.5%和12.3%。数据显示，肥胖症患者非酒精性脂肪性肝病患病率高达60%～90%，非酒精性脂肪性肝病患者通常合并肥胖症（51.3%，95%可信区间为41.4%～61.2%）。随着肥胖症的流行，非酒精性脂肪性肝病已成为我国第一大慢性肝病和健康查体肝酶异常的首要原因。

与肥胖症密切相关的富含饱和脂肪和果糖的高热量膳食结构，以及久坐少动的生活方式，同样是非酒精性脂肪性肝病的危险因素。

## 第二节 肥胖症与非酒精性脂肪性肝病的相关性分析

肥胖症是非酒精性脂肪性肝病的独立危险因素。总体来说，约75%的肥胖人群患有脂肪肝。肥胖程度及脂肪分布影响非酒精性脂肪性肝病的患病。首先，肥胖程度越高，患脂肪肝的可能性越大。体重指数（body mass index，BMI）在30～39.9kg/m$^2$的肥胖人群，脂肪肝发生率约为65%，BMI≥40kg/m$^2$者脂肪肝发生率高达85%。其次，中心性肥胖（腰围/身高＞0.5）以内脏脂肪（visceral adipose tissue，VAT）在腰部过度累积为主要特点，与非酒精性脂肪性肝病的关系甚是紧密。研究发现，内脏脂肪与总脂肪含量的比值与患脂肪肝的风险呈正相关。非酒精性脂肪性肝炎是严重非酒精性脂肪性肝病的组织表现形式之一。虽然非酒精性脂肪性肝炎在普通人群中的患病率仅为3%，但在肥胖人群中，其患病率却高达20%～40%，肥胖症被证实可促进非酒精性脂肪性肝病进展为非酒精性脂肪性肝炎。Fassio等发现约1/3的非酒精性脂肪性肝炎患者在第1次肝活检后发生进展性肝纤维化的时间平均为4.3年，并指出肥胖症及BMI是此进展性疾病的独立相关因素。由此可见，肥胖症与非酒精性脂肪性肝病的发生和发展息息相关。

## 第三节 肥胖症合并非酒精性脂肪性肝病的临床表现及中医证候特点

### 一、肥胖症合并非酒精性脂肪性肝病的临床表现

非酒精性脂肪性肝病的临床表现随病因和肝脏脂肪、炎症浸润程度不同而

不同。多数患者无临床症状，部分患者可有疲乏、右上腹胀满，或间歇隐痛、肠功能紊乱所导致的腹泻或便秘、腰围增大、肝大、皮下脂肪沉积，皮肤可出现蜘蛛痣、红斑或黑棘皮病，少数患者可有轻度黄疸，若出现肝硬化则可有脾大、腹水，重症脂肪肝患者可有亚急性肝衰竭。

## 二、肥胖症合并非酒精性脂肪性肝病的中医证候特点

非酒精性脂肪性肝病在中医上无特定名称，往往将其归为中医学的“痰浊”“胁痛”“积聚”“肥气”等范畴。《难经》云：“肝之积，名曰肥气。”其病因除饮食不节外，与情志失调，或先天禀赋不足，或他病迁延，或久病体虚等关系密切。饮食不节，损伤脾胃，脾失健运，或肝失疏泄，或肾气亏虚，均可致水谷精微输布运化失常，转化为痰湿。主要证型及证候特点如下。

### （一）湿浊内停证

主症：右胁肋胀满。

次症：形体肥胖，周身困重，倦怠，胸脘痞闷，头晕，恶心。

舌脉：舌淡红，苔白腻，脉弦滑。

### （二）肝郁脾虚证

主症：右胁肋胀满或走窜作痛，每因烦恼郁怒诱发。

次症：腹胀，便溏，腹痛欲泻，乏力，胸闷，善太息。

舌脉：舌淡边有齿痕，苔薄白或腻，脉弦或弦细。

### （三）湿热蕴结证

主症：右胁肋胀痛。

次症：恶心，呕吐，黄疸，胸脘痞满，周身困重，纳呆。

舌脉：舌质红，苔黄腻，脉濡数或滑数。

### （四）痰瘀互结证

主症：右胁下痞块或右胁肋刺痛。

次症：纳呆，胸脘痞闷，面色晦暗。

舌脉：舌淡暗有瘀斑，苔腻，脉弦滑或涩。

（五）脾肾两虚证

主症：右胁下隐痛。

次症：乏力，腰膝酸软，夜尿频多，大便溏泄。

舌脉：舌淡，苔白，脉沉弱。

证候诊断：主症 1 项 + 次症 2 项，参考舌脉，即可诊断。

## 第四节　肥胖症合并非酒精性脂肪性肝病的中西医治疗

### 一、肥胖症合并非酒精性脂肪性肝病的治疗现状

鉴于非酒精性脂肪性肝病是肥胖症和代谢综合征累及肝脏的表现，大多数患者肝组织学改变处于单纯性脂肪肝阶段，治疗非酒精性脂肪性肝病的首要目标为减肥和改善胰岛素抵抗，预防和治疗代谢紊乱、2 型糖尿病及其相关并发症，从而减轻疾病负担，改善患者的生活质量并延长寿命；次要目标为减少肝脏脂肪沉积，避免因“附加打击”而导致非酒精性脂肪性肝炎和慢加急性肝衰竭；对于非酒精性脂肪性肝炎和脂肪性肝纤维化患者，还需阻止肝病进展，减少肝硬化、肝细胞癌及其并发症的发生。

（一）改变不良生活方式

减少体重和腰围是预防和治疗非酒精性脂肪性肝病及其并发症最为重要的治疗措施。对于超重、肥胖，以及近期体重增加和“隐形肥胖”的非酒精性脂肪性肝病患者，建议通过健康饮食和加强体育锻炼的生活方式教育纠正不良行为。适当控制膳食热量摄入，建议每天减少 2092 ～ 4184kJ（500 ～ 1000kcal）热量；调整膳食结构，建议适量脂肪和碳水化合物的平衡膳食，限制含糖饮料、糕点和深加工精致食品，增加全谷类食物、ω-3 脂肪酸及膳食纤维摄入；一日

三餐定时适量，严格控制晚餐的热量和晚餐后进食行为。避免久坐少动，建议根据患者兴趣并以能够坚持为原则选择体育锻炼方式，以增加骨骼肌质量和防治肌少症。

### （二）针对代谢当量的药物治疗

对于3～6个月生活方式干预未能有效减肥和控制代谢危险因素的非酒精性脂肪性肝病患者，建议根据相关指南和专家共识应用1种或多种药物治疗肥胖症、高血压、2型糖尿病、血脂紊乱、痛风等疾病，目前这些药物对患者并存的非酒精性脂肪性肝炎，特别是肝纤维化都无肯定的治疗效果。BMI ≥ 30kg/$m^2$的成人和BMI ≥ 27kg/$m^2$伴有高血压、2型糖尿病、血脂紊乱等并发症的成人，可以考虑应用奥利司他等药物减肥，但需警惕减肥药物的不良反应。此外，应谨慎长期使用可能会增加患者体重的药物。

### （三）减肥手术

减肥手术，又称代谢手术，不仅可以最大限度地减肥和长期维持理想体重，而且可以有效控制代谢紊乱，甚至逆转2型糖尿病和代谢当量。近10年全球减肥手术的数量持续增长，不管哪种类型的减肥手术，都较非手术治疗能最大限度地减肥，亚洲国家以袖状胃切除术最为常用。合并非酒精性脂肪性肝炎或代偿期肝硬化，不是肥胖症患者减肥手术的禁忌证。减肥手术不但可以缓解包括纤维化在内的非酒精性脂肪性肝炎患者的肝组织学改变，而且可能降低心血管疾病死亡率和全因死亡率，但其改善肝脏相关并发症的作用尚未得到证实。目前尚无足够证据推荐减肥手术治疗非酒精性脂肪性肝炎，对于严重的或顽固性肥胖患者及肝移植术后非酒精性脂肪性肝炎复发的患者，可以考虑减肥手术。亦可考虑给严重的病理性肥胖或减肥治疗失败的受体，以及合并肝纤维化的非酒精性脂肪性肝炎供体进行减肥手术。

### （四）针对肝脏损害的药物治疗

鉴于改变生活方式和应用针对代谢当量的药物，甚至减肥手术，难以使非酒精性脂肪性肝炎特别是肝纤维化逆转，为此有必要应用保肝药物保护肝细胞、抗氧化、抗炎，甚至抗肝纤维化。来自美国的临床试验显示，维生素E（α-

生育酚）800U/d口服2年可以使无糖尿病的非酒精性脂肪性肝炎成人血清氨基酸转移酶恢复正常，并显著改善肝脂肪变和炎症损伤。然而，我国药典并无大剂量维生素E治疗慢性肝炎的适应证，并且长期大剂量使用维生素E的安全性令人担忧。来自美国的临床试验显示，奥贝胆酸能够显著减轻非酒精性脂肪性肝炎患者肝纤维化程度，但是该药对脂代谢有不良影响，可导致皮肤瘙痒，并且其在非酒精性脂肪性肝炎治疗中的作用并未被日本的临床试验所证实。目前在我国广泛应用的水飞蓟素（宾）、双环醇、多烯磷酰胆碱、甘草酸二铵、还原型谷胱甘肽、S-腺苷甲硫氨酸、熊去氧胆酸等针对肝脏损害的治疗药物安全性良好，部分药物在药物性肝损伤、胆汁淤积性肝病等患者中已取得相对确切的疗效，但这些药物对非酒精性脂肪性肝炎和肝纤维化的治疗效果仍需进一步临床试验证实。

### （五）肝脏移植手术

非酒精性脂肪性肝病对肝脏移植手术的影响涉及移植的供体和受体两大方面，我国目前已面临脂肪肝作为供肝而出现的移植后肝脏原发性无功能的高发风险，而由于非酒精性脂肪性肝炎导致的失代偿期肝硬化、肝细胞癌等终末期肝病，需进行肝脏移植的病例也在不断增多。非酒精性脂肪性肝炎患者肝移植的长期效果与其他病因肝移植相似，特殊性主要表现为年老、肥胖和并存的代谢性疾病可能影响肝移植患者围手术期或术后短期的预后，肝移植术后非酒精性脂肪性肝病复发率高达50%，并且有较高的心血管并发症的发病风险。为此，需重视非酒精性脂肪性肝炎患者肝移植等待期的评估和管理，以最大限度地为肝移植创造条件。肝移植术后仍须有效控制体重和防治糖脂代谢紊乱，从而最大限度降低肝移植术后并发症发生率。

### （六）减少“附加打击”，以免肝脏损害加重

对于非酒精性脂肪性肝病，特别是非酒精性脂肪性肝炎患者，应避免极低热卡饮食减肥，避免使用可能有肝毒性的中西药物，慎用保健品。鉴于非酒精性脂肪性肝病患者偶尔过量饮酒可导致急性肝损伤，并促进肝纤维化进展，而合并肝纤维化的非酒精性脂肪性肝病患者即使适量饮酒也会增加肝细胞癌发病风险，非酒精性脂肪性肝病患者需要限制饮酒，并避免过量饮酒。多饮咖啡和

茶可能有助于非酒精性脂肪性肝病患者康复。此外，还需早期发现并有效处理睡眠呼吸暂停综合征、甲状腺功能减退症、小肠细菌过度生长等可加剧肝脏损害的并存疾病。

## 二、临床常用的治疗非酒精性脂肪性肝病药物

目前美国食品药品监督管理局尚未批准任何一个治疗非酒精性脂肪性肝病的西药。对于单纯性非酒精性脂肪性肝病，可采取调整饮食结构的措施。对于非酒精性脂肪性肝炎、肝硬化和肝癌，可针对肝功能异常、低蛋白血症等进行干预。

## 三、肥胖症合并非酒精性脂肪性肝病的药物选择

肥胖症合并单纯性非酒精性脂肪性肝病以控制体重为主，必要时可针对肥胖症选择相关药物。肥胖症合并非酒精性脂肪性肝炎的药物以护肝为主，可选择易善复、甘草酸制剂等。不可随意使用减肥药物，以免加重肝损害；肥胖症合并肝硬化、肝癌，以治疗肝硬化和肝癌为主，避免使用任何减肥药物。

## 四、肥胖症合并非酒精性脂肪性肝病的饮食管理

对于肥胖症合并单纯性非酒精性肝病，饮食原则以减重为目的。对于肥胖症合并非酒精性脂肪性肝炎，饮食以控制体重和避免加重肝脏负担为主。对于肥胖症合并肝硬化、肝癌，饮食宜清淡易消化，适量蛋白，避免加重肝脏及肠胃负担。

## 五、肥胖症合并非酒精性脂肪性肝病的运动管理

依据不同体质情况，安排合适的体育运动，以主动方式消耗体能，促进脂肪代谢，但也需要注意避免因消耗过大而造成补充过多的弊端。体育运动尤其

适用于肥胖性脂肪肝患者。

## 六、肥胖症合并非酒精性肝病的中药内服治疗

治疗目标：缓解病情，防止病情进展，提高生活质量，减少并发症的发生。

治疗原则：中医治疗应当分期论治，疾病初期的治疗方法主要为疏肝理气，健脾和胃；中后期的治疗方法主要为健脾益肾，化瘀散结，佐以清热化湿。重症患者应采取中西医结合治疗。

### （一）中药复方

**1. 湿浊内停证**　治法：祛湿化浊。主方：胃苓汤（《丹溪心法》）。药物：苍术、陈皮、厚朴、甘草、泽泻、猪苓、赤茯苓、白术、肉桂。加减：形体肥胖、周身困重等湿浊明显者，加绞股蓝、焦山楂；胸脘痞闷者，加藿香、佩兰。

**2. 肝郁脾虚证**　治法：疏肝健脾。主方：逍遥散（《太平惠民和剂局方》）。药物：当归、白芍、柴胡、茯苓、白术、炙甘草、生姜、薄荷。加减：腹胀明显者，加枳壳、大腹皮；乏力气短者，加黄芪、党参。

**3. 湿热蕴结证**　治法：清热化湿。主方：三仁汤（《温病条辨》）合茵陈五苓散（《金匮要略》）。药物：苦杏仁、滑石、通草、豆蔻、竹叶、厚朴、薏苡仁、半夏、茵陈、茯苓、泽泻、猪苓、桂枝、白术。加减：恶心呕吐者，加枳实、姜半夏、竹茹；黄疸明显者，加虎杖；胸脘痞满、周身困重等湿邪较重者，加车前草、通草、苍术。

**4. 痰瘀互结证**　治法：活血化瘀，祛痰散结。主方：膈下逐瘀汤（《医林改错》）合二陈汤（《太平惠民和剂局方》）。药物：桃仁、牡丹皮、赤芍、乌药、延胡索、炙甘草、川芎、当归、五灵脂、红花、枳壳、香附、陈皮、半夏、茯苓、乌梅、生姜。加减：右胁肋刺痛者，加川楝子；面色晦暗等瘀血明显者，加莪术、郁金。

**5. 脾肾两虚证**　治法：补益脾肾。主方：四君子汤（《太平惠民和剂局方》）合金匮肾气丸（《金匮要略》）。药物：人参、茯苓、白术、炙甘草、熟地

黄、山茱萸、山药、茯苓、泽泻、牡丹皮。加减：腰膝酸软，头晕乏力者，加黄芪、续断、杜仲；畏寒肢冷者，加附子、肉桂；夜尿频多者，加金樱子、海螵蛸；大便溏泄者，加炒扁豆、炒薏苡仁。

### （二）单味中药

单味中药的药理作用和化学成分相对明确，治疗非酒精性脂肪性肝病简便有效，取材方便，研究单味中药也有助于复方制剂的制备和药理作用的研究。

**1. 丹参**　味苦，微寒，入心、肝经，有祛瘀止痛、活血通经、清心除烦之功，并可抑制肝细胞变性坏死，促进肝细胞再生。

**2. 决明子**　味甘、苦，微寒，归肝、大肠经，有清肝明目、利水通便之功。本品苦寒泄热，甘咸益阴，可益肾阴、泄肝火。现代药理学研究表明，决明子具有降血压、降血脂、保护肝脏等多种药理作用。临床观察显示决明子有很好的降低血清甘油三酯和总胆固醇的作用。

**3. 女贞子**　味甘、苦，性凉，入肝、肾经，有滋补肝肾、明目乌发之功，用于治疗肝肾阴虚等证，并作为保肝药物广泛用于临床。现代研究表明，女贞子主要含有三萜类、裂环环烯醚萜苷类和对羟基苯乙醇苷类等化学成分，具有保肝、提高机体免疫功能、抗衰老等多种药理作用。

**4. 虎杖**　又名活血龙，性微寒，归肝、胆、肾经。主要含蒽醌类、大黄素等，具有抗病毒、扩血管、保肝的功效。

**5. 赤芍**　味苦，性微寒，归肝经，有散瘀镇痛、清热凉血之功，且具有降血脂、抗动脉硬化、抗肿瘤、抗血栓的功效。其临床应用广泛，特别是在柔肝软坚、凉血止痛、化瘀退黄等方面，取得了较好的疗效。

**6. 山楂**　味酸、甘，性微温，归脾、胃、肝经，有消食化积、行气散瘀之功，且有明显降血脂、调节脂质代谢、抑制脂肪在肝内沉积的作用。山楂叶总黄酮能抑制或清除氧自由基，改善肝功能，调节脂质代谢，防治脂肪肝。

### （三）中成药

**1. 当飞利肝宁胶囊**　清利湿热，益肝退黄。用于非酒精性单纯性脂肪肝湿热内蕴证。

**2. 化滞柔肝颗粒**　清热利湿，化浊解毒，祛瘀柔肝。用于非酒精性单纯性脂肪肝湿热中阻证。

**3. 壳脂胶囊** 消化湿浊，活血散结，补益肝肾。用于非酒精性脂肪性肝病湿浊内蕴、气滞血瘀，或兼有肝肾不足郁热证。

**4. 血脂康胶囊（片）** 化浊降脂，活血化瘀，健脾消食。用于痰阻血瘀所致的高脂血症。

**5. 逍遥丸（颗粒）** 疏肝健脾，养血调经。用于肝郁脾虚证。

**6. 护肝片** 疏肝理气，健脾消食，降低转氨酶。用于慢性肝炎及早期肝硬化治疗。

**7. 绞股蓝总苷片** 养心健脾，益气和血，除痰化瘀，降血脂。用于心脾气虚、痰阻血瘀证。

**8. 茵栀黄颗粒（口服液）** 清热解毒，利湿退黄。用于湿热内蕴证急性发作、慢性肝炎所致谷丙转氨酶升高。

**9. 水飞蓟宾胶囊** 清热利湿，疏肝利胆。用于急慢性肝炎、脂肪肝患者肝功能异常的恢复。

**10. 复方益肝灵** 益肝滋肾，解毒祛湿。用于肝肾阴虚、湿毒未清证慢性肝炎氨基转移酶升高者。

## 七、肥胖症合并非酒精性脂肪性肝病的中医特色治疗

针刺治疗：取丰隆、足三里、三阴交、阳陵泉、内关、肝俞、关元、合谷、肾俞，以1.5寸毫针刺入。穴位加减：肝郁气滞者，加太冲、行间，用泻法；痰湿困脾者，加公孙、商丘，用泻法；瘀血内阻者，加血海、地机，用泻法；肝肾两虚者，加太溪、照海、复溜，用补法。每次留针30分钟，每周3次，治疗3～6个月。

## 八、肥胖症合并非酒精性脂肪性肝病的中医食疗

非酒精性脂肪性肝病是一种可逆性疾病，如能及时发现，早期治疗是完全可治愈的。早期仍须控制饮食，以减轻体重为原则，注意饮食营养的合理搭配，

并兼顾适当的药膳食疗。

### （一）豆腐烧蘑菇

嫩豆腐 250g，鲜蘑菇 100g，枸杞子 15g。砂锅放入豆腐片、鲜蘑菇片，枸杞子洗净后放入，盐和清水用中火煮沸后，用小火清炖 30 分钟，加入调味品即可。可用于肥胖症合并非酒精性脂肪性肝病的中医食疗。

### （二）枸杞炒里脊

猪里脊肉 250g，枸杞子 50g，水发木耳、水发笋片、山药各 25g，鸡蛋清 1 个，油炒，适当调味。该方滋补肝肾，养血补血，益精明目，具有降血糖、降血脂、抗炎症、防止动脉粥样硬化和脂肪肝形成的作用。

### （三）首乌炒猪肝

何首乌 15 ～ 20g，水煎取汁，鲜猪肝 250g，水发木耳 25g，青菜叶少许，醋、食盐、酱油各适量，油炒熟食。该方补肝肾，益精血，有明目、降血脂、降压、防止动脉粥样硬化等作用，主治高脂血症、脂肪肝、冠心病、高血压、神经衰弱和老人体虚便秘。

### （四）何首乌枸杞子茶

制何首乌 15g，枸杞子 15g，伏茶叶适量。开水冲泡代茶饮，味淡为止，每日 1 ～ 2 次。该方消脂化痰，健脾补肾，适用于脾肾亏虚所致的痰浊积聚、脂肪肝、肥胖症等。

### （五）山药烧蘑菇

山药 200g，洗净去皮切块，鲜蘑菇 250g，香菇 50g，精盐 6g，味精、白糖少许，水淀粉适量，植物油 50g，油炒熟食。该方补气益胃，化痰理气，有降压、抗癌、降血糖、降血脂和提高免疫功能的作用，用于病毒性肝炎、脂肪肝、糖尿病和动脉硬化的患者。

### （六）芹菜炒香菇

芹菜 400g，香菇 50g，银耳 30g（水发），食盐、醋、干粉、酱油、味精等调料适量。该方平肝清热，益气和血，有降压、祛脂、保护血管、利尿等作用，可治疗脂肪肝和肝阳上亢之头痛、眩晕等。

（七）山楂炒肉片

猪后腿 200g，山楂片 100g，荸荠 30g，百合 15g，鸡蛋清 2 个，淀粉 15g，面粉 15g，白糖 30g，植物油 50g，精盐、味精少许，清汤适量，油炒熟食。该方滋阴健脾，开胃消食，有降低胆固醇和高血压、利尿等作用，可用于高血脂、高血压、冠心病、消化不良、脂肪肝等患者。

（八）山药银耳羹

山药 200g，银耳 50g，枸杞子 15g，花生米 20g，淀粉适量，煮羹吃。该方滋养肝肾，镇惊明目，适用于高血压、糖尿病等引起的脂肪肝。

（九）莲子山药粥

莲子 50g（去心），山药 100g，枸杞子 10g，粳米适量。煮粥食，本方健脾补肾，和胃降脂，适用于脾肾虚弱的脂肪肝患者。

# 第七章　肥胖症合并血脂异常

## 第一节　定义及流行病学特点

血脂异常通常是指血清中胆固醇和（或）甘油三酯（TG）水平升高，俗称高脂血症。实际上，血脂异常也泛指包括低高密度脂蛋白（HDL-C）血症在内的各种血脂异常。

近30年来，中国人群的血脂水平逐步升高，血脂异常患病率明显增加。2012年全国调查结果显示，成人血清总胆固醇（total cholesterol，TC）平均为4.50mmol/L，高胆固醇血症的患病率4.9%；甘油三酯（triglyceride，TG）平均为1.38mmol/L，高TG血症的患病率13.1%；高密度脂蛋白胆固醇（high-density lipoprotein cholesterol，HDL-C）平均为1.19mmol/L，低HDL-C血症的患病率33.9%。中国成人血脂异常总体患病率高达40.40%，较2002年呈大幅度上升。人群血清胆固醇水平的升高将导致2010～2030年期间我国心血管病事件约增加920万。我国儿童青少年高胆固醇血症患病率也有明显升高，预示未来中国成人血脂异常患病及相关疾病负担将继续加重。

肥胖者容易患血脂异常的原因目前还不十分清楚，可能的原因有如下几点：一是进食脂肪多；二是体内脂肪储存多；三是高胰岛素血症可加重血脂异常；四是血脂的清除有问题。

## 第二节　肥胖症与血脂异常的相关性分析

肥胖症与血脂问题，已有多项研究显示，两者往往合并出现。关于肥胖症并发血脂代谢异常的机制，认为脂肪组织的主要成分是甘油三酯，在大量脂肪组织形成和稳定过程中，高脂血症是不可避免的。肥胖症患者常并存胰岛素抵抗，胰岛素抵抗导致脂蛋白脂酶活性降低，使甘油三酯和极低密度脂蛋白清除障碍。胰岛素抵抗还可造成低密度脂蛋白受体数量减少，使低密度脂蛋白清除减少。肥胖症常伴有 HDL 浓度下降，使胆固醇转运障碍，引起血胆固醇升高。肥胖时，体力活动的减少也间接地对脂代谢产生不利的影响。而且，肥胖症合并高血压、糖代谢异常者往往并存血脂代谢异常因素。

## 第三节　肥胖症合并血脂异常的临床表现及中医证候特点

### 一、肥胖症合并血脂异常的临床表现

轻微血脂异常多无明显临床症状，一般的高血脂的临床表现主要为头晕，神疲乏力，失眠健忘，肢体麻木。较明显的高血脂表现为头晕目眩、头痛、胸闷、气短、心慌、胸痛等。少数高血脂的症状还可出现角膜弓和高脂血症眼底改变。高血脂合并肥胖症者，多在以上表现的基础上合并肥胖相关的症状。

### 二、肥胖症合并血脂异常的中医证候特点

血脂异常属于中医学“痰浊”“血瘀”“眩晕”等范畴。中医学认为因虚致实或肝脾失调是其主要病机。

#### （一）痰浊阻遏证

主症：形体肥胖，头重如裹，胸闷，呕恶痰涎，肢麻沉重，舌胖苔滑腻，脉弦滑。

次症：心悸，失眠，口淡，食少。

#### （二）气滞血瘀证

主症：胸胁胀闷，走窜疼痛，心前区刺痛，舌尖边有瘀点或瘀斑，脉沉涩。

次症：心烦不安。

#### （三）脾肾阳虚证

主症：畏寒肢冷，眩晕，倦怠乏力，便溏，舌淡质嫩，苔白，脉沉细。

次症：食少，脘腹作胀，面肢浮肿。

#### （四）肝肾阴虚证

主症：眩晕耳鸣，腰酸膝软，五心烦热，舌质红，少苔，脉细数。

次症：口干，健忘，失眠。

## 第四节　肥胖症合并血脂异常的中西医治疗

### 一、肥胖症合并血脂异常的治疗现状

血脂异常按病因可分为继发性血脂异常和原发性血脂异常。引起继发性血

脂异常的疾病主要有肥胖症、糖尿病、肾病综合征、甲状腺功能减退症、肾功能衰竭、肝脏疾病、系统性红斑狼疮、糖原累积症、骨髓瘤、脂肪萎缩症、急性卟啉病、多囊卵巢综合征等。对于肥胖症合并血脂异常的治疗，需在纠正肥胖的同时，对血脂异常进行相关干预。血脂异常尤其是 LDL–C 升高，是导致动脉粥样硬化性心血管疾病发生、发展的关键因素。大量临床研究证实，无论采取何种药物或措施，只要血清 LDL–C 水平下降，就可稳定、延缓或逆转动脉粥样硬化病变，并能显著降低动脉粥样硬化性心血管疾病的发生率、致残率和死亡率。国内外血脂异常防治指南均强调，LDL–C 在动脉粥样硬化性心血管疾病发病中起着核心作用，提倡以降低血清 LDL–C 水平来防控动脉粥样硬化性心血管疾病危险。所以，推荐以 LDL–C 为首要干预靶点。

### （一）一般治疗

尽量避免使用对血脂有不利影响的药物。尤其老年人常因合并许多其他慢性疾病而服用较多药物，所以，要特别注意避免某些药物（如部分降压药物等）对血脂代谢的不利影响。如治疗高血压时，避免使用 β 受体阻滞剂和噻嗪类利尿剂，宜选用血管紧张素转换酶抑制剂、钙拮抗剂或 α 受体拮抗剂作为治疗老年人高血压的一线药物。

### （二）生活方式改变

健康的生活方式可以降低所有年龄段人群的动脉粥样硬化性心血管疾病风险，延缓年轻人群危险因素发展的进程，也是代谢综合征的一级预防治疗策略。无论任何年龄阶段，无论是否进行药物治疗，都必须坚持控制饮食和健康的生活方式（Ⅰ类推荐，A 级证据）。健康的生活方式包括：抗动脉粥样硬化饮食，控制体重，规律锻炼，戒烟。血脂异常明显受饮食及生活方式的影响。2022 年 4 月 26 日，《中国居民膳食指南（2022）》发布，提炼出了平衡膳食八准则。

**1. 食物多样，合理搭配**　坚持谷类为主的平衡膳食模式。每天的膳食应包括谷薯类、蔬菜水果、畜禽鱼蛋奶和豆类食物。平均每天摄入 12 种以上食物，每周 25 种以上，合理搭配。每天摄入谷类食物 200 ～ 300g，其中包含全谷物和杂豆类 50 ～ 150g，薯类 50 ～ 100g。

**2. 吃动平衡，健康体重**　各年龄段人群都应天天进行身体活动，保持健康体重。食不过量，保持能量平衡。坚持日常身体活动，每周至少进行5天中等强度身体活动，累计150分钟以上；主动身体活动最好每天6000步。鼓励适当进行高强度有氧运动，加强抗阻运动，每周2～3天。减少久坐时间，每小时起来动一动。

**3. 多吃蔬果、奶类、全谷、大豆**　蔬菜水果、全谷物和奶制品是平衡膳食的重要组成部分。餐餐有蔬菜，保证每天摄入不少于300g的新鲜蔬菜，深色蔬菜应占1/2。天天吃水果，保证每天摄入200～350g的新鲜水果，果汁不能代替鲜果。吃各种各样的奶制品，摄入量相当于每天300mL以上液态奶。经常吃全谷物、大豆制品，适量吃坚果。

**4. 适量吃鱼、禽、蛋、瘦肉**　鱼、禽、蛋类和瘦肉摄入要适量，平均每天120～200g。每周最好吃鱼2次或300～500g，蛋类300～350g，畜禽肉300～500g。少吃深加工肉制品。鸡蛋营养丰富，吃鸡蛋不弃蛋黄。优先选择鱼，少吃肥肉、烟熏和腌制肉制品。

**5. 少盐少油，控糖限酒**　培养清淡饮食习惯，少吃高盐和油炸食品。成年人每天摄入食盐不超过5g，烹调油25～30g。控制添加糖的摄入量，每天不超过50g，最好控制在25g以下。反式脂肪酸每天摄入量不超过2g。不喝或少喝含糖饮料。儿童青少年、孕妇、乳母及慢性病患者不应饮酒。成年人如饮酒，一天饮用的酒精量不超过15g。

**6. 规律进餐，足量饮水**　安排一日三餐，定时定量，不漏餐，每天吃早餐。规律进餐，饮食适度，不暴饮暴食，不偏食挑食，不过度节食。足量饮水，少量多次。在温和气候条件下，低身体活动水平成年男性每天喝水1700mL，成年女性每天喝水1500mL。推荐喝白水或茶水，少喝或不喝含糖饮料，不用饮料代替白水。

**7. 会烹会选，会看标签**　在生命的各个阶段都应做好健康膳食规划。认识食物，选择新鲜的、营养素密度高的食物。学会阅读食品标签，合理选择预包装食品。学习烹饪、传承传统饮食，享受食物天然美味。在外就餐，不忘适量与平衡。

**8. 公筷分餐，杜绝浪费**　选择新鲜卫生的食物，不食用野生动物。食物制备生熟分开，熟食二次加热要热透。讲究卫生，从分餐公筷做起。珍惜食物，按需备餐，提倡分餐不浪费。做可持续食物系统发展的践行者。

### （三）降脂药物

降脂药物包括他汀类、贝特类、胆固醇吸收抑制剂依折麦布、高纯度鱼油制剂、烟酸类、普罗布考、胆酸螯合剂、PCSK9 抑制剂等。

### （四）脂蛋白血浆置换

脂蛋白血浆置换可使 LDL-C 水平降低 55% ～ 70%。长期治疗可使皮肤黄色瘤消退。最佳的治疗频率是每周 1 次，但现多采用每 2 周进行 1 次。怀孕期间脂蛋白血浆置换可以持续进行。该治疗措施价格昂贵，耗时及存在感染风险，不良反应包括低血压、腹痛、恶心、低钙血症、缺铁性贫血和过敏性反应，但随着科技与材料的发展，相关不良反应发生率已降低。

## 二、临床常用的肥胖症合并血脂异常药物

目前美国食品药品监督管理局批准尚无有效的针对肥胖症合并血脂异常的药物。鉴于肥胖是继发性血脂异常的常见病因，我们建议，首先针对肥胖症进行干预，待体脂率降至正常范围时重新评估血脂情况，如果血脂仍异常，可参考血脂异常诊疗指南，进行评估和干预。临床常用的调脂药物包括他汀类（包括阿托伐他汀、瑞舒伐他汀、氟伐他汀、洛伐他汀、匹伐他汀、普伐他汀、辛伐他汀、血脂康等）、贝特类（包括非诺贝特、苯扎贝特）、胆固醇吸收抑制剂依折麦布、高纯度鱼油制剂、烟酸类、普罗布考、胆酸螯合剂、PCSK9 抑制剂等。

## 三、肥胖症合并血脂异常药物选择

### （一）主要降低胆固醇的药物

这类药物的主要作用机制是抑制肝细胞内胆固醇的合成，加速 LDL 分解代谢或减少肠道内胆固醇的吸收，包括他汀类、胆固醇吸收抑制剂、普罗布考、

胆酸螯合剂及其他调脂药（脂必泰、多廿烷醇）等。

### （二）主要降低 TG 的药物

有三种主要降低 TG 的药物：贝特类、烟酸类和高纯度鱼油制剂。

### （三）调脂药物的联合应用

调脂药物联合应用可能是血脂异常干预措施的趋势，优势在于提高血脂控制达标率，同时降低不良反应发生率。

## 四、肥胖症合并血脂异常的饮食管理

由于降脂药物的不良反应及考虑治疗费用，并且大部分人经过饮食控制可以使血脂水平及肥胖程度有所下降，故提倡首先采用饮食治疗。饮食控制应长期自觉地进行。饮食宜清淡、低脂肪，烹调用植物油。少吃动物脂肪、内脏、甜食、油炸食品及热量较高的食品，宜多吃新鲜蔬菜水果，少饮酒，不吸烟。

## 五、肥胖症合并血脂异常的运动管理

### （一）控制体重

肥胖是血脂代谢异常的重要危险因素。血脂代谢紊乱的超重或肥胖者的能量摄入应低于身体能量消耗，以控制体重增长，并争取逐渐减少体重至理想状态。减少每日食物总能量（每日减少 300 ～ 500kcal），改善饮食结构，增加身体活动，可使超重和肥胖者体重减少 10% 以上。维持健康体重（BMI：20.0 ～ 23.9kg/m$^2$），有利于血脂控制。

### （二）身体活动

建议每周 5 ～ 7 天、每次 30 分钟中等强度代谢运动。对于动脉粥样硬化性心血管疾病患者，应先进行运动负荷试验，充分评估其安全性后，再进行身体活动。

### 六、肥胖症合并血脂异常的中药内服治疗

#### （一）中药复方

**1. 痰浊阻遏证**　治法：燥湿祛痰。

方药：《太平惠民和剂局方》二陈汤合《丹溪心法》胃苓汤加减。

**2. 气滞血瘀证**　治法：活血化瘀。

方药：《医林改错》血府逐瘀汤加减。

**3. 脾肾阳虚证**　治法：健脾益肾。

方药：《太平惠民和剂局方》附子理中汤合《伤寒论》苓桂术甘汤加减。

**4. 肝肾阴虚证**　治法：滋补肝肾。

方药：《医级》杞菊地黄丸加减。

#### （二）单味中药

大量的临床和实验研究证实，许多中药具有较好的降脂作用，如何首乌、山楂、泽泻、黄芪、决明子、人参、灵芝、葛根、银杏叶、桑寄生、川芎、黄连、黄芩、刺五加、大黄、金银花、甘草等。它们或通过减少胆固醇的吸收，抑制内源性脂质的合成，调节脂质代谢，促进体内脂质的转运和清除；或通过改善血液流变性抑制血小板聚集，防止脂质过氧化，保护血管内皮细胞；或通过提高脂类代谢相关基因水平等不同环节，起到治疗高脂血症的作用。

1. 何首乌的功效主治为降血脂与抗动脉粥样硬化，有降血脂，抗动脉硬化，抗自由基，保护肝脏，增强机体免疫等作用。

2. 山楂可降低 TC、TG 和 LCL–C，并同时升高 HDL–C，具有抗氧化作用，而无明显的毒副作用，其降脂作用明确而有效。山楂中含有的齐墩果酸和黄酮类化合物金丝桃苷，能提高蛋白酶的活性，扩张血管，降低血压，降血脂，预防脂质代谢紊乱。

3. 泽泻有保护脑血管、轻度降压和降血脂作用。泽泻含三萜类化合物，可减少合成胆固醇原料乙酰 CoA 的生成，阻止类脂质在血清内滞留或渗透到动脉内壁，促进血浆中胆固醇的运输和清除。

4. 决明子能明显增加 HDL-C 的含量，提高 HDL-C 与 TC 的比值，改善体内胆固醇分布状况。决明子主要成分为蒽醌及其苷类，可以减少血清胆固醇的吸收，加快胆固醇的排泄，通过反馈调节低密度脂蛋白的代谢，从而降低甘油三酯水平。

5. 蒲黄含植物固醇，其固醇类物质和胆固醇结构相似，可在肠道竞争性抑制外源性胆固醇的吸收，使胆固醇经肠道排出增加。

6. 黄芩所含茎叶总黄酮具有降糖、降脂、抗氧化作用，并能改善胰岛素抵抗作用。

7. 黄芪能明显降低 HLP 小鼠的 TC、TG、LDL-L、过氧化脂质（LPO），升高 HDL-C 水平及超氧化物歧化酶活性，证明黄芪有调节血脂代谢和提高机体抗氧化能力作用。

### （三）中成药

1. 血脂康胶囊，每次 2 粒，每日 2 次，早晚饭后服用，疗程 8 周。

2. 荷丹片，每次 2 片，每日 3 次，饭后服药，疗程 8 周。

3. 绞股蓝总苷片，每次 1 片，每日 3 次，饭后服用，疗程 4 周。

4. 杞菊地黄口服液，每次 1 支，每日 3 次，饭后服用，疗程 8 周。

## 七、肥胖症合并血脂异常的中医特色治疗

### （一）针灸治疗

**1. 体针**　取穴原则是健脾益肾，利湿化痰。

取穴：内关、郄门、间使、神门、通里、合谷、曲池、乳根、足三里、丰隆、阳陵泉、肺俞、厥阴俞、心俞、督俞、三阴交、太白、公孙、太冲、曲泉、中脘、鸠尾、膻中。手法：每次辨证选取 3 ～ 5 穴，每日针 1 次，留针 20 ～ 30 分钟，10 天为 1 个疗程，休息 2 ～ 5 天后可行第 2 个疗程，共 1 ～ 4 疗程。

**2. 耳针**　取穴：饥点、口、脾、内分泌、肾、直肠下等穴，或取敏感点。

手法：用短毫针刺或用王不留行籽或白芥子取穴。2 天换药 1 次，休息 2

天为1个周期，7个周期为1个疗程。

（二）推拿

取穴：内关、三阴交、涌泉、中脘、天枢、气海、足三里、天突、膻中、脾俞。

做顺时针方向摩擦，每穴揉30次，每日2～3次。

（三）气功

调和气血，调理脏腑，如五禽戏、太极拳等，均可以起到降脂减肥的功效。

## 八、肥胖症合并血脂异常的中医食疗

结合中医学对肥胖症和血脂异常的辨证分析，并从营养学角度，推荐几款适合肥胖症合并血脂异常的中医食疗方。

**1. 萝卜粥** 适用于一般人群，取白萝卜适量，加入大米煮粥服用。

**2. 苡米粥** 适用于一般人群，取薏苡仁50g，加入粳米煮粥服用。

**3. 荷叶粳米粥** 适用于湿热患者，取荷叶15g，加入粳米煮粥服用。

**4. 茯苓百合粥** 适用于脾肾不足患者，取茯苓15g，百合15g，加入粳米煮粥服用。

**5. 山楂荷叶茶** 适用于痰湿肥胖患者，取山楂、荷叶各15g，泡茶饮用。

**6. 何首乌决明茶** 适用于本虚标实患者，取何首乌、决明子各15g，泡茶饮用。

**7. 三鲜饮** 适用于痰湿患者，取鲜山楂、鲜白萝卜、鲜橘皮各15g，煎汁饮用。

# 第八章　肥胖症合并 2 型糖尿病

## 第一节　定义及流行病学特点

### 一、定义

肥胖症及其导致的胰岛素抵抗是 2 型糖尿病（type2 diabetes mellitus，T2DM）发病的重要病因，故肥胖症被认为是导致 2 型糖尿病最重要的诱因。肥胖症和 2 型糖尿病关系密切，临床上常常一起出现，肥胖症合并 2 型糖尿病，简称“糖胖病”，符合肥胖症的诊断标准（BMI ≥ 28kg/m$^2$），同时符合 2 型糖尿病的诊断标准者可诊断。

### 二、流行病学

随着生活方式的改变及老龄化的加速，2 型糖尿病和肥胖症的患病率呈快速上升趋势，并且已经成为全球性的公共卫生问题。据世界卫生组织统计，2014 年全世界有超重人口 19 亿多，其中包括 6 亿以上的肥胖症人口。Lancet 的最新研究结果表明，我国目前有接近 1 亿的肥胖症人口，肥胖症总人数位居世界首位。国际糖尿病联盟最新数据表明，全球糖尿病患者约 4.15 亿，且患病率逐年上升，预计到 2040 年，全球糖尿病患病人数将达到 6.42 亿，新增患者主要集中在中国、印度和巴西等国家。其中 90% 以上的为 2 型糖尿病，其中 80% 为无“三多一少”症状的糖尿病为肥胖型 2 型糖尿病。2010 年，中国糖尿病流行病学调查（以糖化血红蛋白≥ 6.5% 作为诊断标准之一）数据显示，中国成人糖尿病患病率高达 11.6%，糖尿病患者人数居全球首位。中国超重与肥胖人群的糖尿病患病率分别为 12.8% 和 18.5%；而在糖尿病患者中超重比例为 41%、肥胖比例为 24.3%、腹型肥胖［腰围≥ 90cm（男）或≥ 85cm（女）］患者高达 45.4%。与白种人相比，中国人肥胖程度较轻，而体脂分布趋向于腹腔内积聚，更易形成腹型肥胖。

## 第二节　肥胖症与 2 型糖尿病的相关性分析

肥胖症的发病率和 2 型糖尿病的发病率呈正相关，随着 BMI 和腰围的增加，2 型糖尿病的发病率也在增加。有研究表明，2 型糖尿病易感基因的变化可引起脂代谢的紊乱，促使肥胖症的发生发展。反之，肥胖引起的脂代谢紊乱或（和）胰岛素抵抗也会影响糖尿病易感基因的表达。

肥胖症和 2 型糖尿病二者存在共同的发病机制，即胰岛素抵抗。肥胖症易患 2 型糖尿病，与肥胖症的亚临床炎症状态有关，比如核因子 Kappa-B、蛋白激酶 C，以及肿瘤坏死因子 -α 等炎性因子，均可干扰胰岛素信号转导系统，使胰岛素受体底物正常的酪氨酸磷酸化受到抑制，减弱胰岛素作用，导致胰岛素抵抗。此外，胰岛素抵抗还与脂肪因子有密切关系，瘦素、脂联素、抵抗素等脂肪因子均参与了肥胖症导致胰岛素抵抗的过程。

# 第三节　肥胖症合并 2 型糖尿病的临床表现及中医证候特点

## 一、肥胖症合并 2 型糖尿病的临床表现

### （一）无症状期

大多数患者表现为中心型肥胖或者周围型肥胖，起病较缓慢，糖尿病表现较轻，不少患者可长期无代谢紊乱症状，有些是在常规体检或就诊其他疾病时发现血糖升高。一般轻中度的肥胖无自觉症状，重度肥胖者则可出现不耐热，活动能力减低，甚至活动时出现气促，睡眠时打鼾。

### （二）临床症状期

随着胰岛素抵抗加重，胰岛 β 细胞功能受损，血糖水平升高，可出现多饮、多尿、多食、体重较前下降的症状，血糖控制不佳者还伴有视物模糊、皮肤瘙痒、女性外阴瘙痒等。急性应激时（如重症感染、创伤、脑卒中、心肌梗死、手术等），可诱发糖尿病酮症酸中毒或高渗性高血糖状态。病程长者可引起微血管、大血管及神经病变，并发多种慢性疾病，如糖尿病性肾病、视网膜病变、动脉粥样硬化、脑卒中、周围神经病变、糖尿病足等。糖尿病容易并发感染性疾病，血糖控制不佳者更容易发生。

## 二、肥胖症合并 2 型糖尿病的中医证候特点

### （一）肥胖症合并 2 型糖尿病的中医病因病机

糖胖病病机复杂，病位广泛，病位以脾胃为中心，涉及心肺肝肾，多为本

虚而标实，本虚为阴虚、气虚、阳虚，标实为痰、湿、热、瘀。正如《景岳全书》中所言：“凡治消之法，最当先辨虚实。”故糖胖病应先辨虚实，但临床上更多的是虚实夹杂，应以四诊合参为依据，灵活地辨证论治。

（二）肥胖症合并 2 型糖尿病的中医证候分型

**1. 肝胃郁热型** 形体肥胖，腹部变大，胸胁或胃脘胀满，口干口苦，烦躁易怒，嗳气，多食易饥，口渴多饮，便秘或小便黄赤，舌红，苔黄，脉弦数。

**2. 湿浊内停型** 形体丰满，皮肉结实，体力正常，心烦胸闷，小便黄赤，大便不爽，舌红，苔腻，脉滑。

**3. 痰郁化热型** 身体肥胖，脘腹坚满或灼痛，烦躁，口干口苦，舌燥，大便秘结，小便赤涩，舌质红，苔黄腻或偏燥，脉滑数。

**4. 痰瘀互阻型** 病程较长，形体尚丰，肢体麻木或刺痛，入夜尤甚，或肌肤甲错，面色晦暗，口唇及舌质紫暗，或舌有瘀点瘀斑，脉涩。

**5. 脾虚湿困型** 形体肥胖，皮肉松软，面色少华，气短乏力，或有头晕、头重，嗜睡少动，四肢倦怠困重，腹胀纳呆，饭后为甚，大便不爽或一日数次，小便频，有时下肢可见凹陷性浮肿，舌淡胖，苔白腻，脉沉。

**6. 阴阳两虚型** 形体较胖，体倦乏力，腰酸腿软，耳鸣眼花，或多饮多尿，或水肿尿少，或五心烦热，自汗盗汗，舌质淡，苔少，脉沉细。

## 第四节　肥胖症合并 2 型糖尿病的中西医治疗

### 一、肥胖症合并 2 型糖尿病的治疗现状

在西医方面，上市的大部分降糖药物，如胰岛素及其类似物、胰岛素促泌剂、胰岛素增敏剂等，都会不同程度地增加体重，加重胰岛素抵抗，使降糖药物剂量增加，形成恶性循环，降糖兼减肥是当今糖尿病新药研发的重要趋势。

在中医方面，随着中医药对糖胖病病因、病机、辨证分型及治疗方法的研究不断深入，取得了明显疗效。但仍存在很多问题，如没有统一的辨证分型、治则和治法，缺乏大样本的临床研究，远期疗效研究较少，临床疗效循证医学证据尚少。今后的研究有必要统一辨证分型和治法，收集大样本数据，从循证医学角度深入探寻治疗规律。

## 二、临床常用的降糖药物

### （一）口服降糖药物

**1. 双胍类药物**　目前常用的双胍类药物是盐酸二甲双胍，其主要药理作用是通过减少肝脏葡萄糖的输出，改善外周胰岛素抵抗而降低血糖。许多指南中推荐二甲双胍作为 2 型糖尿病患者控制高血糖的一线用药和药物联合中的基本用药。剂量为 500 ～ 2000mg/d，二甲双胍疗效呈现剂量依赖效应，其主要不良反应为胃肠道反应。

**2. 磺脲类药物**　磺脲类药物主要有格列本脲、格列美脲、格列齐特、格列吡嗪和格列喹酮。此类药物为胰岛素促泌剂，其主要药理作用是通过刺激胰岛 β 细胞分泌胰岛素，增加体内的胰岛素水平而降低血糖。不良反应主要是低血糖，尤其是老年患者和肝、肾功能不全者容易发生，其还会使体重增加。有肾功能轻度不全的患者宜选择格列喹酮。

**3. 格列奈类药物**　目前常用的有瑞格列奈、那格列奈和米格列奈。此类药物为非磺脲类胰岛素促泌剂，其主要药理作用是通过刺激胰岛素的早时相分泌而降低餐后血糖，需在餐前即刻服用。常见不良反应为低血糖和体重增加，但低血糖的风险和程度较磺脲类药物轻。

**4. 噻唑烷二酮类**　目前常用的有罗格列酮和吡格列酮，其主要药理作用是通过增加靶细胞对胰岛素作用的敏感性而降低血糖。单独使用时不导致低血糖，但与胰岛素或胰岛素促泌剂联合使用时可增加低血糖发生的风险。常见不良反应是体重增加和水肿，其还会使骨折和心力衰竭风险增加。有心力衰竭（纽约心脏学会心功能分级Ⅱ级以上）、活动性肝病或转氨酶升高超过正常上限 2.5

倍，以及严重骨质疏松和有骨折病史的患者，应禁用本类药物。

**5.α－糖苷酶抑制剂** 目前常用的有阿卡波糖、伏格列波糖和米格列醇。其主要药理作用是抑制碳水化合物在小肠上部的吸收而降低餐后血糖。适用于以碳水化合物为主要食物成分和餐后血糖升高的患者。常见不良反应为胃肠道反应。单独服用本类药物通常不会发生低血糖。若使用此类药物出现低血糖时，应使用葡萄糖或者单糖纠正低血糖。

**6. 二肽基肽酶 –4（DPP–4）抑制剂** 目前常用的有西格列汀、沙格列汀、维格列汀、利格列汀和阿格列汀。其主要药理作用是通过抑制 DPP–4 而减少胰高血糖素样肽 –1 在体内的失活，使内源性胰高血糖素样肽 –1 的水平升高，胰高血糖素样肽 –1 以葡萄糖浓度依赖的方式增强胰岛素分泌，抑制胰高糖素分泌。单独使用 DPP–4 抑制剂不增加低血糖发生的风险，DPP–4 抑制剂对体重的作用为中性或轻度增加。在有肾功能不全的患者中使用西格列汀、沙格列汀、阿格列汀和维格列汀时，应注意按照药物说明书来减少药物剂量。在有肝、肾功能不全的患者中使用利格列汀时，不需要调整剂量。胰腺炎、胰腺癌、持续性严重关节痛者，应慎用此类药物。

**7. 胰高血糖素样肽 –1（GLP–1）受体激动剂** 目前我国使用的有艾塞那肽、利拉鲁肽、利司那肽和贝那鲁肽，均需皮下注射。其主要药理作用是通过激动胰高血糖素样肽 –1 受体而发挥降低血糖的作用。胰高血糖素样肽 –1 受体激动剂以葡萄糖浓度依赖的方式增强胰岛素分泌，抑制胰高糖素分泌，并能延缓胃排空，通过中枢性的食欲抑制来减少进食量。故此类药物可有效降低血糖，并有显著降低体重和改善 TG、血压和体重的作用。常见不良反应为胃肠道反应，主要见于初始治疗时，不良反应可随治疗时间延长而逐渐减轻。

**8. 钠－葡萄糖协同转运蛋白 –2（SGLT2）抑制剂** 目前我国使用的有达格列净、恩格列净和卡格列净。其主要药理是通过抑制肾脏肾小管中负责从尿液中重吸收葡萄糖的 SGLT2 降低肾糖阈，促进尿葡萄糖排泄，从而达到降低血液循环中葡萄糖水平的作用。SGLT2 抑制剂单独使用时不增加低血糖发生的风险，联合胰岛素或磺脲类药物时，可增加低血糖发生风险。常见不良反应为生殖泌尿道感染，有极少部分人可出现急性肾损伤、骨折风险和足趾截肢（见于卡格列净）。在重度肾功能不全患者中，因降糖效果显著下降，不建议使用。

### （二）胰岛素

胰岛素是控制血糖最有效的治疗方法，根据不同的分类方式，可分为不同类型的胰岛素。2 型糖尿病发生的机制主要是胰岛素相对不足，当口服降糖药效果不佳或存在口服药使用禁忌时，需使用胰岛素以控制高血糖，并减少糖尿病并发症的发生危险。胰岛素的主要不良反应是低血糖反应。使用胰岛素治疗的人群平均体重增加 4kg，在某些患者中甚至可达 8 ～ 10kg。

## 三、肥胖症合并 2 型糖尿病的降糖药物选择

在选择降糖药物时，必须兼顾血糖和体重，即以降糖同时减轻或不增加体重为宜。如双胍类、胰高血糖素样肽 –1 受体激动剂、α – 糖苷酶抑制剂、DPP–4 抑制剂和 SGLT–2 抑制剂等。对于新诊断超重伴 HbA1c ≥ 9% 的 2 型糖尿病患者，DPP–4 抑制剂联合二甲双胍的固定复方制剂是较理想的治疗选择。对于需要胰岛素治疗的患者，需联合使用至少一种上述降糖药物。体重控制不理想者，可短期或长期联合改善糖代谢的安全减肥药。

## 四、肥胖症合并 2 型糖尿病的饮食管理

糖尿病的医学营养治疗（MNT）是被共识推荐的，糖胖病者更需要进行 MNT。我国暂无相应国家立法的注册营养师（RD）管理制度，但《2013 版中国糖尿病医学营养治疗指南》均建议 MNT 由营养师或医师完成。

### （一）控制总能量摄入

糖胖病者需要减重，控制热量摄入是关键。减重 5% 即能获益，一般建议减重 7 ～ 10%，在安全可行情况下可制订减重 15% 的目标。在热量的制订上，参考身高、体重、活动量、年龄等因素，以 15 ～ 20kcal/kg（理想体重）为目标。

### （二）营养均衡的饮食

糖胖病的饮食，对于三大营养素（宏量营养素）的比例，目前权威指南并

未做出具体推荐，认为宏量营养素并没有理想比例，跟大众没有明显的差别，应该根据饮食行为、喜好及代谢目标制订个体化计划。但差距过大会使膳食结构失衡，导致营养素缺乏或过剩。目前我国糖尿病营养指南的建议：碳水化合物 45% ～ 60%、蛋白质 15% ～ 20%、脂肪 25% ～ 35%，与健康成人推荐比例一致。

相比与过分强调比例，更建议注重膳食结构的均衡，建议采取均衡膳食模式，食物多样化，注意搭配，避免维生素和矿物质缺乏。

无论糖尿病还是肥胖症患者，都应慎重选择碳水化合物，主食定量，优选高纤维高饱腹感，高微量营养素（维生素、微量元素），少添加糖、钠、脂肪的食物，同时结合血糖生成指数及血糖负荷的概念进行选用。建议增加全谷、杂豆、薯类的摄入，应占主食摄入量的 1/3。强调膳食纤维的摄入，不但有利于增加饱腹感，控制摄食量，还能帮助调节血糖、血脂及调节肠道菌群，推荐每日摄入量为 25 ～ 30g 或 10 ～ 14g/1000kcal。在蛋白质摄入量上的证据仍有限，部分研究提示，适当高蛋白饮食有利于体重的控制、肌肉量的维持，避免反弹及降低空腹血糖。高蛋白饮食需兼顾肝肾功能、尿酸等情况，建议优选高蛋白低脂食物，如白肉、大豆制品、奶蛋等，减少或避免加工肉类。对于肾功能受损者，不建议蛋白质摄入低于 0.8g/kg，否则无法获益。限制脂肪等摄入，优化脂肪酸的摄入比强调脂肪量的摄入更重要，需限制饱和脂肪的摄入量使之不超过能量比的 10%，限制反式脂肪酸的摄入使控制在能量比 2% 以内，越低越好。增加单不饱和脂肪酸和多不饱和脂肪酸的摄入。

（三）膳食模式

可应用于糖胖病的膳食模式有多种，如地中海饮食、DASH 饮食、低脂饮食、素食、低碳饮食、高蛋白饮食、原始饮食等。目前尚无充分证据证明糖胖病更应该以哪种模式为首选，可能更倾向于地中海饮食和 DASH 饮食。每种模式都能起到控制体重及降低血糖的效果，无论何种模式，只要注重了食物多样化选择，注意整体膳食来源于多组别食物，都能被接纳。主要还是强调食物的选择，包括：增加非淀粉类蔬菜的摄入，最少量摄入添加糖、钠及精细谷物，首选新鲜完整的食物而非高度加工食物。在血糖控制欠佳的糖胖病者，建议进一步限制碳水化合物的摄入，在安全情况下，可考虑低碳饮食。低碳饮食虽可快速降低体重，并且有较好改善血糖的作用，但仍具争议，某些特殊人群，如慢性肾脏病、进食紊乱、孕妇儿童者不建议。

### （四）其他

不推荐饮酒，如饮酒，男性不超过 2 个酒精单位，女性不超过 1 个酒精单位。糖醇或非营养性甜味剂是安全的，但应谨慎选择，目前证据不能确定其长期摄入的降糖或减重作用，甚至有研究发现其有增重倾向。

## 五、肥胖症合并 2 型糖尿病的运动管理

运动在糖胖病的综合治疗中发挥着重要作用，合理运动可以增加胰岛素的敏感性，增加机体的基础代谢率，有利于控制血糖，减轻体重。若血糖＞14 ～ 16mmol/L，有明显的低血糖症或者血糖波动较大，有糖尿病急性代谢并发症，以及各种心肾等器官严重慢性并发症者，暂不适宜运动。患者应根据不同程度的肥胖和并发症，制订个体化运动方式，制订不同运动方式、频率、强度。运动时心率以（220 －年龄）×（70% ～ 80%）为适度，中等强度运动包括快走、打太极拳、骑车、打高尔夫球和园艺活动，较强体育运动包括舞蹈、有氧健身、慢跑、游泳、骑车上坡。需要注意的是，运动前后要预防低血糖，预防关节疼痛和不适。

## 六、肥胖症合并 2 型糖尿病的中药内服治疗

糖胖病患者典型的“三多一少”症状并不突出，然而其他临床症状多，病情复杂，因此，不能单纯以益气生津、滋阴清热法进行治疗，而要根据五脏相关理论，从五脏论治，整体调理。首先应以脾胃为中心，多使用益气健脾之药。另外，根据辨证论治，兼顾肾、肝、心、肺。

### （一）中药复方

**1. 肝胃郁热证**　治宜开郁清胃，滋阴降火，通腑泄浊，方选开郁清热方，

由黄连、大黄、柴胡、黄芩、枳实、清半夏等组成。方中以柴胡、黄芩疏泄少阳郁滞，宣透邪热；枳实、黄连、大黄疏泄胃肠，清泄阳明邪热；清半夏与大黄配伍，辛开苦降，开畅中焦。

**2. 湿浊内停证** 治宜燥湿化痰，理气和中，方选苍术二陈汤加减。方中半夏辛温性燥，善能燥湿化痰，陈皮理气燥湿祛痰，燥湿以助半夏化痰之力，理气可使气顺痰消，则胸闷心烦诸症俱消；痰由湿生，湿自脾来，故佐茯苓健脾渗湿，苍术、白术健脾燥湿，复用少许乌梅，与半夏相伍，散中有收，使祛痰而不伤正，酌加藿香、佩兰芳香除湿化浊。

**3. 痰郁化热证** 治宜健脾益气，清热化痰，方选参苓白术散合用温胆汤加减。此型乃脾虚湿困日久成痰，痰郁化热所致，故治疗以参苓白术散益气健脾，合温胆汤理气化痰，清胆和胃。若痰热内蕴明显，酌加黄连、栀子、瓜蒌、茵陈、竹茹、虎杖、大黄等清热化痰。

**4. 痰瘀互阻证** 治宜化痰活血化瘀，方选血府逐瘀汤合导痰汤加减。此型病程较长，瘀血较重，但形体尚丰，表明亦有痰湿为患，故治疗上应活血祛瘀兼燥湿祛痰。肢体刺痛明显者，加用鸡血藤活血舒筋通络；肢体麻木为甚者，酌加白芥子祛皮里膜外之痰。

**5. 脾虚湿困证** 治宜健脾益气化湿，方选参苓白术散加减。方中人参甘温益气，健脾养胃，白术苦温，健脾燥湿中，茯苓甘淡，健脾渗湿，共为君药；山药、莲子肉助参健脾益气，兼能止泻，白扁豆、薏苡仁助白术、茯苓健脾渗湿，佐用砂仁醒脾和胃，行气化滞，桔梗宣肺利气，以通调水道，又载药上行，以益肺气；炙甘草健脾和中，调和诸药。

**6. 阴阳两虚证** 治宜滋阴温阳益肾，方选金匮肾气丸加减。方中熟地黄、山茱萸、枸杞子固肾益精；山药滋补脾阴，固摄精微；茯苓健脾渗湿；肉桂、附子温肾助阳，五味子、菟丝子益肾收摄；丹参、赤芍活血养血；炙甘草调和诸药。偏于肾阳虚者，可加用淫羊藿、补骨脂、肉苁蓉、巴戟天等温补肾阳；偏于肾阴虚者，可加用龟甲、玄参、麦冬、沙参等滋补肾阴。

### （二）单味中药

单味中药治疗糖胖病的特点是多机制、多靶点、多途径的协同作用。糖胖病患者最常用的中药为茯苓、黄芪、白术、生地黄、党参，常用的为补气药、清热药、利水渗湿药及活血化瘀药。根据相关文献，对常用药物的现代中药药理作用进行归纳统计，发现其作用机制主要是降糖、降脂、抗氧化应激、提高组织耐缺氧能力、抑制醛糖还原酶、抑制糖基反应等。黄精、葛根、苦瓜、罗汉果、麦冬、人参等中药具有降糖作用，还能降脂、抗氧化，同时改善2型糖尿病的症状及并发症。另外，黄连等清热解毒中药能够通过保护胰岛细胞，改善胰岛素抵抗，调节糖脂代谢、胰高血糖素样肽-1、炎症因子和肠道菌群等，从而降低血糖。

### （三）中成药

**1. 津力达**　是由人参、黄精、苍术、苦参、麦冬等多种中药制成的复方制剂，可以改善线粒体功能，增加脂肪酸氧化，促进葡萄糖的摄取，改善胰岛素抵抗及细胞的脂质沉积。

**2. 复方丹蛭降糖胶囊**　可以通过改善脂肪组织内分泌功能，减轻瘦素抵抗，进而改善胰岛素抵抗，调节脂代谢紊乱，防治或延缓糖尿病血管并发症。

**3. 消渴脂平胶囊**　是由人参、黄精、制何首乌、葛根、泽泻、桑叶、山楂组成的复方制剂，有降糖、降脂、减重、改善胰岛素抵抗的作用。

**4. 清热祛浊胶囊**　是由桑白皮、黄连、知母、枳实、泽泻、茯苓、大黄等中药制成的复方制剂，不仅可以降低血糖，还有降脂作用。

**5. 降糖胶囊**　是由人参、知母、三颗针、干姜、五味子及人参茎叶皂苷组成的复方制剂，对血糖、血脂的代谢及胰岛素抵抗有改善作用。

**6. 冬连胶囊**　是由麦冬多糖、黄连生物碱组成的复方制剂，可降低血脂和血糖水平，减轻机体胰岛素抵抗，保护胰岛细胞，从而改善胰岛 β 分泌功能。

## 七、肥胖症合并2型糖尿病的中医特色治疗

### （一）针灸治疗

针灸作为治疗糖胖病不可替代的疗法之一，通过调节脏腑阴阳平衡，疏通气血经络，从而对机体的糖脂代谢起到很好的调节作用，采用了活血祛瘀通脉、

益气养阴、补虚泻实的原则。

主穴：肺俞、脾俞、胃俞、肾俞、胰俞穴、胃脘下俞、足三里、三阴交。

配穴：胃肠腑热证加曲池、合谷、内庭，脾虚湿阻证加丰隆、阴陵泉、中脘、气海，气阴两虚证加支沟、太溪，肝郁气滞证加太冲、曲泉、侠溪、期门，肾气不足证加关元、支沟、照海。

### （二）穴位埋线

穴位埋线将可吸收羊肠线利用特殊针具埋入穴位，以达到调节脂质代谢、减轻胰岛素抵抗的作用，是针灸的改良与延伸，弥补传统针刺减肥扎针次数多的缺陷。

主穴：中脘、下脘、气海、关元、梁丘（双侧）。

辅穴：滑肉门、外陵、大横（双侧）。

配穴：脾虚湿滞证取足三里、天枢，湿热内蕴证取曲池、支沟，冲任失调证取血海、三阴交、带脉。

### （三）穴位贴敷

穴位贴敷主要为中药敷脐疗法，多选用泻下通腑药，如大黄、番泻叶等以通腑泄浊，可加用健脾渗湿药，如白术、茯苓等。临床上与针灸配合治疗的疗效更佳。

### （四）推拿治疗

推拿可以使机体内糖分解代谢加速，促使血糖水平降至正常，减少脂肪堆积。可以分为全身肌肉推拿、腹部推拿、背部推拿，其中腹部推拿还可以抑制患者饥饿感，使之食欲减退，摄入减少。此外，还可采用按揉背部胰俞穴，轻摩胰脏在腹壁投影区，以提高胰腺的功能。

### （五）耳穴压豆

耳穴压豆对调控血脂和血糖可起到一定的作用，临床上常用于辅助其他疗法。

主穴：胃、三焦、内分泌、胰、皮质下。

配穴：胃肠实热证患者增加大肠、脾，肝胃郁热证患者增加肝、大肠，气滞痰阻证患者增加脾、肝，脾虚痰湿证患者增加脾、肾，气阴两虚证取肾、三焦、肺，脾肾阳虚证加肾穴。

## 八、肥胖症合并 2 型糖尿病的中医食疗

近年来，药膳减肥因为操作简单，效果明显，且副作用较小，受到越来越多人的青睐，应选择高营养、高膳食纤维、低热量的食物，多具有利水消肿、降脂消食的作用。食疗主要分为以下三种。

### （一）果蔬类

如黄瓜、冬瓜、白萝卜、生山楂、黑木耳、山楂汁等。

### （二）茶疗类

如红茶类，如乌龙茶、普洱茶等。

### （三）药疗类

如绿豆海带汁饮用、玉米须泡茶、荷竹瓜蒌茶包、红枣番泻叶茶等。

# 第九章　肥胖症合并痛风与高尿酸血症

## 第一节　定义及流行病学特点

随着人们的生活方式和膳食结构发生变化，肥胖症的患病率越来越高。肥胖症往往合并血尿酸（serum uric acid，SUA）水平的增高。高尿酸血症（hyperuricemia）是各种原因引起嘌呤代谢异常，继而导致人体血液中血尿酸浓度异常增高的一种疾病。高尿酸血症是痛风发作的基础，高尿酸血症不仅能够引发痛风，还能够加重肥胖症。我国颁布的《无症状高尿酸血症合并心血管疾病诊治建议中国专家共识》明确指出，腹型肥胖是高尿酸血症的危险因素之一。可见，肥胖症与高尿酸血症互为因果，相互作用，形成恶性循环。目前，肥胖症伴发高尿酸血症呈现发病年龄年轻化的趋势，对患者的生活质量造成了恶劣影响，严重危害患者的身心健康。

## 第二节　肥胖症与痛风、高尿酸血症的相关性分析

在正常情况下，体内血尿酸含量维持着动态平衡，合成增多或排泄障碍均可能导致血尿酸异常增高，进而发生高尿酸血症。肥胖症引发高尿酸血症的可能机制有以下几个方面。

## 一、血尿酸在肝脏内合成过多

肥胖症患者进食过多而消耗较少，过多的脂肪蓄积在皮下、腹部和内脏器官，使核酸总量增加，经过嘌呤代谢后则血尿酸合成明显增加。

## 二、肾脏排泄减少

胰岛素抵抗是使肾脏血尿酸排泄减少的主要原因。大量研究表明，肥胖症可以导致胰岛素抵抗，胰岛素抵抗可使肾脏近曲小管细胞表面的 $Na^{+}$–$H^{+}$ 泵活性亢进，进而使尿液重吸收作用增强，故可导致水钠潴留和尿液酸化。尿液酸化可使尿酸–阴离子交换体将更多的有机酸阴离子转运至肾小管，同时再将尿酸转运回肾小管上皮细胞，从而使尿酸重吸收增加，排泄减少。

## 三、脂肪因子的作用

主要因子有三种：① Visfatin。主要来源于内脏脂肪，与体质量、BMI、腰围、臀围、空腹血糖等呈正相关性。②抵抗素。是一种肽类激素，在腹部脂肪中高表达，可加重组织的胰岛素抵抗，使血尿酸水平增加。③瘦素。是肥胖基因转录翻译的产物，由脂肪细胞分泌。有研究表明，人血清瘦素水平与血尿酸呈正相关性，提示瘦素可能参与了尿酸的代谢过程。

高尿酸血症也能促进肥胖症的发生和发展。高尿酸血症水平增高能使血清瘦素水平降低，继而促使胰岛素分泌增多，从而抑制内脏脂肪的分解和增加甘油三酯在非脂肪细胞的堆积。

# 第三节　肥胖症合并痛风、高尿酸血症的临床表现及中医证候特点

## 一、肥胖症合并痛风与高尿酸血症的临床表现

肥胖痛风患者更易累及足跗及足跟等其他负重关节。由于多种原因导致体内膏脂堆积过多，体重异常增加，身体肥胖，并多伴有头晕乏力、神疲懒言、少动气短等症状的一类病证。由于风、寒、湿、热等邪气痹阻经络，导致肢体筋骨肌肉等处发生疼痛重着酸楚、麻木，或关节屈伸不利、僵硬、肿大、变形等症状。

## 二、肥胖症合并痛风与高尿酸血症的中医证候特点

肥胖症有在脾、在肾、在心肺的不同，临证时需加详辨。身体重着，神疲乏力，腹大胀满，头沉胸闷，病变主要在脾；病久及肾，腰膝酸软疼痛，动则气喘，形寒肢冷，下肢浮肿，夜尿频多；病在心肺者，则见心悸气短，少气懒言，神疲自汗。若合并痛风，则可能出现局部关节的红肿热痛表现，大部分患者可在本虚基础上，出现风、寒、湿、热、瘀邪气痹阻筋骨肌肉脉络的临床症状。

# 第四节　肥胖症合并痛风与高尿酸血症的中西医治疗

## 一、肥胖症合并痛风与高尿酸血症的治疗现状

因为肥胖症、痛风、高尿酸血症三者互相影响，所以，在积极治疗肥胖症的同时，后两者的治疗尤为关键。目前痛风、高尿酸血症患者控制现状并不理想，多数患者并没有接受正规的降尿酸治疗。近半数患者（45.2%）仅在急性期才进行治疗。中国痛风降尿酸治疗血尿酸 3 个月达标率仅为 29.12%，6 个月达标率也仅有 38.20%，这是来自中国风湿病数据中心（CRDC）6814 例痛风患者的数据。文献资料提示，美国痛风患者长期坚持每日口服降尿酸药物的比例高达 80%。而中国的 CRDC 的数据提示，在第一次急性痛风发作后，1 个月后的复诊率仅为 20% 左右（2015 年为 19.5%，2016 年为 20.7%），6 个月后的复诊率更是大幅下降（2015 年为 1.6%，2016 年为 3.9%）。来自南通大学附属医院的数据提示，仅有不到 1/10 痛风患者（9.6%）可以做到长期坚持每日口服降尿酸药物。哪怕是全国知名的北京协和医院的数据，可以做到长期坚持每日口服降尿酸药物的患者，也仅有 21.6%。以上数据意味着，80% ～ 90% 中国痛风患者，由于各种原因，并不能获得有效的降尿酸治疗。

## 二、临床常用的降尿酸及止痛药物

### （一）抑制尿酸合成的药物——黄嘌呤氧化酶抑制剂

#### 1. 别嘌呤醇

（1）用法用量　①小剂量起始，逐渐加量。初始剂量每次 50mg，每日 2 ～ 3 次。小剂量起始可以减少早期治疗开始时的烧灼感，也可以规避严重的别嘌呤醇相关的超敏反应。2 ～ 3 周后增至每日 200 ～ 400mg，分 2 ～ 3 次服

用；严重痛风者每日可用至 600mg。维持量成人每次 100 ～ 200mg，每日 2 ～ 3 次。②肾功能下降时，如 Ccr ＜ 60mL/min，别嘌呤醇应减量，推荐剂量为 50 ～ 100mg/d，Ccr ＜ 15mL/min 禁用。需要多饮水，碱化尿液。

（2）禁忌 对别嘌呤醇过敏、严重肝肾功能不全和明显血细胞低下者，孕妇、有可能怀孕妇女，以及哺乳期妇女禁用。

**2. 非布司他** 是一种特异性黄嘌呤氧化酶抑制剂，效果显著，能有效降低尿酸至目标水平。与别嘌醇相比，非布司他阻止痛风发作的疗效与药物不良反应的发生率相似，但抑制尿酸生成的强度更高。非布司他主要经肝脏代谢，代谢产物经尿液和粪便排出。非布司他在体内通过两种途径广泛代谢，一条途径为通过二磷酸尿苷葡萄糖苷酸转移酶（UGT），包括 UGTlAl、UGTlA3、UGTlA9 和 UGT287 共价结合；另一条途径为通过细胞色素 P450（CYP），包括 CYPlA2、2C8 和 2C9 和非 P450 酶氧化代谢。轻度至中度肝功能损伤（Child-Pugh 分级 A 和 B）患者的非布司他药代动力学不受影响。服用的非布司他中不到 5% 的药物以原型经尿液排出。严重肾功能不全患者药时曲线下面积增加 1.8 倍，但轻度至中度肾功能不全（肌酐清除率 30 ～ 80mL/min）患者的服药剂量无须调整。

（1）用法用量 非布司他片的口服推荐剂量为 40mg 或 80mg，每日 1 次。推荐非布司他片的起始剂量为 40mg，每日 1 次。如果两周后血尿酸水平仍不低于 6mg/dL（约 360μmol/L），建议剂量增至 80mg，每日 1 次。给药时，不必考虑食物和抗酸剂的影响。注意事项：肝功能不全者：轻、中度肝功能不全（Child-Pugh A、B 级）的患者不必调整剂量。尚未进行重度肝功能不全者（Child-Pugh C 级）使用非布司他的疗效及安全性研究，因此，此类患者应慎用非布司他。肾功能不全者：轻、中度肾功能不全（肌酐清除率 30 ～ 89mL/min）的患者不必调整剂量。推荐的非布司他起始剂量为 40mg，每日 1 次。如果两周后血尿酸水平仍不低于 6mg/dL，建议剂量增至 80mg，每日 1 次。尚无严重肾功能不全（肌酐清除率＜ 30mL/min）患者的充足研究数据，因此，此类患者应慎用非布司他。

（2）禁忌 本品禁用于正在接受硫唑嘌呤、巯嘌呤治疗的患者。

（3）注意事项 痛风发作在服用非布司他的初期，经常出现痛风发作频率增加。这是因为血尿酸浓度降低，导致组织中沉积的尿酸盐动员。为预防治疗初期的痛风发作，建议同时服用非甾体类抗炎药或秋水仙碱。在非布司他治疗期间，如果痛风发作，不必中止非布司他治疗。应根据患者的具体情况，对痛风进行相应治疗。心血管事件：在随机对照研究中，相比使用别嘌醇，使用非布司他治疗的患者发生心血管血栓事件（包括心血管死亡、非致死性心肌梗死、非致死性脑卒中）的概率较高，其中非布司他为0.74/100例患者/年（95% CI：0.36～1.37），别嘌醇为0.60/100例患者/年（95% CI：0.16～1.53）。尚未确定非布司他与心血管血栓事件的因果关系。用药时注意监测心肌梗死和脑卒中的症状及体征。

**3. 非布索坦** 2009年在美国食品药品监督管理局批准了一种治疗高尿酸血症的痛风药物——非布索坦（Febuxostat，商品名ULORIC），为非嘌呤类黄嘌呤氧化酶选择性抑制剂。该药的服用剂量为40mg或80mg，每日1次。

## （二）增加尿酸排泄的药物

**1. 苯溴马隆**

（1）适应证 原发性和继发性高尿酸血症，痛风性关节炎间歇期及痛风结节肿等。长期使用对肾脏没有显著影响，可用于Ccr＞20mL/min的肾功能不全患者。对于Ccr＞60mL/min的成人不必减量，每日50～100mg。通常情况下服用苯溴马隆6～8天血尿酸明显下降，降血尿酸强度及达标率强于别嘌呤醇，坚持服用可维持体内血尿酸水平达到目标值。长期治疗1年以上（平均13.5个月）可以有效溶解痛风石。该药与降压、降糖和调脂药物联合使用没有药物相互影响。

（2）用法用量 成人开始剂量为每次口服50mg，每日1次，早餐后服用。用药1～3周检查血尿酸浓度，在后续治疗中，成人及14岁以上患者每日50～100mg。

（3）注意事项 治疗期间需大量饮水以增加尿量（治疗初期饮水量不得少于1500～2000mL），以促进尿酸排泄，避免排泄尿酸过多而在泌尿系统形成结石。在开始用药的前2周，可酌情给予碳酸氢钠或枸橼酸合剂，使患者尿液的 pH 调节在 6.2 ～ 6.9 之间。定期测量尿液的酸碱度。

不良反应：可能出现胃肠不适、腹泻、皮疹等，较为少见。罕见肝功能损害，国外报道发生率为 1/17000。

（4）禁忌　对本品中任何成分过敏者。严重肾功能损害者（肾小球滤过率低于 20mL/min）及患有严重肾结石的患者，孕妇、有可能怀孕妇女，以及哺乳期妇女禁用。

**2. 丙磺舒**

（1）用法用量　成人一次 0.25g，每日 2 次，一周后可增至一次 0.5g，每日 2 次。根据临床表现及血和尿尿酸水平调整药物用量，原则上以最小有效量维持。注意事项：不宜与水杨酸类药、阿司匹林、依他尼酸、氢氯噻嗪、保泰松、吲哚美辛及口服降糖药同服。服用本品时应保持摄入足量水分（每日 2500mL 左右），防止形成肾结石，必要时同时服用碱化尿液的药物。定期检测血和尿 pH 值、肝肾功能及血尿酸和尿尿酸等。

（2）禁忌　①对本品及磺胺类药过敏者。②肝肾功能不全者。③伴有肿瘤的高尿酸血症者，或使用细胞毒的抗癌药、放射治疗患者，均不宜使用本品，因可引起急性肾病。有尿酸结石的患者属于相对禁忌证，也不推荐儿童、老年人、消化性溃疡者使用。痛风性关节炎急性发作症状尚未控制时不用本品。如在本品治疗期间有急性发作，继续应用原来的用量，同时给予秋水仙碱或其他非甾体抗炎药治疗。

**（三）止痛药**

秋水仙碱、非甾体类消炎药，如依托考昔、塞来昔布、双氯芬酸钠等。

## 三、肥胖症合并痛风与高尿酸血症的药物选择

（1）主要包括抑制消化吸收、抑制中枢食欲和增加能量消耗、加速新陈代谢三大类不同减肥机制的药物。主要有奥利司他、盐酸氯卡色林、芬特明－托吡酯、纳曲酮－安非他酮复方制剂等，但是这些减肥药物副作用较大，临床上难以广泛应用。

（2）痛风药物：非布司他、苯溴马隆、别嘌醇。

（3）碱化尿液药物：碳酸氢钠片。

## 四、肥胖症合并痛风与高尿酸血症的饮食管理

### （一）总原则

合理的摄入，戒酒，限烟。多给予蔬菜摄入，蔬菜多属于碱性食物。低热量饮食、低脂饮食、低碳水化合物饮食、轻断食模式。

### （二）合理控制热量

儿童要考虑其生长发育的需要，老年人则要注意有无并发症存在。对热量的控制，一定要循序渐进，逐步降低，以增加其消耗。对于正处于发育期的青少年来说，应以强化日常体育锻炼为主，千万不可盲目控制饮食，以免发生神经性厌食。在低热量饮食中，蛋白质供给量不可过高，其食物蛋白质的供给量应当占饮食总热量的20%～30%，即每天供给蛋白质50～75g为宜。

### （三）限制脂肪

过多摄入脂肪可引起糖尿病酮症酸中毒，加重痛风和高尿酸血症的病情。肥胖者饮食中脂肪应控制在总热量的10%～25%。

### （四）限制糖类

糖类供给应占总热量的40%～55%为宜。含单糖食品，如蔗糖、麦芽糖、果糖、蜜饯及甜点心等，应尽量少吃或不吃。凡食物纤维多的食物可适当食用。

### （五）保证维生素和无机盐的供应

新鲜水果和蔬菜含有丰富的维生素，可选择食用。适用于减肥者食用的蔬菜有角瓜、黄瓜、冬瓜、萝卜、油菜、芹菜、绿豆芽、韭菜、白菜、洋葱、菜花、生菜、海带、木耳等，水果有西瓜、柚子、莓、桃、苹果、橙子等。

### （六）限制食盐

食盐能引起口渴，并能刺激食欲和增加体重，应限制食盐的摄取。

### （七）烹调方法及餐次

宜采用蒸、煮、烧、烤等烹调方法，忌用油煎、炸的方法，煎炸食物含脂肪较多，并刺激食欲，不利于减肥。进食餐次应因人而异，通常为三餐。

## 五、肥胖症合并痛风与高尿酸血症的运动管理

（1）应选择有氧运动，避免超负荷运动，循序渐进，适时调整。

（2）选择合适的运动方法，避免痛风急性期运动。

## 六、肥胖症合并痛风与高尿酸血症的中药内服治疗

### （一）中药复方

**1. 脾虚痰湿**　中药组成有党参、黄芪、白术、苍术、茯苓、陈皮、半夏、薏苡仁、炙甘草、丹参、苍术、荷叶、决明子等，每日1剂，水煎2次，取汁300mL，分2次口服，连续12周。

**2. 脾肾亏虚，湿热瘀阻**　土茯苓30g，粉萆薢30g，丹参15g，关黄柏15g，苍术15g，薏苡仁30g，桑枝20g，车前草30g，蚕沙15g，僵蚕10g，杜仲15g，牡丹皮20g，半夏10g，独活15g，丝瓜络15g，甘草5g等，每日1剂，水煎2次，取汁300mL，分2次口服，连续12周。

### （二）单味中药

（1）黄连、半夏二药共奏辛开苦降、调畅气机之功；瓜蒌甘寒，助半夏化痰开结；陈皮理气燥湿祛痰；泽泻味甘、淡，性寒，利水渗湿，泄热化浊降脂；苍术取其敛脾精、止漏浊之功；茯苓健脾化湿。

（2）祛痰化浊、利湿降脂的有生大黄、虎杖、苍术、泽泻、茵陈等；活血化瘀、减肥祛脂的有丹参、益母草、生山楂、鸡血藤、川芎等；滋阴养血、减肥降脂的有墨旱莲、生地黄、山茱萸、枸杞子、灵芝。

### （三）中成药

**1. 健脾渗湿颗粒**　功效：健胃和胃，消食止泻。用法：每次 1 ～ 2 袋，每日 3 次。

**2. 痛风定胶囊**　功效：清热祛湿，活血通络定痛。用法：每次 3 ～ 4 粒，每日 3 次。

**3. 参苓白术丸**　功效：健脾益气。用法：每次 1 袋，每日 3 次。

## 七、肥胖症合并痛风与高尿酸血症的中医特色治疗

### （一）针灸治疗

**1. 电针组**　取穴：中脘、水分、天枢、滑肉门、大横、带脉、曲池、支沟、阴陵泉、足三里、丰隆、三阴交，针刺局部酸胀得气后在天枢、大横处加用电针，左右各一组，每次留针 30 分钟，治疗隔日 1 次，10 次为 1 个疗程，共治疗 3 个疗程。

**2. 阴阳调理灸**　分别在腹部关元和神阙穴施用阴阳调理灸之药饼灸，于背部命门穴、脾俞（双）、肾俞（双）穴处施用药饼灸，腹部及背部穴位施灸时长均为 30 分钟，隔日 1 次，共治疗 3 个疗程。

### （二）埋线治疗

脾、胃、大肠的背俞穴和募穴配合埋线治疗。每两周治疗 1 次，4 周为 1 个疗程，共治疗 8 周。

### （三）穴位贴敷

药物组成：由吴茱萸、肉桂、三棱、莪术、天南星、大黄，上述药物等量为末，以生姜汁调和为 1cm 大小的药饼，放置在中脘、关元、气海、天枢、水道、大横穴位上，用 5cm 大小的方块胶布固定保留 2 ～ 6 小时后，由患者自行取下。

### （四）推拿治疗

**1. 摩腹法**　以脐为中心，医者用左手掌心附着于患者腹部，以腕关节连同前臂按顺时针方向连续旋转环摩，以腹部微微发热为度。

**2. 运腹法** 医者用左手掌根部抵在患者腹部，通过腕关节的伸屈运动，带动掌根部着力，将腹部弧形推向对侧，继而以手指的螺纹面着力，将腹部向同侧做弧形回带，周而复始，操作宜缓慢，以局部微发热为度。

**3. 局部点穴法** 以拇指指腹点按中脘、下脘、天枢（双侧）、大横穴（双侧）、气海、关元，按压到一定深度后，稍微停留，以得气为度。20 分钟 / 次，1 次 / 日，5 次为 1 个疗程，每个疗程之间休息 2 日，连续治疗 4 个疗程。

## 八、肥胖症合并痛风与高尿酸血症的中医食疗

### （一）冬瓜薏苡仁粥

冬瓜 100g，薏苡仁 50g，喝汤，可健脾清热，既可在急性期用，也可以在痛风的早期使用。

### （二）冬瓜汁

用冬瓜 100g，加冷开水 300g，加入搅拌机中搅拌后，滤去，每 2 天一次。适用于痛风急性期和有结石的患者，长期饮酒的患者也可服用。

### （三）荷叶茶

取夏天鲜荷叶晒干后，每次取 30g 左右泡茶，适用于肥胖、血脂高的患者。

### （四）土茯苓首乌茶

取土茯苓 20g，何首乌 20g，每天泡茶代替茶叶。可养肝益肾，清热解毒，适用于缓解期血尿酸增高的患者，也可用于经常饮酒的痛风患者。

### （五）三七粉

取云南文山三七，打成粉，过 60 目筛，每天 3g，可以降血脂，减少高血压并发症的发生，适合痛风患者长期服用。

# 第十章　肥胖症合并高血压

## 第一节　定义及流行病学特点

高血压（hypertension）是指以体循环动脉血压（收缩压和/或舒张压）增高为主要特征（收缩压≥140mmHg，舒张压≥90mmHg），可伴有心、脑、肾等器官的功能或器质性损害的临床综合征。高血压是最常见的慢性病，也是心脑血管病最主要的危险因素。

根据2002年调查数据，我国18岁以上成人高血压患病率为18.8%。按2010年我国人口的数量与结构，目前我国约有2亿高血压患者，每10个成年人中就有2人患有高血压，约占全球高血压总人数的1/5。在我国高血压人群中，绝大多数是轻、中度高血压（占90%），轻度高血压占60%以上。血压正常高值水平人群占总成年人群的比例不断增长，尤其是中青年，已经从1991年的29%增加至2002年的34%，是我国高血压患病率持续升高和患病人数剧增的主要来源。估计我国每年新增高血压患者1000万人。

## 第二节　肥胖症与高血压的相关性分析

身体脂肪含量与血压水平呈正相关。人群中体重指数（BMI）与血压水平呈正相关，BMI每增加3kg/m$^2$，4年内发生高血压的风险，男性增加50%，女性增加57%。我国24万成人随访资料的汇总分析显示，BMI≥24kg/m$^2$者发生高血压的风险是体重正常者的 3 ～ 4 倍。身体脂肪的分布与高血压发生也有关。腹部脂肪聚集越多，血压水平就越高。腰围男性≥ 90cm 或女性≥ 85cm，发生高血压的风险是腰围正常者的 4 倍以上。原因可能是肥胖症患者多饮食不健康，如高脂、高盐饮食，缺乏锻炼，这些不良因素都是血管硬化的危险因素，从而导致血压升高。

## 第三节　肥胖症合并高血压的临床表现及中医证候特点

### 一、肥胖症合并高血压的临床表现

高血压的症状因人而异，早期可能无症状或症状不明显，常见的是头晕、头痛、颈项板紧、疲劳、心悸等。仅仅会在劳累、精神紧张、情绪波动后发生血压升高，并在休息后恢复正常。随着病程延长，血压出现明显的持续升高，逐渐会出现各种症状，此时被称为缓进型高血压。缓进型高血压常见的临床症状有头痛、头晕、注意力不集中、记忆力减退、肢体麻木、夜尿增多、心悸、胸闷、乏力等。高血压的症状与血压水平有一定关联，多数症状在紧张或劳累后可加重，清晨活动后血压可迅速升高，出现清晨高血压，导致心脑血管事件多发生在清晨。

当血压突然升高到一定程度时，甚至会出现剧烈头痛、呕吐、心悸、眩晕等症状，严重时会发生神志不清、抽搐，这就属于急进型高血压和高血压危重症，多会在短期内发生严重的心、脑、肾等器官的损害和病变，如中风、心肌梗死、肾功能衰竭等。症状与血压升高的水平并无一致的关系。

继发性高血压的临床表现主要是有关原发病的症状和体征，高血压仅是其症状之一。继发性高血压患者的血压升高可具有其自身特点，如主动脉狭窄所致的高血压可仅限于上肢，嗜铬细胞瘤引起的血压增高呈阵发性。

## 二、肥胖症合并高血压的中医证候特点

高血压的发生主要缘于七情六欲过度、饮食劳伤及年老体衰，病位在心、肝、脾、肾，病性有实有虚，也有虚实夹杂者。

### （一）肝火上炎证

证候：以头晕胀痛、面红目赤、烦躁易怒为主症，兼见耳鸣如潮、胁痛口苦、便秘溲黄等症，舌红，苔黄，脉弦数。

### （二）痰湿内阻证

证候：以头重如裹为主症，兼见胸脘痞闷、纳呆恶心、呕吐痰涎、身重困倦、少食多寐等症，苔腻，脉滑。

### （三）瘀血内阻证

证候：以头痛如刺、痛有定处为主症，兼见胸闷心悸、手足麻木、夜间尤甚等症，舌质暗，脉弦涩。

### （四）阴虚阳亢证

证候：以眩晕、耳鸣、腰酸膝软、五心烦热为主症，兼见头重脚轻、口燥咽干、两目干涩等症，舌红，少苔，脉细数。

### （五）肾精不足证

证候：以心烦不寐、耳鸣腰酸为主症，兼见心悸健忘、失眠梦遗、口干口渴等症，舌红，脉细数。

### （六）气血两虚证

证候：以眩晕时作、短气乏力、口干心烦为主症，兼见面白、自汗或盗汗、心悸失眠、纳呆、腹胀便溏等症，舌淡，脉细。

### （七）冲任失调证

证候：妇女月经来潮或更年期前后出现头痛、头晕为主症，兼见心烦、失眠、胁痛、全身不适等症，血压波动，舌淡，脉弦细。

# 第四节　肥胖症合并高血压的中西医治疗

## 一、肥胖症合并高血压的治疗现状

### （一）原发性高血压的治疗

高血压治疗的主要目标是血压达标，降压治疗的最终目的是最大限度地减少高血压患者心、脑血管病的发生率和死亡率。降压治疗应该确立血压控制目标值。同时，高血压常常与其他心、脑血管病的危险因素合并存在，例如，高胆固醇血症、肥胖、糖尿病等，协同加重心血管疾病危险，治疗措施应该是综合性的。不同人群的降压目标不同，一般患者的降压目标为140/90mmHg以下，对合并糖尿病或肾病等高危患者，应酌情降至更低。对所有患者，不管其他时段的血压是否高于正常值，均应注意清晨血压的监测，有研究显示半数以上血压达标的患者，其清晨血压并未达标。

**1. 改善生活行为**　①减轻并控制体重。②减少钠盐摄入。③补充钙和钾盐。④减少脂肪摄入。⑤增加运动。⑥戒烟、限制饮酒。⑦减轻精神压力，保持心理平衡。

**2. 血压控制标准个体化**　由于病因不同，高血压发病机制不尽相同，临床用药应分别对待，选择最合适的药物和剂量，以获得最佳疗效。

**3. 多重心血管危险因素协同控制**　降压治疗后尽管血压控制在正常范围，血压升高以外的多种危险因素依然对预后产生重要影响。

### （二）继发性高血压的治疗

主要是针对原发病的治疗，如嗜铬细胞瘤引起的高血压，肿瘤切除后血压可降至正常；肾血管性高血压可通过介入治疗扩张肾动脉。对原发病不能手术根治或术后血压仍高者，除采用其他针对病因的治疗外，还应选用适当的降压药物进行治疗。

## 二、临床常用的降压药物

### （一）钙通道阻滞剂

钙通道阻滞剂主要通过阻断血管平滑肌细胞上的钙离子通道，发挥扩张血管降低血压的作用，包括二氢吡啶类钙拮抗剂和非二氢吡啶类钙拮抗剂，前者如硝苯地平、尼群地平、拉西地平、氨氯地平和非洛地平等。我国以往完成的较大样本的降压治疗临床试验多以二氢吡啶类钙拮抗剂为研究用药，并证实以二氢吡啶类钙拮抗剂为基础的降压治疗方案可显著降低高血压患者脑卒中风险。此类药物可与其他四类药联合应用，尤其适用于老年高血压、单纯收缩期高血压、伴稳定型心绞痛、冠状动脉或颈动脉粥样硬化及周围血管病患者。常见副作用包括反射性交感神经激活导致心跳加快、面部潮红、足踝部水肿、牙龈增生等。二氢吡啶类钙通道阻滞剂没有绝对禁忌证，但心动过速与心力衰竭患者应慎用。急性冠脉综合征患者一般不推荐使用短效硝苯地平。

### （二）血管紧张素转换酶抑制剂

血管紧张素转换酶抑制剂的作用机制是抑制血管紧张素转换酶阻断肾素血管紧张素系统而发挥降压作用。常用药物包括卡托普利、依那普利、贝那普利、雷米普利、培哚普利等，在欧美国家人群中进行了大量的大规模临床试验，结果显示此类药物对于高血压患者具有良好的靶器官保护和心血管终点事件预防作用。血管紧张素转换酶抑制剂单用降压作用明确，对糖脂代谢无不良影响。限盐或加用利尿剂可增加血管紧张素转换酶抑制剂的降压效应。尤其适用于伴慢性心力衰竭、心肌梗死后伴心功能不全、糖尿病肾病、非糖尿病肾病、代谢综合征、蛋白尿或微量白蛋白尿患者。最常见不良反应为持续性干咳，多见于用药初期，症状较轻者可坚持服药，不能耐受者可改用血管紧张素Ⅱ受体拮抗剂。其他不良反应有低血压、皮疹，偶见血管神经性水肿及味觉障碍。长期应用有可能导致血钾升高，应定期监测血钾和血肌酐水平。禁忌证为双侧肾动脉狭窄、高钾血症及妊娠妇女。

（三）血管紧张素Ⅱ受体拮抗剂

血管紧张素Ⅱ受体拮抗剂的作用机制是阻断血管紧张素Ⅰ型受体而发挥降压作用。常用药物包括氯沙坦、缬沙坦、厄贝沙坦、替米沙坦等，也在欧美国家进行了大量较大规模的临床试验研究，结果显示，血管紧张素Ⅱ受体拮抗剂可降低高血压患者心血管事件危险；降低糖尿病或肾病患者的蛋白尿及微量白蛋白尿。尤其适用于伴左室肥厚、心力衰竭、心房颤动预防、糖尿病肾病、代谢综合征、微量白蛋白尿或蛋白尿患者，以及不能耐受血管紧张素转换酶抑制剂的患者。不良反应少见，偶有腹泻，长期应用可升高血钾，应注意监测血钾及肌酐水平变化。双侧肾动脉狭窄、妊娠妇女、高钾血症者禁用。

（四）利尿剂

通过利钠排水、降低高血容量负荷而发挥降压作用，主要包括噻嗪类利尿剂、袢利尿剂、保钾利尿剂与醛固酮受体拮抗剂等几类，用于控制血压的利尿剂主要是噻嗪类利尿剂。在我国，常用的噻嗪类利尿剂主要是氢氯噻嗪和吲达帕胺。PATS 研究证实吲达帕胺治疗可明显减少脑卒中再发危险。小剂量噻嗪类利尿剂（如氢氯噻嗪 6.25 ～ 25mg）对代谢影响很小，与其他降压药（尤其血管紧张素转换酶抑制剂或血管紧张素Ⅱ受体拮抗剂）合用可显著增加后者的降压作用。此类药物尤其适用于老年和高龄老年高血压、单独收缩期高血压或伴心力衰竭患者，也是难治性高血压的基础药物之一。其不良反应与剂量密切相关，故通常应采用小剂量。噻嗪类利尿剂可引起低血钾，长期应用者应定期监测血钾，并适量补钾。痛风者禁用；对高尿酸血症和明显肾功能不全者慎用，后者如需使用利尿剂，应使用袢利尿剂，如呋塞米等。

（五）β 受体阻滞剂

β 受体阻滞剂主要通过抑制过度激活的交感神经活性、抑制心肌收缩力、减慢心率而发挥降压作用。常用药物包括美托洛尔、比索洛尔、卡维地洛和阿替洛尔等。美托洛尔、比索洛尔对 $\beta_1$ 受体有较高选择性，因阻断 $\beta_2$ 受体而产生的不良反应较少，既可降低血压，又可保护靶器官，降低心血管事件风险。β 受体阻滞剂尤其适用于伴快速性心律失常、冠心病心绞痛、慢性心力衰竭、交感神经活性增高，以及高动力状态的高血压患者。常见的不良反应有疲乏、肢体冷感、激动不安、胃肠不适等，还可能影响糖、脂代谢。高度心脏传导阻滞、哮喘患者为禁忌证。慢性阻塞性肺疾病、运动员、周围血管病或糖耐量异常者慎用；糖脂代谢异常时一般不首选 β 受体阻滞剂，必要时也可慎重选用高选择性 β 受体阻滞剂。长期应用者突然停药可发生反跳现象，即原有的症状加重或出现新的表现，较常见有血压反跳性升高，伴头痛、焦虑等，称之为撤药综合征。

### （六）α 受体阻滞剂

α 受体阻滞剂不作为一般高血压治疗的首选药，适用高血压伴前列腺增生患者，也用于难治性高血压患者的治疗，开始用药应在入睡前，以防直立性低血压发生，使用中注意测量坐立位血压，最好使用控释制剂。直立性低血压者禁用，心力衰竭者慎用。

### （七）肾素抑制剂

肾素抑制剂为一类新型降压药，其代表药为阿利吉伦，可显著降低高血压患者的血压水平，但对心脑血管事件的影响尚待大规模临床试验的评估。

## 三、肥胖症合并高血压的降压药物选择

血管紧张素转换酶抑制剂和血管紧张素Ⅱ受体拮抗剂类适用于肥胖症合并高血压患者。

## 四、肥胖症合并高血压的饮食管理

肥胖症合并高血压饮食管理的重点在于清淡低脂、低糖饮食，控制体重和减少钠盐摄入。钠盐可显著升高血压和高血压的发病风险，而钾盐则可对抗钠盐升高血压的作用。我国各地居民的钠盐摄入量均显著高于目前世界卫生组织每日应少于 6g 的推荐，而钾盐摄入则严重不足，因此，所有高血压患者均应采取各种措施，尽可能减少钠盐的摄入量，并增加食物中钾盐的摄入量。主要措

施包括：尽可能减少烹调用盐，建议使用可定量的盐勺；减少味精、酱油等含钠盐的调味品用量；少食或不食含钠盐量较高的各类加工食品，如咸菜、火腿、香肠，以及各类炒货；增加蔬菜和水果的摄入量；肾功能良好者，使用含钾的烹调用盐。

## 五、肥胖症合并高血压的运动管理

一般的体力活动可增加能量消耗，对健康十分有益。定期的体育锻炼则可产生重要的治疗作用，可降低血压、改善糖代谢等。因此，建议每天应进行适当的 30 分钟左右的体力活动；每周则应有一次以上的有氧体育锻炼，如步行、慢跑、骑车、游泳、做健美操、跳舞和非比赛性划船等。典型的体力活动计划包括三个阶段：① 5 ～ 10 分钟的轻度热身活动。② 20 ～ 30 分钟的耐力活动或有氧运动。③放松阶段，约 5 分钟，逐渐减少用力，使心脑血管系统的反应和身体产热功能逐渐稳定下来。运动的形式和运动量均应根据个人兴趣、身体状况而定。

## 六、肥胖症合并高血压的中药内服治疗

### （一）中药复方

**1. 肝火上炎证**　治法：清肝泻火。方药：龙胆泻肝汤加减［龙胆草 6g，柴胡 12g，泽泻 12g，车前子 9g（包煎），生地黄 9g，当归 3g，栀子 9g，黄芩 9g，甘草 6g］。加减：头痛，头晕甚，加石决明 30g（先煎），珍珠母 30g（先煎），以平肝潜阳；目赤耳鸣，头痛偏甚，加菊花 10g，蝉蜕 9g，决明子 9g，夏枯草 9g，以平肝息风；急躁易怒，胁肋灼痛甚，加白芍 9g，香附 6g，川楝子 12g，以理气止痛；大便不爽，舌苔黄腻，加胆南星 6g，黄连 9g，以清热化痰；心烦，小便黄，舌红，口舌生疮，加穿心莲 15g，石膏 30g；大便秘结，加当归龙荟丸 3g，或加柏子仁 9g，瓜蒌仁 15g；目赤耳鸣，头痛偏甚，加牛膝 30g，乳香 10g。

**2. 痰湿内阻证**　治法：化痰祛湿，和胃降浊。方药：半夏白术天麻汤加减［清半夏10g，白术15g，天麻10g，陈皮10g，茯苓10g，甘草6g，钩藤15g（后下），珍珠母30g（先煎），郁金10g］。加减：胸痹心痛，加丹参9g，延胡索9g，瓜蒌12g，薤白9g，以活血通痹；眩晕较甚，加代赭石30g（先煎），竹茹12g，生姜6g，旋覆花12g（包煎），以化痰；脘闷纳差，加砂仁6g（后下），豆蔻12g（后下），焦三仙（焦山楂、焦神曲、焦麦芽）10g，以健胃；耳鸣重听，加石菖蒲9g，葱白9g，以开窍；烦热呕恶，胸闷气粗，舌质红，苔黄腻，加天竺黄12g，黄连6g，以清热化痰；身重麻木甚者，加胆南星6g，僵蚕9g，以化痰通络。

**3. 瘀血内阻证**　证候：以头痛如刺、痛有定处为主症，兼见胸闷心悸、手足麻木、夜间尤甚等症，舌质暗，脉弦涩。治法：活血化瘀。方药：通窍活血汤加减（地龙9g，当归9g，川芎5g，赤芍6g，桃仁12g，红花9g，白芷9g，石菖蒲6g，老葱5g，全蝎3g）。加减：兼神疲乏力，少气自汗，加黄芪10g，党参12g，以益气行血；兼畏寒肢冷，感寒加重，加附子3g（先煎），桂枝6g，以温经活血。

**4. 阴虚阳亢证**　治法：平肝潜阳，清火息风。方药：天麻钩藤饮加减［天麻9g，钩藤12g（后下），石决明18g（先煎），牛膝12g，杜仲9g，桑寄生9g，黄芩9g，栀子9g，茯神9g，夜交藤9g，益母草9g］。加减：肝火上炎，口苦目赤，烦躁易怒，酌加龙胆草10g，牡丹皮9g，夏枯草9g，以清肝火；目涩耳鸣，腰膝酸软，舌红少苔，脉弦细数，加枸杞子12g，制何首乌9g，生地黄9g，麦冬6g，玄参6g，以补肝肾；目赤便秘，加大黄3g（后下），芒硝6g（冲服），或用当归龙荟丸以通腑泄热；眩晕剧烈，兼见手足麻木或震颤，加羚羊角粉0.6g（冲服），龙骨15g（先煎），牡蛎15g（先煎），全蝎3g，蜈蚣3g，以镇肝息风，清热止痉。

**5. 肾精不足证**　治法：滋养肝肾，益精填髓。方药：左归丸加减［熟地黄24g，山茱萸12g，山药12g，龟甲12g（先煎），鹿角胶12g（烊化），枸杞子12g，菟丝子12g，牛膝9g］。加减：五心烦热，潮热颧红，舌红少苔，脉细数，加鳖甲12g（先煎），知母9g，黄柏6g，牡丹皮9g，地骨皮12g，以滋阴降火；兼见失眠多梦，健忘，加阿胶12g（烊化），鸡子黄1枚，酸枣仁12g，柏子仁

12g，以交通心肾，养心安神；四肢不温，形寒怕冷，精神萎靡，舌淡脉沉，可用右归丸，或酌加巴戟天12g，淫羊藿9g，肉桂6g，以温补肾阳，填精益髓；兼下肢浮肿，尿少，加桂枝9g，茯苓12g，泽泻9g，以通阳利水；兼便溏，腹胀食少，可加白术15g，茯苓12g，以补脾健胃。

**6. 气血两虚证** 治法：补益气血，调养心脾。方药：归脾汤加减（党参9g，白术9g，黄芪12g，当归9g，龙眼肉12g，大枣10g，茯神9g，远志6g，酸枣仁12g）。加减：兼纳少神疲，便溏，脉象无力，可合用补中益气汤；自汗出，易于感冒，当重用黄芪24g，加防风9g，浮小麦12g，以固表止汗；腹泻或便溏，腹胀纳呆，舌淡胖，边有齿痕，当归宜炒用，加薏苡仁12g，白扁豆12g，泽泻9g，以健脾利湿；兼形寒肢冷，腹中隐痛，脉沉，加桂枝6g，干姜3g，以温中助阳；血虚较甚，面色㿠白，唇舌色淡，加阿胶12g（烊化），紫河车粉3g（冲服），以填精补血；兼心悸怔忡，少寐健忘，加柏子仁12g，合欢皮9g，夜交藤15g，以养心安神。

**7. 冲任失调证** 治法：调摄冲任。方药：二仙汤加减［仙茅、淫羊藿、当归、巴戟天、黄柏、知母各9g，白芍12g，丹参、益母草各30g，车前子10g（包煎）］。加减：烘热，汗出，加黄芪15g，牡丹皮20g，浮小麦15g，以益气清热固表；若心悸，乏力，气短，加党参15g，麦冬12g，五味子6g，以益气宁心；失眠、心烦，加黄连6g，阿胶9g（烊化），肉桂3g，酸枣仁30g，以交通心肾，养血安神；悲伤欲哭，情绪低落，加浮小麦30g，大枣9g，甘草6g，香附6g，郁金9g，柴胡12g，以养心解郁。

### （二）单味中药

**1. 夏枯草** 夏枯草是较为常见的一种降压中药，它的外形为唇形，具有利尿、清肝、降血压等功效，叶子也可以泡茶。夏枯草汤治疗辨证为肝火上炎、络脉瘀滞型的高血压患者，具有较好的降低血压及脉压的效果，还可改善患者的内皮功能，延缓动脉粥样硬化的发展。

**2. 杜仲** 是一种干燥的树皮，是一种名贵的滋补药材，主要用于治疗肾虚腰痛、胎动胎漏、高血压等。杜仲水提取物对低密度脂蛋白氧化修饰具有抑制作用，并有降压作用，且降压疗效平稳、无毒，无不良反应，主要通过直接扩张血管和抑制血管运动中枢而使血压下降。

**3. 野菊花**　野菊花的外形和菊花相似，野生于山坡草地、田边路旁。可用于治疗疔疮痈肿、咽喉肿痛、风火赤眼、头痛眩晕等病证。同时又有很好的降压作用，可用于高血压的辅助治疗。

**4. 决明子**　决明子味苦、甘而性凉，具有清肝火、祛风湿、益肾明目等功能。但是决明子药性寒凉，有泄泻和降血压的作用，不适合脾胃虚寒、脾虚泄泻及低血压等患者服用。

**5. 生槐花**　味苦，性微寒，近年临床用于高血压，可降血压及改善毛细血管脆性。

**6. 钩藤**　味甘，性微寒，具清热平肝、息风止痛等作用，为中医治疗高血压药方剂中的常用药，多与夏枯草、菊花等配伍应用。

**7. 葛根**　味甘、辛，性凉，单用降压效果不够明显，现在用葛根降压片（葛根、钩藤等）治疗高血压，降压效果明显，对高血压引起的头痛、头晕、肢麻、耳鸣等症状有良效。

**8. 山楂**　味酸甘性微温，功能消食化积，活血降压，有人曾用山楂糖浆（每毫升相当于原生药 0.65g）日服 3 次，每次 20mL，1 个月为 1 个疗程。

**9. 黄芩**　味苦寒，无论是煎剂、浸剂，均有较明显的降压作用，常与菊花、钩藤等配伍，治疗神经性高血压和动脉硬化高血压，可使血压降低，头痛、胸闷、烦躁等症状明显改善和消失。

**10. 罗布麻叶**　味淡涩，性凉，有平肝降压、清热利水的作用，用于肝阳上亢或肝热型高血压引起的头痛、眩晕及烦躁失眠等，可单用，亦可配伍夏枯草、钩藤、野菊花同服。

**11. 淫羊藿**　味辛、甘，性温，其主要功效为补肾壮阳，祛风湿，降血压，单用或复方制剂能使血压降低，症状改善。

**12. 吴茱萸**　味辛、苦，性热，功能疏肝下气，散寒止痛，近年来有人用其研末醋调，敷足部涌泉穴，用于降压，效果较明显。

**13. 桑寄生**　祛风湿，补肝肾，养血安胎，主要用于痹证血不养筋、肝肾不足所引起的筋骨痿弱、腰膝酸软等，亦常用于肝肾阴虚型高血压的治疗。

**14. 地龙**　味咸，性寒，用于治疗肝阳上亢型高血压，有较明显的降压效果。

**15. 豨莶草** 味苦性寒，有祛风通络、清热降压的作用，可同臭梧桐等配伍，用于治疗高血压及风湿病。

**16. 臭梧桐** 味辛、苦，性凉，有祛风湿、降血压的作用，与豨莶草作用相似。本品降压，用开花前的叶作用较佳，祛风除湿降血压，复方、单味皆可用，但不宜久煎。

**17. 川牛膝** 性味辛温，可祛风活血止痛，主要适用于头身疼痛，以及血瘀气滞的痛经、闭经、产后瘀阻腹痛等。临床报道与利血平合用，治疗高血压有良好的协同作用。

**18. 何首乌** 何首乌具有降血脂、减少血栓形成之功效。血脂增高者，常饮何首乌，疗效十分明显。其制作方法为取制何首乌20～30g，加水煎煮30分钟后，待温凉后当茶饮用，每天1剂。

**19. 羚羊角** 其主要功效：平肝息风，清肝明目，散血解毒。用于高热惊痫，神昏惊厥，子痫抽搐，癫痫发狂，头痛眩晕，目赤翳障，温毒发斑，痈肿疮毒。羚羊角因善清肝、肺之火，解热止痉，功效颇佳，为治热病、手足抽搐的要药。主要用于：肝阳上亢引起的高血压，头晕目眩；高热惊风，手足抽搐等；高热、神昏、狂躁等；头痛目赤肿痛。

### （三）中成药

1. 泻青丸，口服，1次1丸，1日3次；当归龙荟丸，口服，1次20丸，1日1次。均适用于肝火上炎证。

2. 眩晕宁片，口服，1次4～6片，1日3～4次。适用于痰湿内阻证。

3. 心脉通片，口服，1次4片，1日3次；心安宁片，口服，1次6～8片，1日3次。适用于瘀血内阻证。

4. 清脑降压片，口服，1次4～6片，1日3次；脑立清胶囊，口服，1次3粒，1日2次。适用于阴虚阳亢证。

5. 健脑补肾丸，口服，1次15粒，1日2次；益龄精，口服，1次10mL，1日2～3次。适用于肾精不足证。

6. 龟鹿补肾胶囊，口服，1次2～4粒，1日2次。适用于冲任失调证。

## 七、肥胖症合并高血压的中医特色治疗

### （一）针刺

**1. 体针**　主穴：百会、曲池、合谷、太冲、三阴交。肝火上炎者，加风池、行间；痰湿内阻者，加丰隆、足三里；瘀血内阻者，加血海、膈俞；阴虚阳亢者，加太溪、肝俞；阴阳两虚者，加关元、肾俞。实证针用泻法，虚证针用补法。

**2. 耳针**　取穴皮质下、降压沟、脑、心、肾、神门、交感、肝、内分泌、眼、心。每次选取 3 ～ 4 穴，毫针轻刺激或王不留行籽贴压，每日 1 次，两耳交替。

### （二）气功

调心、调息和调身可起到降压和辅助治疗作用，能稳定血压、心率及呼吸频率，调节神经系统，提高生活质量。

## 八、肥胖症合并高血压的中医食疗

### （一）海带、玉米须治高血压

海带、玉米须。海带 30g 洗净后切成细丝，玉米须略冲后，与海带丝一同放入砂锅中，加适量水，煮成汤食之。

### （二）芹菜粥治高血压

芹菜 50g，大米 50g。将芹菜洗净去叶梗，与大米煮成粥，叶子洗净煎汁，待粥煮沸后加入即可。

### （三）梅花粥治高血压

白梅花 5g，白菊花 6g，粳米 50 ～ 100g。取粳米煮成粥，将白梅花、白菊花冲净，待粥将熟时，加入两种花稍煮即可。

### （四）菊花脑治高血压

菊花脑。取菊花植物嫩芽（15～20g）冲洗干净后，放入砂锅内，加适量清水及食盐少许，煮成汤，饮汤即可。菊花脑甘凉，清肝明目，养血息风，平肝解毒，具有显著的解热降血压的作用。

### （五）罗布麻叶治高血压

罗布麻叶、山楂、五味子各适量，用开水冲泡后代茶饮。

### （六）猪脑治高血压

猪脑髓1副，天麻、陈皮各10g。将猪脑、陈皮、天麻洗净后放入瓦盅中，加入食盐、味精、葱姜末各少许，再加入适量清水，隔水炖熟后食用。

### （七）西瓜皮治高血压

玉米须、西瓜皮、香蕉各适量。将玉米须冲洗净，西瓜皮洗净切块，香蕉去皮后切成块，加入清水4碗，同放砂锅内煎至1碗半，加入冰糖调味即可。

### （八）冬瓜草鱼汤治高血压

冬瓜250～500g，草鱼200～250g。将冬瓜去皮之后切成片备用，草鱼去鳞及内脏后洗净，放入素油锅内煎至金黄色，再与冬瓜一起放入砂锅中，加清水适量，煲3～4小时，再加盐、味精各少许，调味服用。

### （九）苦瓜、芹菜治高血压

芹菜、苦瓜各适量。将芹菜去叶后洗净切成丝，苦瓜去瓤后，洗净切成丝，然后用素油一起炒食。

### （十）淡菜、松花蛋治高血压

淡菜15g，松花蛋2个。以火文将淡菜焙干，研成细末，松花蛋去皮切成块状，放于盘中后把淡菜末撒上，加酱油、香油、蒜、醋等调料，拌食即成。

### （十一）雪羹汤治高血压

海蜇皮、荸荠各适量。海蜇皮洗去盐后切成丝，荸荠洗净去皮及嫩芽后切成片状。一同放入锅内，再加适量清水，煮成汤即可食用。

### （十二）菊楂决明治高血压

菊花、生山楂片、决明子各适量。将菊花冲洗干净，生山楂片洗净，决明子打碎，同放入锅中，加适量的水，煎煮后代茶饮。

# 第十一章　肥胖症合并冠心病

## 第一节　定义及流行病学特点

冠状动脉粥样硬化性心脏病是冠状动脉血管发生动脉粥样硬化病变而引起血管腔狭窄或阻塞，造成心肌缺血、缺氧或坏死而导致的心脏病，常常被称为“冠心病”。但是冠心病的范围可能更广泛，还包括炎症、栓塞等导致的管腔狭窄或闭塞。世界卫生组织将冠心病分为五种类型：无症状心肌缺血（隐匿性冠心病）、心绞痛、心肌梗死、缺血性心力衰竭（缺血性心脏病）和猝死。临床中常常分为稳定性冠心病和急性冠状动脉综合征。

1987～1993年我国多省市35～64岁人群调查（中国MONICA方案）发现，最高发病率为108.7/10万（山东青岛），最低为3.3/10万（安徽滁州），有较显著的地区差异，北方省市普遍高于南方省市。冠心病的患病率城市为1.59%，农村为0.48%，合计为0.77%，呈上升趋势。冠心病在美国和许多发达国家排在死亡原因的第一位。然而，美国从20世纪60年代开始，冠心病死亡率出现了下降趋势。得益于20世纪60～80年代美国所进行的降低冠心病危险因素的努力，主要是控制危险因素和改进心肌梗死的治疗。2009年中国城市居民冠心病死亡率为94.96/10万，农村为71.27/10万，城市高于农村，男性高于女性。

## 第二节　肥胖症与冠心病的相关性分析

按照中国肥胖防治相关指南定义，肥胖指体重指数（BMI）≥ 28kg/m$^2$；腹型肥胖指男性腰围≥ 90cm，女性≥ 80cm。肥胖多伴随其他促发冠心病的危险因素，包括高血压、胰岛素抵抗、HDL-C 降低和 TG 升高等。与肥胖相关的冠心病危险的增加，多由上述危险因素导致。随着肥胖症的发病率逐年升高，肥胖症合并冠心病的发病率也越来越高。

## 第三节　肥胖症合并冠心病的临床表现及中医证候特点

### 一、肥胖症合并冠心病的临床表现

#### （一）症状

**1. 典型胸痛**　因体力活动、情绪激动等诱发，突感心前区疼痛，多为发作性绞痛或压榨痛，也可为憋闷感。疼痛从胸骨后或心前区开始，向上放射至左肩、臂，甚至小指和无名指，休息或含服硝酸甘油可缓解。胸痛放射的部位也可涉及颈部、下颌、牙齿、腹部等。胸痛可出现在安静状态下或夜间，由冠脉痉挛所致，也称变异型心绞痛。如胸痛性质发生变化，如新近出现的进行性胸痛，痛阈逐步下降，以至稍事体力活动或情绪激动，甚至休息或熟睡时亦可发作。疼痛逐渐加剧、变频，持续时间延长，祛除诱因或含服硝酸甘油不能缓解，此时往往怀疑不稳定心绞痛。发生心肌梗死时胸痛剧烈，持续时间长（常常超过半小时），硝酸甘油不能缓解，并可出现恶心、呕吐、出汗、发热，甚至发绀、血压下降、休克、心力衰竭。

**2. 需要注意** 一部分患者的症状并不典型，仅仅表现为心前区不适、心悸或乏力，或以胃肠道症状为主。某些患者可能没有疼痛，如老年人和糖尿病患者。

**3. 猝死** 约有 1/3 的患者首次发作冠心病，表现为猝死。

**4. 其他** 可伴有全身症状，合并心力衰竭的患者可出现。

### （二）体征

心绞痛患者未发作时无特殊。患者可出现心音减弱，心包摩擦音。并发室间隔穿孔、乳头肌功能不全者，可于相应部位听到杂音。心律失常时听诊心律不规则。

## 二、肥胖症合并冠心病的中医证候特点

### （一）气滞血瘀

主症：心痛如刺，痛引肩背，痛处固定，伴胸闷憋气，两胁胀满，善太息，性情急躁易怒，情绪变化多可诱发心绞痛，质暗，舌下脉络瘀滞，脉弦细或涩。

### （二）气虚血瘀

主症：胸闷隐痛，心慌气短，动则痛作，倦怠乏力，懒言自汗，面色㿠白，舌淡苔白，或舌体胖大有齿痕，脉沉细。

### （三）寒凝心脉

主症：卒然胸痛如绞，甚则胸痛彻背，感寒犹甚，遇寒易发，面色苍白，四肢不温或厥冷，出冷汗，心悸气短，舌质暗淡，苔白，脉沉弦或迟。

### （四）痰瘀互阻

主症：心胸憋闷如窒，喘咳多痰，身重乏力，口黏无味，纳食不香，舌质暗，苔白腻或白滑，脉沉滑或弦滑。

（五）心阴不足

主症：心胸隐痛，面颊潮红，心慌头晕，失眠多梦，口干盗汗，五心烦热，舌红少苔或无苔，脉细数或促。

（六）心阳不足

主症：心悸胸痛，遇冷而作，心慌气短，神倦怯寒，四肢不温，面色虚浮，下肢浮肿自汗，乏力，舌体胖，苔白滑，脉沉细无力。

## 第四节　肥胖症合并冠心病的中西医治疗

### 一、肥胖症合并冠心病的治疗现状

冠心病的治疗包括：①生活习惯改变。戒烟限酒，低脂低盐饮食，适当体育锻炼，控制体重等。②药物治疗。抗血栓（抗血小板、抗凝），减轻心肌氧耗（β 受体阻滞剂），缓解心绞痛（硝酸酯类），调脂稳定斑块（他汀类调脂药）。③血运重建治疗。包括介入治疗（血管内球囊扩张成形术和支架植入术）和外科冠状动脉旁路移植术。药物治疗是所有治疗的基础。介入和外科手术治疗后也要坚持长期的标准药物治疗。对同一患者来说，处于疾病的某一个阶段时可用药物理想地控制，而在另一阶段时单用药物治疗效果往往不佳，需要将药物与介入治疗或外科手术合用。

（一）药物治疗

目的是缓解症状，减少心绞痛的发作及心肌梗死；延缓冠状动脉粥样硬化病变的发展，并减少冠心病死亡。规范药物治疗可以有效地降低冠心病患者的死亡率和再缺血事件的发生，并改善患者的临床症状。而对于部分血管病变严重甚至完全阻塞的患者，在药物治疗的基础上，血管再建治疗可进一步降低患者的死亡率。

### （二）经皮冠状动脉介入治疗（PCI）

经皮冠状动脉腔内成形术（PTCA）应用特制的带气囊导管，经外周动脉（股动脉或桡动脉）送到冠脉狭窄处，充盈气囊可扩张狭窄的管腔，改善血流，并在已扩开的狭窄处放置支架，预防再狭窄。还可结合血栓抽吸术、旋磨术。适用于药物控制不良的稳定型心绞痛、不稳定型心绞痛和心肌梗死患者。心肌梗死急性期首选急诊介入治疗，时间非常重要，越早越好。

### （三）冠状动脉旁路移植术（CABG）

冠状动脉旁路移植术，简称冠脉搭桥术，通过恢复心肌血流的灌注，缓解胸痛和局部缺血，改善患者的生活质量，并可以延长患者的生命。适用于严重冠状动脉病变的患者，不能接受介入治疗或治疗后复发的患者，以及心肌梗死后心绞痛，或出现室壁瘤、二尖瓣关闭不全、室间隔穿孔等并发症时，在治疗并发症的同时，应该行冠状动脉搭桥术。手术的选择应该由心内科、心外科医生与患者共同决策。

## 二、临床常用的冠心病治疗药物

### （一）硝酸酯类药物

本类药物主要有硝酸甘油、硝酸异山梨酯、5- 单硝酸异山梨酯、长效硝酸甘油制剂（硝酸甘油油膏或橡皮膏贴片）等。硝酸酯类药物是稳定型心绞痛患者的常规用药。心绞痛发作时可以舌下含服硝酸甘油，或使用硝酸甘油气雾剂。对于急性心肌梗死及不稳定型心绞痛患者，先静脉给药，病情稳定、症状改善后，改为口服或皮肤贴剂，疼痛症状完全消失后可以停药。硝酸酯类药物持续使用可发生耐药性，有效性下降，可间隔 8 ～ 12 小时服药，以减少耐药性。

### （二）抗血栓药物

抗血栓药物包括抗血小板和抗凝药物。抗血小板药物主要有阿司匹林、氯吡格雷（波立维）、替罗非班等，可以抑制血小板聚集，避免血栓形成而堵塞血管。阿司匹林为首选药物，维持量为每天 75 ～ 100mg，所有冠心病患者没有禁忌证应该长期服用。阿司匹林的副作用是对胃肠道的刺激，胃肠道溃疡患者要慎用。冠脉介入治疗术后应坚持每日口服氯吡格雷，通常半年至一年。抗凝药物包括普通肝素、低分子肝素、磺达肝癸钠、比伐卢定等。通常用于不稳定型心绞痛和心肌梗死的急性期，以及介入治疗术中。

### （三）溶血栓药

溶血栓药主要有链激酶、尿激酶、组织型纤溶酶原激活剂等，可溶解冠脉闭塞处已形成的血栓，开通血管，恢复血流，用于急性心肌梗死发作时。

### （四）β 受体阻滞剂

β 受体阻滞剂既有抗心绞痛作用，又能预防心律失常。在无明显禁忌时，β 受体阻滞剂是冠心病的一线用药。常用药物有美托洛尔、阿替洛尔、比索洛尔和兼有 α 受体阻滞作用的卡维地洛、阿罗洛尔等。β 受体阻滞剂禁忌和慎用的情况有哮喘、慢性支气管炎及外周血管疾病等。

### （五）钙通道阻滞剂

钙通道阻滞剂可用于稳定型心绞痛的治疗和冠脉痉挛引起的心绞痛。常用药物有维拉帕米、硝苯地平控释剂、氨氯地平、地尔硫卓等。不主张使用短效钙通道阻滞剂。

### （六）肾素血管紧张素系统抑制剂

肾素血管紧张素系统抑制剂包括血管紧张素转换酶抑制剂（ACEI）、血管紧张素Ⅱ受体拮抗剂（ARB），以及醛固酮拮抗剂。对于急性心肌梗死或近期发生心肌梗死合并心功能不全的患者，尤其应当使用此类药物。常用血管紧张素转换酶抑制剂类药物有依那普利、贝那普利、雷米普利、福辛普利等。如出现明显的干咳副作用，可改用血管紧张素Ⅱ受体拮抗剂。血管紧张素Ⅱ受体拮抗剂包括缬沙坦、替米沙坦、厄贝沙坦、氯沙坦等。用药过程中要注意防止血压偏低。

### （七）调脂治疗

调脂治疗适用于所有冠心病患者。冠心病在改变生活习惯基础上给予他汀类药物，他汀类药物主要降低 LDL–C，治疗目标为下降至 80mg/dL。常用药物有洛伐他汀、普伐他汀、辛伐他汀、氟伐他汀、阿托伐他汀等。最近研究表明，他汀类药物可以降低死亡率及发病率。

## 三、肥胖症合并冠心病的药物选择

肥胖症合并冠心病的药物以选择治疗冠心病的药物为主，肥胖症目前无特效治疗药物，建议在选用冠心病的治疗药物时，积极配合相关的运动及饮食疗法，促使体重恢复到正常范围。有学者建议代谢综合征合并低 HDL–C 和高甘油三酯血症的患者接受贝特类或烟酸类药物治疗。

## 四、肥胖症合并冠心病的饮食管理

### （一）限制食盐，适当补钾

吃得太咸容易得高血压，而且盐摄入过多，会影响降压药物的效果，增加降压药用量。相反，如果每日食盐摄入量从 10g 减少至 5g，收缩压和舒张压可下降 10/5mmHg。建议：每日盐摄入量少于 6g。钾能阻止过高食盐引起的血压升高，对轻度高血压具有降压作用，其机制可能与肾素释放减少有关。增加钾摄入量有利于钠和水的排出，有利于高血压的防治。建议：多吃含钾高的食物，如龙须菜、豌豆苗、莴笋、芹菜、丝瓜、茄子等。

### （二）限制饱和脂肪酸、胆固醇

清淡饮食有利于高血压防治，而过量油腻饮食不仅可致消化不良，还可令气血流通失常，甚至导致卒中、猝死。建议：每日供给 40 ～ 50g 脂肪，每天饮食中的胆固醇总量为 300 ～ 400mg。

### （三）补充钙镁和维生素

钙有利尿降压作用，有减少患高血压的可能；增加镁的摄入，能使外周血管扩张，血压下降；维生素 C 和叶酸等，则有利于降血压。建议：多吃富含钙的食物，如牛奶、虾、鱼类、蛋类；多吃富含镁的食物，如香菇、菠菜、豆制品类等。

### （四）控制能量摄入

因为肥胖而得冠心病者，限制其能量摄入，体重就会降低，血压也会随之下降，这也是肥胖型冠心病患者非常重要的治疗措施。建议：保持理想体重，一般蛋白质摄入占 13% ～ 15%，脂肪摄入占 20% ～ 25%，碳水化合物摄入占 65%。减肥不宜过度，比如轻度肥胖者，限制脂肪、糖类，使总能量摄入低于消耗量，同时增加体力劳动和活动即可，比如每月体重真正下降 0.5 ～ 1kg。

## 五、肥胖症合并冠心病的运动管理

运动应尽可能与多种危险因素的干预结合起来，成为冠心病患者综合治疗的一部分。目前有资料显示，运动锻炼能减轻患者症状，改善运动耐量，减轻同位素显像的缺血程度及动态心电图上的 ST 段压低。建议冠心病稳定型心绞痛患者每日运动 30 分钟，每周运动不少于 5 天。

## 六、肥胖症合并冠心病的中药内服治疗

### （一）中药复方

**1. 气滞血瘀证**　治则：活血行气，化瘀止痛。方用血府逐瘀汤加减。药物组成：当归、赤芍、川芎、生地黄、桃仁、红花、枳壳、桔梗、柴胡、郁金、丹参、甘草。方中当归、川芎甘温辛散，养血通络；配生地黄之甘寒，和血养阴；赤芍、丹参、红花、桃仁、牛膝活血祛瘀，通利血脉；桔梗宣肺利气；枳壳、郁金、柴胡理气止痛；甘草调和诸药。加减：若胸痛甚者，加延胡索、三七、片姜黄配合止痛，效果较好；若气郁化火，烦躁口苦者，酌加牡丹皮、桑叶、炒栀子以清肝泻火。

**2. 气虚血瘀证**　治则：益气活血，通络止痛。方用补阳还五汤合生脉散加减。药物组成：赤芍 15g，川芍 10g，当归尾 15g，地龙 12g，黄芪 10g，人参 10g，麦冬 10g，五味子 6g。方中人参、黄芪、麦冬、五味子益气养阴，补心安神；赤芍、川芎、当归尾、地龙活血化瘀，通络止痛。加减：胸痛甚者，加鬼

箭羽 6g，白蒺藜 10g，皂角刺 6g；心悸失眠重者，酌加龙骨、牡蛎、酸枣仁、茯神，以镇惊安神。

**3. 寒凝心脉证** 治则：温散寒凝，通阳宣痹。方用当归四逆汤加减。药物组成：桂枝 10g，细辛 6g，当归 15g，赤芍 15g，丹参 15g，炙甘草 10g，大枣 5 枚。方中当归养血活络，桂枝温通经脉，丹参、赤芍活血化瘀，细辛温阳散寒，大枣、炙甘草补脾气而调诸药。加减：若寒甚而胸痛彻背，痛剧而无休止，甚至终年不瘥者，加制附片、蜀椒、薤白、荜茇各 10g，或合用乌头赤石脂丸（蜀椒、乌头、附子、干姜、赤石脂），以芳香温通，散寒止痛。

**4. 痰瘀互阻证** 治则：宽胸化浊，豁痰通络。方用栝楼薤白半夏汤合二陈汤加味。药物组成：栝楼实 30g，薤白 15g，半夏 10g，陈皮 10g，茯苓 15g，丹参 15g，川芎 10g，炙甘草 10g。方中栝楼实化痰理气宽胸，薤白通阳行气散结，半夏化痰降逆止呕，茯苓、陈皮、炙甘草健脾祛湿化痰。加减：伴有浮肿者，酌加大腹皮、防己、薏苡仁健脾利湿；若痰郁化热者，加黄连、胆南星清化痰热；痰浊偏寒者，加桂枝、荜茇、干姜、细辛温化寒痰。

**5. 心阴不足证** 治则：滋阴清热，养心安神。方用天王补心丹加减。药物组成：生地黄 15g，党参 15g，玄参 15g，丹参 15g，麦冬 15g，五味子 10g，当归 10g，远志 10g，柏子仁 15g，酸枣仁 30g，茯苓 15g，桔梗 10g。方中生地黄滋肾清热；玄参、麦冬甘寒滋润，清心除烦；当归、丹参补血养心；党参、茯苓益心气而安心神；酸枣仁、五味子敛心气，安心神；柏子仁、远志宁心安神。加减：若虚火上炎，症见面赤烦躁，口干者，加黄芩、炒栀子、竹叶清心除烦；如见腰酸肢麻，耳鸣目眩等症，为肝肾阴虚，可加山茱萸、枸杞子滋补肝肾；若胸痛甚者，酌加沉香、郁金理气止痛。

**6. 心阳不足证** 治则：补养心气，温通心阳。方用保元汤合丹参饮加味。药物组成：红参 5g（另炖，或党参 15g），黄芪 30g，桂枝 10g，制附片 6g，丹参 30g，檀香 6g，砂仁 6g，三七粉 3g（冲服），炙甘草 10g。方中党参、黄芪益气固表，制附片、桂枝温阳散寒，丹参、三七粉活血化瘀，檀香、砂仁行气止痛，炙甘草益气和中。加减：若见身寒肢冷，夜尿频多等，属肾阳虚证，加仙茅、巴戟天、补骨脂温壮元阳；若阳虚进一步发展，可致阳气欲脱之危候，表现为大汗不止，四肢不温，小便自遗，脉微欲绝，宜急用参附龙牡汤以回阳救逆，并可配合应用生脉注射液、参附注射液等，以提高抢救的成功率。

（二）单味中药

**1. 丹参**　含脂溶性成分丹参酮及水溶性成分丹参素等。丹参对血流动力学及血液流变学均有影响，如能增加冠状动脉及肢体血流量，改善心肌缺血，改善微循环，增强抗缺氧能力，抗凝和促纤溶，并能抗心律失常及降血压等。

**2. 川芎**　川芎及其提取物如川芎嗪、阿魏酸及总生物碱，均有增加冠状动脉血流、降低心肌耗氧量等作用。川芎也能扩张脑血管和外周血管。川芎嗪还能改善微循环及抑制血小板聚集，川芎嗪和阿魏酸均能抗血栓形成。

**3. 毛冬青**　有效成分为黄酮素、青心酮、毛冬青甲素等。毛冬青具有增加冠状动脉血流、扩张外周血管、降血压、抑制血小板聚集、抗血栓形成等作用。

**4. 益母草**　除兴奋子宫外，还有增加冠状动脉血液、扩张外周血管、降血压、改善微循环、抑制血小板聚集及抗血栓形成等作用。

**5. 延胡索**　延胡索及其醇提取物可达灵、季胺碱类、去氢延胡索甲素，均能增加冠状动脉血流，减轻心肌缺血，并有扩张外周血管及抗心律失常作用。

**6. 红花**　增加冠状动脉血流，扩张外周血管，改善微循环及抗血栓形成。

**7. 赤芍**　增加冠状动脉血流，增加心肌抗缺血能力，扩张外周血管，改善微循环及抗血栓形成。

**8. 蒲黄**　增加冠状动脉血流，扩张外周血管，改善微循环及抗血栓形成，降血脂。

**9. 三七**　三七注射液及所含皂苷、黄酮苷，均能增加冠状动脉血流，降低心肌耗氧量，提高抗缺氧能力，前二者还有抗心律失常作用。

**10. 淫羊藿**　增加冠状动脉血流，提高耐缺氧能力，改善微循环，扩张外周血管，降血压。

**11. 山楂**　增加冠状动脉血流，提高耐缺氧能力，强心，降血压，抗心律失常及降血脂等。

**12. 当归**　增加冠状动脉血流，降低心肌耗氧量，扩张外周血管，降低血小板聚集和血栓形成，并有抗心律失常及降血脂作用。

**13. 瓜蒌**　有扩张冠状动脉及降血脂作用，并可改善微循环。

**14. 汉防己** 有效成分为生物碱汉甲素等，具有降血压、扩张冠状动脉、降低心肌耗氧量及抗心律失常等作用。

**15. 刺五加** 有增加冠状动脉血流及降血压等作用。

**16. 灵芝** 增加冠状动脉血流，营养心肌，减少心肌耗氧量及降血脂。

**17. 葛根** 增加冠状动脉血流，扩张脑血管及外周血管，抗心律失常，降血压，抑制血小板聚集，还是一种有效的 β 受体阻滞剂。

### （三）中成药

**1. 速效救心丸** 成分：川芎、冰片等。功效：行气活血，祛瘀止痛，增加冠脉血流量，缓解心绞痛。用于气滞血瘀型冠心病心绞痛。

**2. 麝香保心丸** 成分：蟾酥、人参提取物、麝香、苏合香、牛黄、肉桂、冰片。功效：芳香温通，益气强心。用于心肌缺血引起的心绞痛、胸闷及心肌梗死。

**3. 复方丹参滴丸（片）** 成分：丹参、三七、冰片。功效：活血化瘀，理气止痛。用于胸中憋闷、心绞痛。

**4. 稳心颗粒** 成分：党参、黄精、三七、琥珀、甘松。功效：益气养阴，定悸复脉，活血化瘀。主治气阴两虚兼心脉瘀阻所致的心悸不宁，气短乏力，头晕心悸，胸闷胸痛，适用于心律失常、室性早搏、房性早搏等属上述证候者。

**5. 银杏叶片** 为银杏叶提取物。功效：活血化瘀通络。用于瘀血阻络引起的胸痹心痛、中风、半身不遂、舌强语謇；冠心病稳定型心绞痛、脑梗死见上述证候者。

**6. 补心气口服液** 成分：黄芪、人参、石菖蒲、薤白。功效：补益心气，理气止痛。用于气短、心悸、乏力、头晕等心气虚损型胸痹心痛。

**7. 心可舒** 成分：丹参、葛根、三七、山楂、木香。功效：活血化瘀，行气止痛。用于气滞血瘀型冠心病等引起的胸闷、头晕、头痛、颈项疼痛，以及心律失常、高血脂等。

**8. 滋心阴口服液** 成分：麦冬、北沙参、赤芍、三七。功效：滋养心阴，活血止痛。用于心悸、失眠、五心烦热、舌红少苔、脉细数等心阴不足型胸痹心痛。

**9. 血府逐瘀胶囊（口服液）** 成分：桃仁、当归、枳壳、川芎、柴胡、红花、牛膝、赤芍、地黄、桔梗、甘草。功效：活血祛瘀，行气止痛。用于瘀血内阻，头痛或胸痛，内热瞀闷，失眠多梦，心悸怔忡，急躁易怒。

**10. 生脉胶囊** 功效：益气养阴生津。用于气阴两虚，心悸气短，自汗。

**11. 诺迪康胶囊** 成分：红景天。功效：益气活血。用于气虚血瘀所致胸闷，心悸气短，神疲乏力，少气懒言，头晕目眩。

**12. 银丹心脑通软胶囊** 成分：银杏叶、丹参、三七、灯盏细辛、绞股蓝、山楂、大蒜、天然冰片。功效：活血化瘀，行气止痛，消食化滞。用于气滞血瘀引起的胸痹，症见胸痛、胸闷、气短、心悸等；冠心病心绞痛，高脂血症，脑动脉硬化，中风及中风后遗症见上述症状者。

**13. 参芍胶囊** 功效：活血化瘀，益气止痛。适用于气虚血瘀所致的胸闷、胸痛、心悸、气短。

**14. 冠心苏合胶囊** 成分：苏合香、冰片、乳香（炒）、檀香、土木香。功效：理气宽胸，止痛。用于心绞痛，胸闷憋气。

**15. 益心舒片** 成分：人参、麦冬、五味子、黄芪、丹参、川芎、山楂。功效：益气复脉，活血化瘀，养阴生津。用于气阴两虚，心悸脉结代，胸闷不舒、胸痛，以及冠心病心绞痛见上述症状者。

**16. 心通口服液** 成分：丹参、当归、党参、海藻、何首乌、黄芪、昆布、麦冬、牡蛎、葛根、淫羊藿、皂角刺、枳实。功效：益气活血，化痰通络。用于胸痹（气虚痰瘀互结证），心痛，心悸，胸闷气短，心烦乏力，脉沉细、弦滑或结代；冠心病心绞痛见上述证候者。

**17. 通心络胶囊** 成分：人参、水蛭、全蝎、土鳖虫、蜈蚣、蝉蜕、赤芍、檀香、降香、乳香、酸枣仁、冰片。功效：益气活血，通络止痛。用于冠心病心绞痛属心气虚乏、血瘀络阻证。症见胸部憋闷，刺痛、绞痛，固定不移，心悸自汗，气短乏力，舌质紫暗或有瘀斑，脉细涩或结代。亦用于气虚血瘀络阻型中风，症见半身不遂或偏身麻木，口舌㖞斜，言语不利。

**18. 心元胶囊** 成分：制何首乌、丹参、麦冬等。功效：滋肾养心，活血化瘀。用于胸痹心肾阴虚、心血瘀阻证，症见胸闷不适，胸部刺痛或绞痛，或胸痛彻背，固定不移，入夜更甚，心悸盗汗，心烦不寐，腰酸膝软，耳鸣头晕等，冠心病稳定型劳累性心绞痛、高脂血症见上述证候者。

**19. 黄杨宁片** 成分：黄杨宁。功效：行气活血，通络止痛。用于气滞血瘀所致的胸痹心痛，脉结代；冠心病、心律失常见上述证候者。

**20. 步长脑心通** 成分：黄芪、丹参、桃仁、红花、乳香、地龙、全蝎等十六味。功效：益气活血，化瘀通络。用于中风所致半身不遂，肢体麻木，口眼㖞斜，舌强语謇，以及胸痹所致胸闷、心悸、气短等。

**21. 心可宁胶囊** 成分：丹参、三七、红花、人工牛黄、冰片、蟾酥、水牛角浓缩粉、人参须。功效：活血散瘀，开窍止痛。用于冠心病心绞痛、眩晕、胸闷、心悸等症状。

**22. 活血通脉胶囊** 成分：水蛭。功效：破血逐瘀，活血散瘀，通经，通脉止痛。用于癥瘕痞块，血瘀闭经，跌打损伤及高脂血症，见有眩晕、胸闷、心痛、体胖等属于痰瘀凝聚者。现代药理研究证明，水蛭素有极强的抗凝血、抗血栓和降血脂作用，是最强的凝血酶抑制剂；可使血浆凝血酶原时间、凝血酶时间、部分活化凝血活酶时间明显延长，纤维蛋白原降低，还可阻滞血小板的聚集，抑制血栓素 A2 的形成。

**23. 心宝丸** 成分：冰片、蟾酥、附子、人参、肉桂、三七、麝香、洋金花等。功效：温补心肾，益气助阳，活血通脉。用于治疗心肾阳虚、心脉瘀阻引起的慢性心功能不全；窦房结功能不全引起的心动过缓、病窦综合征，以及缺血性心脏病引起的心绞痛和心电图缺血性改变。

**24. 养心氏片** 成分：黄芪、党参、丹参、葛根、淫羊藿、山楂、地黄、当归、黄连、延胡索（炙）、灵芝、人参、甘草（炙）。功效：益气活血，化瘀止痛。用于气虚血瘀型冠心病心绞痛、心肌梗死及合并高血脂、高血糖等症见上述证候者。

**25. 血塞通片** 三七总皂苷加适量赋形剂制成的片剂。功效：活血祛瘀，通脉活络，抑制血小板聚集和增加脑血流量。用于脑络瘀阻，中风偏瘫，心脉瘀阻，胸痹心痛；脑血管病后遗症，冠心病心绞痛属上述证候者。

**26. 灯盏花颗粒** 功效：活血化瘀，通经活络。用于脑络瘀阻，中风偏瘫，心脉痹阻，胸痹心痛。缺血性脑病、冠心病心绞痛见以上证候者。灯盏花颗粒能扩张微血管，降低血管阻力，改善脑血循环，增加脑血流量，抗血小板聚集作用，降血脂，降低血液黏度，从而增加脑部有效供血，使神经功能缺损得以恢复；同时能有效地降低血浆黏度、红细胞积压、血小板聚集率和纤维蛋白原；显著减慢心率，降低心肌收缩力，扩张血管，降低其外周阻力，减少心肌耗氧量和抗心肌缺血等作用。

**27. 参桂胶囊**　成分：红参、桂枝、川芎。功效：益气通阳，活血化瘀。用于劳累性冠心病心绞痛之心阳不振，属气虚血瘀证者，症见胸部刺痛，固定不移，入夜更甚，遇冷加重，或形寒喜暖，面色少华，脉沉细。

**28. 心脑舒通胶囊**　成分：蒺藜。功效：活血化瘀，舒利血脉。用于胸痹心痛，脑卒中恢复期的半身不遂、语言障碍和动脉硬化等心脑血管缺血性疾患，以及各种高黏血症。

**29. 乐脉胶囊**　成分：丹参、川芎、赤芍、红花、香附、木香、山楂。功效：行气活血，化瘀通脉。用于气滞血瘀所致的头痛、眩晕、胸痛、心悸；冠心病心绞痛、多发性脑梗死见上述证候者。

**30. 脉平片**　成分：银杏叶提取物、维生素C、芦丁、何首乌、当归。功效：活血化瘀。用于瘀血闭阻的胸痹心痛病，症见：胸闷，胸痛，心悸，舌暗或有瘀斑等，以及冠心病心绞痛、高脂血症见上述症状者。

**31. 血脂康胶囊**　成分：红曲。功效：除湿祛痰，活血化瘀，健脾消食。用于脾虚痰瘀阻滞的气短、乏力、头晕、头痛、胸闷、腹胀、食少纳呆等，高脂血症；也可用于由高脂血症及动脉粥样硬化引起的心脑血管疾病的辅助治疗。

**32. 参松养心胶囊**　成分：人参、麦冬、山茱萸、丹参、炒酸枣仁、桑寄生、赤芍、土鳖虫、甘松、黄连、南五味子、龙骨。功效：益气养阴，活血通络，清心安神。用于治疗气阴两虚、心络瘀阻引起的冠心病室性早搏，症见心悸不安，气短乏力，动则加剧，胸部闷痛，失眠多梦，盗汗，神倦懒言等。

**33. 天丹通络胶囊**　成分：川芎、豨莶草、丹参、水蛭、天麻、槐花、石菖蒲、人工牛黄、黄芪、牛膝。功效：活血通络，息风化痰。用于中风中经络，风痰瘀血，痹阻脉络证，症见半身不遂，偏身麻木，口眼㖞斜，语言謇涩；脑梗死急性期、恢复早期见上述证候者。

**34. 大、小活络丹**　成分：蕲蛇（酒制）、制草乌、人工牛黄、乌梢蛇（酒制）、天麻、熟大黄、麝香、血竭、熟地黄、天南星（制）、水牛角浓缩粉等50

味。功效：祛风除湿，舒筋活络。适应证：腰酸背痛，屈伸困难，行走不利，患处隐痛，时轻时重，反复发作，喜暖畏寒，受凉或劳累后疼痛加重等症。

**35. 消栓通络片** 成分：川芎、丹参、黄芪、泽泻、三七、槐花、桂枝、郁金、木香、冰片、山楂。辅料为硬脂酸镁、滑石粉、蔗糖、淀粉、明胶。功效：活血化瘀，温经通络。用于中风（脑血栓）恢复期（1 年内）半身不遂，肢体麻木。

**36. 牛黄降压片** 成分：人工牛黄、羚羊角、黄芩苷、珍珠、决明子、川芎、冰片、白芍、郁金、甘松、水牛角浓缩粉等。功效：清心化痰，镇惊降压。用于肝火旺盛之头晕目眩、烦躁不安、痰火壅盛及高血压。

**37. 清肝降压胶囊** 成分：制何首乌、夏枯草、槐花（炒）、桑寄生、丹参、葛根、泽泻（盐炒）、小蓟、远志（去心）、川牛膝。功效：清热平肝，补益肝肾。用于高血压，属肝火亢盛、肝肾阴虚证者，症见眩晕，头痛，面红耳赤，急躁易怒，口干口苦，腰膝酸软，心悸不寐，耳鸣健忘，便秘溲黄。

**38. 松龄血脉康** 成分：松叶、葛根、珍珠层粉。适用于肝阳上亢所致的头痛，眩晕，急躁易怒，心悸，失眠，颈项强痛，口苦口干，耳鸣健忘；高血压、高脂血症等心脑血管疾病见上述证候者。

## 七、肥胖症合并冠心病的中医特色治疗

### （一）针灸治疗

针灸治疗冠心病心绞痛的疗效已从临床和实验研究方面得以证实。现代研究表明，其改善心肌缺血的作用机制考虑有抗血小板聚集、改善微循环、对血管活性物质的影响、局部心肌组织调节，以及抗氧自由基作用等几个方面，多针刺心俞、厥阴俞、膻中、内关、足三里、三阴交等穴。

### （二）耳穴治疗

耳穴治疗可选心、皮质下、交感区等穴埋王不留行籽，自行按压刺激，亦可达到缓解疼痛的目的。

### （三）穴位贴敷

穴位贴敷将经络腧穴的功能与药物的药理作用结合起来，药物外敷穴位，可刺激腧穴、经络，调动人体内在的抗病能力，调节机体的虚实状态，以达到防治疾病的目的。其作用机制可能是通过特定药物贴敷特定穴位，以扩张血管，增加冠状动脉血流量，减少心肌耗氧量，降低血脂，改善血液循环，营养心肌，增加心脏功能，从而达到整体调节的目的。小剂量药物作用于腧穴就可以产生迅速而强大的药效，因而能够在治疗中节省药物用量，避免大剂量用药易产生药物毒副反应和抗药性等弊端。穴位多选膻中、内关、心俞、至阳穴等。

### （四）穴位注射疗法

穴位注射疗法，即腧穴注射法，又称水针，是选用某些中西药物注射液注入人体有关穴位，以防治疾病的方法。多选用内关、心俞、阳陵泉、膈俞等，注入中成药注射液，如黄芪注射液、丹参注射液、当归注射液等。

### （五）推拿法

推拿法是通过刺激摩擦穴位、敏感痛点或胸壁，利用经络的传导，增加心肌供血，纠正心脏功能，从而治疗冠心病心绞痛。

1. 点按内关穴，当心绞痛、心律失常发作时，用力不停点按内关穴，每次3分钟，间歇1分钟，能迅速止痛或调整心律。

2. 揉灵道穴，冠心病发作时，可用拇指先轻揉灵道穴1分钟，然后重压按摩两分钟，最后轻揉1分钟，每天上、下午各揉1次，10天为1个疗程，间歇2～3天，然后进行下一个疗程。经观察，揉按治疗后心绞痛症状可明显减轻，心电图亦有所改善。

3. 选穴膻中或背部两侧膀胱经之肺俞、心俞、厥阴俞等穴，用拇指做按揉法、腕推法、一指禅点按法，每次15分钟，每天1次，15次为1个疗程。

## 八、肥胖症合并冠心病的中医食疗

### （一）芹菜红枣汤

芹菜根 5 个，红枣 10 个，水煎服，食枣饮汤，每日 2 次。

### （二）山楂粥

红山楂 5 个，去核切碎，用蜂蜜 1 匙调匀，加在玉米面粥中服食，每日服 1 ～ 2 次。

### （三）菊花山楂饮

菊花、生山楂各 15 ～ 20g，水煎或开水冲浸，每日 1 剂，代茶饮用。

# 第十二章　肥胖症合并多囊卵巢综合征

## 第一节　定义及流行病学特点

### 一、定义

多囊卵巢综合征是一种生殖内分泌代谢紊乱疾病，以月经稀发，或闭经，或不规则子宫出血为主要症状，同时伴有高雄激素的临床表现或高雄激素血症，且超声下表现为多囊卵巢，但需排除其他可能引起高雄激素的疾病和引起卵巢异常的疾病的一组综合征。多囊卵巢综合征有肥胖和非肥胖者，以肥胖者多见，数据显示占该病的50%以上。肥胖症与多囊卵巢综合征均存在胰岛素抵抗，两者相互影响。故同时符合肥胖症及多囊卵巢综合征诊断标准者，可诊断为肥胖症合并多囊卵巢综合征，也称肥胖型多囊卵巢综合征。

### 二、流行病学

随着自然环境及现代社会环境的变化，肥胖型多囊卵巢综合征的发病率有逐年递增的趋势。在美国以往的研究中，按照1990年美国国立卫生研究院的诊断标准，一项针对美国东部227名就业前女性的调查显示，多囊卵巢综合征的患病率为4%，白种人与黑种人之间无统计学差异。另一项年龄在18～45岁的440名女性调查中，其患病率为6.6%，黑、白种人群之间亦无统计学差异。其他的一些研究也显示患病率为6%～8%，有研究数据推断美国有400万～500

万育龄妇女患有多囊卵巢综合征。

多囊卵巢综合征的患病率因其诊断标准、种族、地区、调查对象等的不同而不同，高发年龄段为20～35岁。其研究在白种人中进行较多，认为其患病率在不同人种中可能不一致。多囊卵巢综合征是青春期和育龄女性最常见的内分泌代谢紊乱疾病，目前认为我国发病率为育龄妇女的5%～10%。2013年，我国发表十省市的流行病学调查研究报告指出，涉及16886名社区育龄妇女，患病率为5.61%。山东大学附属省立医院的一项非随机抽样调查，按照2003年鹿特丹诊断标准，得出受调查人群中患病率为6.46%；稀发排卵、卵巢多囊样改变（PCO）、高睾酮血症、临床高雄激素（F-G≥6、多毛和痤疮）分别占89.4%、72.94%、57.65%、38.8%（1.18%和38.8%），不孕症占7.06%，肥胖症占8.23%。针对中国汉族育龄多囊卵巢综合征患者（19～45岁）大规模横向流行病学调查，结果显示代谢综合征发病率明显高于非多囊卵巢综合征者（18.2%∶14.7%），胰岛素抵抗发生率为14.2%，亦明显高于非多囊卵巢综合征者（9.3%），在校正了年龄后，向心性肥胖、高血压、空腹胰岛素水平、性激素结合球蛋白（SHBG）水平和血脂异常，多囊卵巢综合征患者均比非多囊卵巢综合征高。

肥胖虽不是多囊卵巢综合征诊断的必需条件，但两者有相同的重合因素——胰岛素抵抗。胰岛素抵抗与多囊卵巢综合征相关，即使体重正常的多囊卵巢综合征患者也存在程度不同的高胰岛素血症和餐后血糖异常或糖耐量异常，其发病率可高达50%～70%，通过生活方式及药物治疗来改善胰岛素抵抗，在一定程度上也能缓解多囊卵巢综合征症状。显然，多囊卵巢综合征患者的生殖功能异常与胰岛素抵抗关系密切，多囊卵巢综合征患者的糖耐量异常风险非常高，但对于该病的胰岛素抵抗预测值目前仍缺乏可靠数字证据。

随着生活方式及社会自然环境的改变，肥胖的发生率越来越高，世界肥胖症患者的发病率逐年升高，据世界卫生组织统计，2014年全世界有超重人口19亿多，其中包括6亿以上的肥胖症人口。Lancet的最新研究结果表明，我国目前有接近1亿的肥胖症人口，肥胖症总人数位居世界首位。多囊卵巢综合征妇女中超重和肥胖比例大，肥胖型多囊卵巢综合征的发生率为30%～60%，更多的研究数据显示，肥胖型多囊卵巢综合征超过50%，但存在国家和种族的差异性，如美国就约有 50%，其他国家稍低一些。而在我国，2012 年的一项包含全国不同地区的针对多囊卵巢综合征，关于超重肥胖及腹型肥胖发病率的 Meta 分析指出，多囊卵巢综合征患者中超重肥胖的发病率为 40.0% ～ 100%，而腹型肥胖（向心性肥胖）为 53.5% ～ 85.5%。国内大型肥胖型多囊卵巢综合征的研究仍不多，仍需更多的多中心、大样本流行病学报告来研究。

## 第二节　肥胖症与多囊卵巢综合征的相关性分析

多囊卵巢综合征的病因目前尚不清晰，认为是多基因遗传和环境因素共同作用的结果。本病具有家族聚集倾向，同卵双胞胎的发病率明显比非同卵高，提示遗传因素在此病发病环节中的作用。目前尚无发现本病的致病易感的单基因。本病临床表现显示的异质性和多态化，也提示或许与多基因相关。虽本病有一定的遗传倾向性，但不代表一定会发病。有学者提出本病与环境、饮食、生活、压力、出生体重等因素相关。

调查显示，环境的恶化，如工业污染、汽车尾气、重金属污染、化工原料接触、农用有机杀虫剂，以及社会进步带来的食品亚硝基等添加剂、蔬果催熟剂、一次性塑料杯使用、厨房油烟增加、住宅装修、洗涤剂、除虫剂等改善生活用品的增加，使人体与这些被认为是环境内分泌干扰物的接触增加，这些干扰物可通过直接和间接方式干扰体内激素的代谢过程而对人体生殖、免疫、神经功能产生影响，导致多囊卵巢综合征发病率升高。

肥胖不是多囊卵巢综合征的必要诊断依据，但肥胖的多囊卵巢综合征发病率比非肥胖者高，有将近 50% 甚至高达 70% 的多囊卵巢综合征患者有肥胖，青少年肥胖者更易发展为多囊卵巢综合征。肾上腺功能的启动与体重指数密切相关，其启动时间越早体重指数越高，肥胖率越高。另外，肥胖也可能为雄激素转化为雌酮提供更多条件，加重对下丘脑 - 垂体 - 卵巢轴的影响，从而影响排卵。近年来，儿童青少年肥胖发病率也越来越高。

随着社会进步，人们生活水平提升，膳食结构发生改变，生活方式也发生改变，高热量高脂的快餐，伴随久坐、缺乏锻炼，导致肥胖发生率升高。同时，不合理的饮食习惯导致某些营养素的摄取不均衡，容易导致与卵巢正常功能相关的一些微量元素，如锌、铜等发生变化。不合理的作息、经常熬夜，生物钟被打乱，会对下丘脑－垂体－卵巢轴造成影响。现今女性社会地位的提高，在快节奏生活工作压力下的不满、焦虑、抑郁等不良情绪，或长期精神压力，或突然的精神刺激，导致皮质醇升高，血糖升高，食欲增加，紧张导致儿茶酚胺分泌减少，使脂肪的分解下降，导致肥胖。另外，低出生体重也被认为是本病的独立危险因子，低出生体重因为“追赶生长”使胰岛内分泌功能和胰岛结构发生改变，成年后肥胖、胰岛素抵抗的发生率也高。

肥胖症和多囊卵巢综合征存在共同机制，即胰岛素抵抗。肥胖可加重多囊卵巢综合征的高雄激素血症和胰岛素抵抗。胰岛素抵抗不仅是多囊卵巢综合征的发生原因，还会进一步刺激卵巢或（和）肾上腺产生更多的雄激素，加重多囊卵巢综合征病情。可见，肥胖与多囊卵巢综合征两者相互影响，不断加重病情。

## 第三节　肥胖症合并多囊卵巢综合征的临床表现及中医证候特点

### 一、肥胖症合并多囊卵巢综合征的临床表现

肥胖型多囊卵巢综合征的临床表现与多囊卵巢综合征一致，呈高度异质性和多态化，症状及体征不尽相同，临床表现为肥胖，同时伴随雄激素增高，或以高雄激素血症和卵巢持续无排卵为主要表现。

肥胖型多囊卵巢综合征的临床表现有以下几个方面。

**1. 肥胖**　表现为向心性肥胖，脂肪堆积在躯体中心部位，以上腹部明显，也即苹果型肥胖，表现为血管内脏周围及网膜脂肪分布增加。体重指数（BMI）≥

28kg/m$^2$且体脂率≥30%，以及腰围≥80cm或腰臀比≥0.8。

**2. 月经异常及排卵异常**　表现为月经周期延长、月经量少、闭经、不孕等。

**3. 胰岛素抵抗相关的代谢异常**　胰岛素抵抗相关的代谢异常包括肥胖、糖调节受损、脂代谢异常、高血压和心血管疾病风险、黑棘皮病。随着胰岛素抵抗不断加重，细胞对胰岛素敏感性下降，甚至不敏感，高胰岛素血症出现并加重，促进机体合成大量三酰甘油，进一步加重脂代谢异常，甚至导致脂肪肝。

**4. 伴有高雄激素症状**　表现为多毛、痤疮（25%～35%多囊卵巢综合征患者伴有痤疮，其中83%为严重痤疮患者）、脱发、男性化特征（喉结、声音变低沉、乳房缩小）等。

**5. 激素分泌异常**　随着肥胖和腰围的增加，胰岛素抵抗更加明显，导致高胰岛素血症、雄激素分泌增加、睾酮活性增高、性激素结合球蛋白下降。

**6. 代谢紊乱对女性生殖功能及围生期的影响**　肥胖和胰岛素抵抗被认为使得窦卵泡的发育受破坏，干扰下丘脑－垂体－卵巢轴，导致不排卵。研究显示，肥胖型多囊卵巢综合征患者不孕率更高，而且对诱导排卵的药物反应性差，胚胎质量也差，体外受精移植成功率、怀孕率、活产率均低，流产率高。另外，胰岛素抵抗会增加妊娠糖尿病、高血压和先兆子痫的发生率，增加胎盘功能不全、流产、先天畸形、早产、死产的发生率。

**7. 子宫内膜癌风险增加**　由于稀发排卵或长期无排卵，激素无周期性变化，长期只受雌激素影响，孕激素不足或缺乏，子宫内膜无法发生撤退性出血，无月经发生，子宫内膜过度增生，增加癌变风险。

## 二、肥胖症合并多囊卵巢综合征的中医证候特点

### （一）肥胖症合并多囊卵巢综合征的病因病机

中医古籍并无肥胖型多囊卵巢综合征的病名，按其肥胖、多毛及月经稀发或闭经等表现，可归入“闭经”“月经过少”“月经后期”“不孕”等范畴。

《医宗金鉴》记载：“女子不孕之故，由其伤冲任也……因体盛痰多，脂膜

壅塞胞中而不孕。”《傅青主女科》中言：“肥胖之妇，内肉必满，遮隔子宫，不能受精，此必然之势也。”可见，痰湿不仅仅是病理产物，亦是致病因素，对于肥胖者，痰湿是其根源。近年来，各大医家针对肥胖型多囊卵巢综合征，将辨病与辨证结合，同时结合西医学理论及临床经验，认为肥胖型多囊卵巢综合征主要是肾－冲任－胞宫的功能失调，肾虚天癸迟，脾虚痰湿内生，肝失疏泄，气机不畅，血行瘀阻，虚、痰、瘀互结，痰湿脂膜阻滞冲任，气血运行受阻，血海不能按时满盈，则表现为肥胖兼月经异常（后期、量少、闭经）。病机以肾虚痰湿为主，与肝、脾功能失调，痰、湿、瘀互结关系密切，其中脏腑失调是本病的主要因素，痰湿、瘀血是其病理产物，尤以痰湿更多见。肥胖型多囊卵巢综合征多为虚实夹杂，病性属本虚标实。通过大量临床经验体会，认为脾肾两虚是关键，肝郁是重要环节，痰湿、瘀血阻络是主要病理因素。

### （二）肥胖症合并多囊卵巢综合征的中医证候分型

目前对肥胖型多囊卵巢综合征尚缺乏统一的诊断及辨证分型标准，临床辨证分型复杂，治疗方法及所用方药也不尽相同。临床上不同医家的辨证和用药各有特色，不好掌握规律。有文章指出，在中医传承辅助平台系统中建立收集的多囊卵巢综合征数据库，分析中医分型，可达十三种以上，通过归纳，可概括分为七大常见证型：肾虚型（可分肾阳虚、肾阴虚、肾精不足）、痰湿型、脾虚痰湿型、血瘀型、肾虚血瘀型、肝郁型、肝郁化火型。按“肥人多痰”和中医古籍的论述，肥胖型多囊卵巢综合征的证型中以虚、痰多见。虽分型未统一，按脏腑辨证为纲，兼顾兼证表现，列出最常见证型供参考。

**1. 肾虚痰湿型** 除月经后期、量少色暗质稀，或闭经、不孕、肥胖、多毛外，常有腰痛、乏力，形寒肢冷，白带少，咽中有痰或身体发重，肢体困重，便溏，舌淡胖，苔薄腻，脉沉弱滑。

**2. 肾虚痰瘀互结型** 除月经后期、量少，或闭经、不孕、肥胖外，常有头晕耳鸣，腰膝酸软，口干，心烦，或有内热，便秘，舌暗红，脉细。

**3. 脾虚痰湿型** 除月经后期、量少、闭经、不孕、肥胖外，常有胸闷，痰多黏白，痤疮，疲倦乏力，嗜睡懒言，口淡纳差，便溏，带下量多色白黏稠，舌淡胖边有齿印，苔白腻，脉滑尺脉弱。

**4. 脾肾阳虚型**　除月经后期、量少、闭经、不孕、肥胖外，常有腰膝酸软，怕冷或少腹冷，疲倦乏力，懒言声低气短，纳差，便溏，舌淡胖，脉沉细。

## 第四节　肥胖症合并多囊卵巢综合征的中西医治疗

### 一、肥胖症合并多囊卵巢综合征的治疗现状

对于肥胖型多囊卵巢综合征患者，减重是改善症状的首选方式。减重后可改善机体代谢状态，尤其是胰岛素敏感性增加，从而改善多毛和痤疮等高雄激素症状，调节神经内分泌，从而达到调整月经周期、恢复排卵的目的。国际国内的指南均推荐生活方式干预（包括饮食控制、运动管理、行为干预）应作为肥胖型多囊卵巢综合征的一线治疗手段。指南明确指出，只要体重减轻 5% 或以上，即可恢复月经周期和排卵。同时，通过加强生活方式干预及心理疏导，还能增加患者依从性。对于本病，西医治疗包括生活方式调整，调整月经周期，防止子宫内膜增生和变性，减重及改善胰岛素抵抗，促排卵助孕，降雄激素等治疗方法。每种方法并非独立使用，而是基于疾病本身复杂性、症状多样性及患者对治疗结果的不同需求而有不同选择，现多主张联合应用。比如联合降糖药及促排卵药物，可改善肥胖型多囊卵巢综合征患者代谢指标及激素水平，促排卵，增加受孕率。

在中医方面，中医古籍并无相关内容，随着中医药对肥胖型多囊卵巢综合征的病因、病机、辨证分型及治疗方法的研究不断深入，取得了明显疗效。但仍存在很多问题，比如没有统一的辨证分型、治则和治法，缺乏大样本的临床研究，远期疗效研究较少，临床疗效循证医学证据尚少。中医药治疗肥胖型多囊卵巢综合征的副作用小，适用范围广，如何在中医药辨证理论体系基础上正确辨证，制订准确、系统、统一的辨证方法及治法治则，是今后研究的重点，需继续收集大样本数据，从循证医学角度深入，辨证与辨病相结合，探寻治疗规律。

## 二、临床常用的治疗肥胖型多囊卵巢综合征的药物

### （一）无生育要求患者的调整月经周期治疗

**1. 周期性孕激素治疗** 使用天然孕激素，包括微粒化黄体酮、地屈孕酮、肌注黄体酮。天然孕激素对下丘脑－垂体－卵巢轴功能不抑制或抑制较少，对代谢影响也较小。但无降低雄激素作用，不能治疗多毛及避孕。分口服用药和肌注用药两种：口服地屈孕酮 10 ～ 20mg/d，微粒化黄体酮 100 ～ 200mg/d，或醋酸甲羟孕酮 10mg/d，6 ～ 10 天。肌注黄体酮 20mg/d，3 ～ 5 天。停药后 3 ～ 7 天则有撤退性出血。

**2. 复方口服避孕药** 适合有避孕要求，且伴有痤疮、多毛、高雄激素血症、月经量多、经期延长者。围绝经期慎用，可用于无高危血栓风险等围绝经期患者，但非首选。复方口服避孕药通过抑制促黄体生成激素分泌进而抑制卵巢合成雄激素；所含雌激素成分可增加性激素结合球蛋白水平，减少血清中游离睾酮；孕激素成分可竞争结合雄激素受体，减少双氢睾酮合成，从而减轻高雄激素血症和症状。但长期使用会加重糖耐量损害，故在肥胖型多囊卵巢综合征患者中使用复方口服避孕药，需对病情进行评估，排除禁忌后选择，必要时应与胰岛素增敏剂联合。

**3. 雌激素序贯疗法** 主要用于少数雌激素水平低，子宫内膜薄且胰岛素抵抗严重者。这类患者单一使用孕激素无法产生撤退性出血，需行雌（孕）激素序贯治疗，可作为青春期、围绝经期伴低雌激素患者的首选方案。口服雌二醇 1 ～ 2mg/d，连续 21 ～ 28 天；后 10 ～ 14 天加用孕激素：口服地屈孕酮 10 ～ 20mg/d，微粒化黄体酮 100 ～ 200mg/d，或醋酸甲羟孕酮 10mg/d，6 ～ 10 天。肌注黄体酮 20mg/d，3 ～ 5 天。

**4. 胰岛素增敏剂** 二甲双胍是最常用的胰岛素增敏剂，适合伴有胰岛素抵抗者。使用二甲双胍可显著降低高雄激素症状及改善卵巢功能。目前常用的双胍类是盐酸二甲双胍，其主要药理作用是通过减少肝脏葡萄糖的输出，刺激肝脏和骨骼肌内胰岛素介导的葡萄糖摄取，并通过降低血脂，降低葡萄糖生成底

物可用性。同时，直接作用于卵巢，改善局部胰岛素抵抗和高雄刺激，恢复排卵，达到调整月经周期的目的。

### （二）有生育要求的调整月经周期治疗及促排卵治疗

**1. 来曲唑（LE）** 新型的促排卵药物为芳香化酶抑制剂，有取代氯米芬成为无排卵不孕（即排卵性不孕）的一线治疗药物。来曲唑半衰期短，特异性可逆结合芳香化酶，抑制内源性雌激素的产生，促进单卵泡发育并提高发育速度，且没有氯米芬的抗雌激素效应，对内膜影响较小。口服剂型一般不需要添加辅助药物，月经来潮第 3 ～ 7 天口服 2.5mg/d。

**2. 氯米芬（CC）** 从 20 世纪 60 年代使用至今、使用最广泛的诱发排卵的一线药物，属非类固醇抗雌激素制剂，结构与雌激素类似，可竞争性结合下丘脑、垂体雌激素受体，具有拮抗雌激素效应及弱激动效应。但 15% ～ 40% 的患者存在抵抗，肥胖者更容易发生抵抗。对于氯米芬抵抗者，可更换为来曲唑；或促性腺激素，如促卵泡激素（FSH）及尿促性素（HMG）等，但存在高卵巢过度刺激综合征风险；或联合二甲双胍改善卵巢反应性。

**3. 促性腺激素释放激素（GnRH）** 促性腺激素释放激素可经静脉或皮下注射，剂量为 5 ～ 15μg，间隔 60 ～ 90 分钟。或氯米芬 + 果纳芬 / 尿促性素，在周期或孕酮撤药性出血的第 5 天，开始用氯米芬 100mg/d，连用 5 天，第 5、7、9 日加用尿促性素或促卵泡激素 75U。

**4. 促性腺激素（Gn）** 对于经过氯米芬治疗效果不佳的多囊卵巢综合征患者，在患者月经或孕酮撤药性出血的第 2 ～ 3 天开始应用促性腺激素，每天用药 75 ～ 150U，使用方法为注射用药，卵泡成熟后人绒毛膜促性腺激素激发排卵。

**5. 手术治疗** 方式有腹腔镜卵巢楔形切除或激光打孔术。

### （三）改善胰岛素抵抗治疗

**1. 二甲双胍** 胰岛素抵抗在多囊卵巢综合征患者中存在组织选择性，在骨骼肌、脂肪组织、肝脏等代谢组织中表现为抵抗性，而在肾上腺、卵巢组织中则表现为敏感性，并可通过多种途径使卵巢产生更多的雄激素。建议合并胰岛素抵抗等肥胖型多囊卵巢综合征患者，在促排卵前先纠正胰岛素抵抗。

二甲双胍是常用的一种胰岛素增敏剂，作为糖尿病的一线用药，20世纪90年代被应用于多囊卵巢综合征的治疗，能有效改善胰岛素抵抗，减少胰岛素对卵巢的刺激，以减少雄激素产生，有助于恢复排卵，预防代谢异常等远期并发症，也是目前治疗肥胖型多囊卵巢综合征的一线药物。常用剂量为500mg或850mg，每日2次或每日3次，餐时或餐后口服，治疗3～6个月；最佳治疗剂量为1500～2000mg/d，达到治疗剂量后维持。目前暂缺乏肯定的最佳治疗期限，一般2～4个月产生效果，如治疗3个月无效果建议更改方案。胃肠道症状是其常见副作用，乳酸中毒是其严重不良反应。严重肝肾功能损害、严重心肺功能不全、糖尿病急性并发症、酗酒和酒精中毒、维生素 $B_{12}$、叶酸及铁缺乏者是其禁忌证。在美国食品药品监督管理局孕期用药分类为B级，暂未发现动物或人胎儿致畸和毒性证据。

**2.噻唑烷二酮类** 目前常用的有罗格列酮和吡格列酮，其主要药理作用是通过增加外周组织细胞对胰岛素的敏感性，增加葡萄糖利用，减轻胰岛素抵抗和高胰岛素血症，降低雄激素浓度，从而改善卵巢功能，帮助恢复排卵。单独使用时不导致低血糖，但与胰岛素或胰岛素促泌剂联合使用时可增加低血糖发生的风险。罗格列酮常用剂量为4～8mg/d，吡格列酮为15～30mg/d。现已有吡格列酮二甲双胍复合片，每片含吡格列酮15mg、二甲双胍500mg，每天1～2片。虽然噻唑烷二酮类能降低多囊卵巢综合征的空腹血糖和胰岛素水平，但不能直接降低雄激素水平，且有体重增加、水肿、低血糖、骨密度降低和心血管不良事件等不良反应，故并非多囊卵巢综合征胰岛素抵抗的首选用药，只在二甲双胍无效或不耐暑时应用。有心力衰竭（纽约心脏学会心功能分级Ⅱ级以上）、活动性肝病或转氨酶升高超过正常上限2.5倍，以及严重骨质疏松和有骨折病史的患者应禁用本类药物。本药为C类药物，有生育要求、妊娠期、哺乳期及18岁以下不推荐。

**3.α－糖苷酶抑制剂** 目前常用的有阿卡波糖、伏格列波糖和米格列醇。其主要药理作用是抑制碳水化合物在小肠上部的吸收而降低餐后血糖，降低胰岛素水平，还可能增加餐后胰高血糖素样肽－1水平，从而起到治疗胰岛素抵抗的作用。研究发现，其对多囊卵巢综合征患者改善代谢和激素水平的疗效与二甲双胍类似，Meta分析表明其能降低血清睾酮、三酰甘油及LDL水平，在促排卵和调整月经周期的作用也与二甲双胍相仿。联合氯米芬能有效改善胰岛素抵抗，还能提高排卵率。剂量：起始量150mg/d，增加至300mg/d。常见不良反应为胃肠道反应，但比二甲双胍轻，目前仍需更多随机对照实验来验证。

**4. 胰高血糖素样肽 -1（GLP-1）受体激动剂**　目前我国使用的有艾塞那肽、利拉鲁肽、利司那肽和贝那鲁肽，均需皮下注射。其主要药理作用是通过激动胰高血糖素样肽 -1 受体而发挥降低血糖的作用。胰高血糖素样肽 -1 受体激动剂以葡萄糖浓度依赖的方式增强胰岛素分泌，抑制胰高糖素分泌，并能延缓胃排空，通过中枢性的食欲抑制来减少进食量，有助于减重。近年发现，肥胖型多囊卵巢综合征的胰高血糖素样肽 -1 分泌减少，认为使用胰高血糖素样肽 -1 受体激动剂可改善胰岛素抵抗和糖代谢异常。常见不良反应为胃肠道反应，主要见于初始治疗时，不良反应可随治疗时间延长而逐渐减轻。

**5. 小檗碱（BBR）**　又称黄连素，一种从黄连、黄柏等提取的生物碱，属于传统抗炎药物。近年研究运用到胰岛素抵抗等多囊卵巢综合征患者，亦发现其能降低空腹及餐后血糖和血脂水平，但机制尚不明确。

### （四）针对高雄激素的治疗

**1. 复方口服避孕药**　抑制垂体促性腺激素的分泌，从而抑制卵巢雄激素的合成；通过升高血性激素结合球蛋白水平，减少游离雄激素，降低雄激素生物利用度。目前使用的复方口服避孕药：①复方甲地孕酮片，又称避孕片2号，从月经的第3～5天开始，每天1片，连续使用21天后等待月经来潮。②复方去氧孕烯避孕片，商品名妈富隆，每片含去氧孕烯150μg、炔雌醇30μg。③复方孕二烯酮避孕片，商品名敏定偶，每片含孕二烯酮75μg、炔雌醇30μg。

**2. 醋酸环丙孕酮**　人工合成但17- 羟孕酮衍化物，主要功效为抗雄激素活性。临床常用药物包括达英 -35，每天1片，21天为1个周期，一般需要用药6个周期以上。

**3. 螺内酯**　即安体舒通，常用的低效利尿剂，具有对抗雄激素作用，被用于高雄激素的治疗，临床多用于治疗多毛和痤疮。常用剂量为50～200mg/d，与复方避孕片联合应用，连用3～6个月。

**4. 非那雄胺**　一种人工合成的4- 氮类固醇化合物，主要通过抑制5α－还原酶，抑制睾酮转化为具有活性的双氢睾酮。非那雄胺本身无雄激素活性或抗雄激素活性，也没有雌激素或孕激素活性，故用药后不影响激素 FSH、LH、PRL 水平。

**5. 糖皮质激素** 不单独作为高雄激素的治疗，只在炔雌醇环丙孕酮片或复方口服避孕药无效，考虑有肾上腺皮质雄激素分泌过多时才考虑使用。常用的药物为地塞米松 0.375 ～ 0.75mg/d，或泼尼松 2.5 ～ 5mg/d，连续使用 3 个月。

## 三、肥胖症合并多囊卵巢综合征的药物选择

鉴于本病病因未明和疾病的复杂性，国内外专家一致认为本病尚难根治。根据患者年龄、症状及需求的不同，用药目的及方案也多样化，以采取联合用药的治疗手段为多见。多囊卵巢综合征患者在月经异常、不孕及高雄激素血症方面的困惑很多，治疗上通过使用药物调整月经周期，防止子宫内膜增生和变性，促排卵助孕，降雄激素等治疗方法，但肥胖型多囊卵巢综合征患者在减重及改善胰岛素抵抗方面应贯穿治疗过程，故用于改善胰岛素抵抗的降糖药，包括二甲双胍、噻唑烷二酮类、胰高血糖素样肽 -1，应根据病情选择联用，如联合应用噻唑烷二酮类加二甲双胍，或胰高血糖素样肽 -1 加二甲双胍，均能改善肥胖型多囊卵巢综合征患者的激素水平并促排卵。

虽然减重对多囊卵巢综合征患者的意义重大，但不建议使用减肥药，而应以改变生活方式配合改善胰岛素抵抗等药物为主，因为不合理选择减肥药不但会对身体器官组织造成危害，还可能损害卵巢功能。

## 四、肥胖症合并多囊卵巢综合征的饮食管理

研究发现，肥胖型多囊卵巢综合征患者减重 5% ～ 10%，即可改善胰岛素抵抗和代谢内分泌指标，促排卵，规律月经周期及改善不孕。能量控制是减重的首要条件，虽然没有 1 级证据直接证明，但仍推荐进行限热量、限碳水化合物饮食。

限制饮食能改善患者体重，且短期执行力及效果显著，但目前仍缺乏肥胖

型多囊卵巢综合征的长期管理数据。减重有多种不同的膳食模式，目前尚缺乏最佳的模式推荐，以限制热量摄入、调整膳食结构为主要方向，以增加脂肪消耗，减轻体重及胰岛素抵抗，同时避免肌肉量减少。

### （一）控制总能量摄入

以热量负平衡为原则制订饮食处方。相关研究指出，多囊卵巢综合征患者减重相对困难，中途放弃者多，不利于疾病转归。故在制订热量时，不仅依据患者的年龄、肥胖程度、体力活动来制订，而且需要根据患者日常膳食量来调整，与患者共同制订，以利于方案的长期执行。在制订目标热量时，可通过调查患者膳食及根据患者病情来确定热量，制订个体化方案，有条件还可以通过代谢车测定患者基础代谢率，从而精准制订合理的热量方案。

限制热量饮食法，可分为饮食限制法、低热量饮食、极低热量饮食、轻断食法等，其中前三种方法分别将热量限制在1200～1800kcal、600～1200kcal、$<$ 600kcal，适用于轻度肥胖、中度肥胖、重度肥胖者。以热量限制在1200～1800kcal较为安全，虽减重速度慢但不容易反弹。当热量摄入$<$ 1200kcal/d时，安全性受影响且反弹比例随热量限制增加而增加，故不建议采取极低热量饮食。轻断食法，是指一周内选择不连续的2天采取热量控制在500kcal/d的限制饮食法，经过合理安排的轻断食法，安全性及执行力效果较好，且不容易反弹。

在减重过程中，避免盲目追求快速减重，一般建议每月控制在2kg左右的安全速度，具体因人而异。

### （二）合理的饮食结构

在限制热量的同时，饮食结构的均衡极为重要，采用平衡饮食，蛋白质摄入占总能量15%～20%（在肾功能异常者需谨慎蛋白质摄入量及质量，有研究发现高蛋白、低碳水化合物的饮食结构更利于肥胖型多囊卵巢综合征患者），脂肪占总能量的20%～30%，碳水化合物占总能量的45%～55%，重视维生素、矿物质和膳食纤维的充足摄入。在食物选择上，宜结合选用低血糖生成指数（GI）、高蛋白低脂、高纤维素的食材，限制饱和脂肪酸和反式脂肪酸的摄入，增加多不饱和脂肪酸及单不饱和脂肪酸的摄入。越来越多的证据表明，低血糖生成指数（GI）的饮食可显著改善肥胖型多囊卵巢综合征患者的胰岛素抵抗，降低心血管疾病风险和血糖血脂异常风险。膳食纤维推荐每日摄入量为25～30g，或按10～14g/1000kcal。

### （三）重视维生素、矿物质的摄入

肥胖型多囊卵巢综合征患者饮食结构常有异常，容易导致某些维生素、矿物质的摄入不足或过量；加上治疗多囊卵巢综合征的一些药物会影响某些维生素、矿物质的水平，故这类患者维生素、矿物质水平的异常是一种普遍现象，应重视评估及补充。目前临床医生长期对这方面的关注较少，相应的研究及文献极少，目前多集中在包括叶酸、维生素 $B_{12}$ 等在内的B族维生素、维生素D及钙方面。肥胖型多囊卵巢综合征患者的这些营养素推荐摄入量暂缺乏共识，建议以达到健康成人的推荐摄入量为基本要求。

### （四）肌醇

肌醇属于膳食营养补充剂，具有恢复胰岛素信号传导功能，维持正常胰岛素敏感性的作用；它还是所有细胞膜的一部分，用于肌肉和神经的运行，并帮助肝脏代谢脂肪。肌醇的种类较多，对肥胖型多囊卵巢综合征患者，推荐的是手性肌醇（DCI）和肌肉肌醇（MI），两者都能起到胰岛素第二信使的作用，并介导胰岛素在人体中的不同作用。手性肌醇可降低胰岛素抵抗，恢复胰岛素敏感性和促进糖原合成，肌肉肌醇主要参与细胞葡萄糖摄取。基于现有积累的证据，联合手性肌醇和肌肉肌醇治疗，已被提议作为治疗多囊卵巢综合征的最佳方法。肌醇的食物来源，如牛心和牛肝、小麦胚芽、卵磷脂油、全谷物、柑橘类水果、坚果、绿叶蔬菜和大豆粉等，但受到食物新鲜度和是否过度加工较大影响。

### （五）生酮饮食

生酮饮食，是一种高脂、极低碳水化合物、适量蛋白质的饮食模式，通过改变人体供能方式而达到燃烧脂肪，改变身体成分，调节血糖、血脂及改善胰岛素抵抗等效果。最初用于小儿难治性癫痫，近年多项研究发现其用于单纯性肥胖、2型糖尿病、多囊卵巢综合征等疾病的减脂减重效果显著。鉴于目前生酮饮食对体重调节干预的长期研究不多，在结合患者病情和监测下，可短期使用，并在达到目标后，过渡为限制热量的均衡饮食模式为宜。

## 五、肥胖症合并多囊卵巢综合征的运动管理

单纯饮食控制在短期内虽能达到明显的减重效果，但严格的饮食控制不容易长期坚持，并且在减重过程中，会出现减重平台期，导致减重停滞甚至失败。过分严格的饮食控制会引起乏力、嗜睡、低血压、低血糖、肌肉萎缩、贫血、神经性厌食等不良症状及后果，也容易造成心理负担。如同时配合饮食和运动，可改善上述不良情况，更有利于减重方案的坚持，更重要的是能够控制减重后反弹，可见运动在肥胖型多囊卵巢综合征的综合治疗中发挥起着重要作用。

合理运动的优势在于：改善月经周期和恢复排卵；改善胰岛素受体功能，增加胰岛素敏感性；改善脂质代谢水平，降低心脑血管及肝脏疾病的危险因素；改善心肺功能，提高运动能力及耐力；增强自我有效性和舒适感。

患者应根据不同程度的肥胖和并发症，制订个体化运动方式，制订不同运动方式、频率、强度，制订有氧运动配合力量锻炼（抗阻运动）训练的运动处方。有氧运动可选择包括大肌群参与的动力型、有节律的运动，如步行、快走、健身操、自行车、游泳等，其中自行车、游泳及其他水中运动是较好的推荐。运动强度以 50% ～ 70% 最大摄氧量或 60% ～ 80% 最大心率为宜，最大心率为（220 －年龄），循序渐进，运动从 50% 最大摄氧量或 60% 最大心率开始，每两周调整一次，每次运动持续 30 ～ 45 分钟，每周 5 次。而力量运动，主要是躯干和四肢大肌群的运动，如卷腹、下蹬起立，或借助哑铃、拉力器等器械完成。运动强度以 55% ～ 60% 最大摄氧量或 60% ～ 70% 最大肌力作为负荷，每次 3 ～ 6 组动作，每次运动 30 ～ 45 分钟或以不觉疲劳为度，每周 2 ～ 3 次。无论是有氧运动还是力量锻炼，运动时间都应包括热身 5 ～ 10 分钟、运动后放松 5 ～ 10 分钟。最后，肥胖者容易合并骨关节疾病，运动应穿轻便软底鞋，强调量力而为，避免运动损伤。

## 六、行为疗法

肥胖治疗是一个长期过程，干预的覆盖面应广。行为治疗可帮助肥胖型多囊卵巢综合征患者改变不良生活习惯，建立健康饮食和运动习惯，达到减重目的。行为疗法包括自我监测、刺激控制、认知重塑、应激处理、社会支持等。这些干预对肥胖者对短期减重效果好，并有助于长期维持或减轻体重策略的执行。

## 七、肥胖症合并多囊卵巢综合征的中药内服治疗

肥胖型多囊卵巢综合征的症状呈高度异质性，主要表现为肥胖、月经异常（后期、量少、闭经）、不孕症等，治疗上以滋肾养精、健脾祛湿、化痰通络调经为主要原则，而本病本身仍累及脾肝二脏，兼有血瘀、郁热、虚火等不同表现，根据五脏相关理论，从五脏论治，整体调理。治疗上还应兼顾不同症状，辨证论治，以活血化瘀，疏肝清肝化热，滋阴降火。

### （一）中药复方

**1. 肾虚痰湿型** 治宜补肾血，化痰通络。

首批“全国继承老中医药专家学术经验指导老师”、上海蔡氏妇科第七代传人蔡小荪教授认为，本病为肾精不足，痰瘀阻滞胞宫，方选多囊方加减。由黄芪、肉苁蓉、淫羊藿、当归、川芎、熟地黄、皂角刺、龟甲、鳖甲等组成。

俞瑾教授则方选坤泰1号方加减。由淫羊藿、补骨脂、菟丝子、贝母、昆布、泽泻、皂角刺、桃仁等组成。

杨家林教授拟五子衍宗丸合苍附归芎二陈汤加减。由覆盆子、枸杞子、菟丝子、补骨脂、巴戟天、苍术、香附、茯苓、陈皮、法半夏、枳实、薏苡仁、当归、川芎、山楂等组成。

侯辉教授方用补肾化痰方加减。由黄芪、淫羊藿、茯苓、苍术、丹参等组成。

**2. 肾虚痰瘀互结型**　治宜益肾化瘀祛痰。

俞瑾教授方选坤泰2号方加减。由知母、生地黄、淫羊藿、菟丝子、补骨脂、昆布、泽泻、当归、桃仁、白芍、虎杖、黄芩等组成。

杨家林教授拟五子衍宗丸合苍圣愈汤加减。由覆盆子、菟丝子、枸杞子、补骨脂、熟地黄、党参、黄芪、当归、白芍、鸡血藤、川芎等组成。

肖承悰教授拟方药用巴戟天、桑寄生、川续断、赤芍、香附、炒白术、茯苓、生薏苡仁、泽兰、山楂等组方。

**3. 脾虚痰湿型**　治宜健脾，益气化痰。

方用苍附导痰汤为基础方。由苍术、陈皮、香附、茯苓、姜半夏、甘草、胆南星、枳实、神曲、山楂、党参等组成。首批“全国继承老中医药专家学术经验指导老师”、上海朱氏妇科第三代传人朱南孙教授认为，在月经第10天以后，可“补气通络”，方拟党参、黄芪、山药、砂仁、白术、黄精、皂角刺、石楠叶等。

王昕教授以半夏泻心汤加减。由半夏、黄连、黄芩、干姜、人参、甘草、茯苓、白术等组成。

王国华教授以苍附导痰汤加减。由苍术、香附、陈皮、枳壳、茯苓、胆南星、半夏、当归、川芎、石菖蒲等组成。

曹玲仙教授拟方归脾汤加减。由党参、白术、茯苓、甘草、石菖蒲、制远志、当归、川芎、仙茅、淫羊藿、肉苁蓉等组成。

**4. 脾肾阳虚型**　治宜温补脾肾。

柴嵩岩教授拟方补阳温运调经汤加减。由肉桂、淫羊藿、菟丝子、太子参、茯苓、香附、丹参、川芎等组成。

何嘉琳教授以苍附导痰汤合四二五合方加减。方由苍附导痰汤、四物汤、五子衍宗丸、二仙丸加减而成。

### （二）单味中药

黄连、黄柏等清热利湿药，小檗碱是一种从黄连、黄柏等提取的生物碱，发现其能保护胰岛细胞，改善胰岛素抵抗，调节糖脂代谢、胰高血糖素样肽-1、炎症因子和肠道菌群等，能降低空腹及餐后血糖，以及血脂水平。

葛根，解表药葛根也是降糖中药处方中常用的药物，葛根素可促进胰岛素诱导对前脂肪细胞分化，上调过氧化物酶体增殖物激活受体对 mRNA 表达，从而改善胰岛素敏感性，改善胰岛素抵抗。

补气药，包括黄芪、冬虫夏草（人工种植）、红景天、西洋参等，实验发现其能降低胰岛素抵抗，可能但不限于因所含的某些多糖而具有此作用，如黄芪的黄芪二糖；西洋参还能通过降低瘦素水平以减重。

补阴药麦冬，其所含麦冬多糖能改善胰岛素抵抗，从而降血糖，还能抗自由基，提高免疫力。

薏苡仁，通过激动过氧化物酶体增殖物激活受体多环多异戊烯基间苯三酚类成分，产生类似噻唑烷二酮类的降糖作用，还能调节血脂代谢。

### （三）中成药

根据辨证选用中成药。

腰膝酸软，头晕耳鸣，五心烦热，潮热盗汗，口干咽燥，小便短赤，大便干结等，证属阴虚火旺者，可选知柏地黄丸、二至丸。

腰膝酸软，畏寒，精神萎靡，头晕耳鸣，夜尿频繁，五更泄泻，性欲淡漠，小腹冷，舌淡胖等，证属肾阳虚者，可选右归丸、参茸丸等。

神疲乏力，气短懒言，面色淡白或萎黄，头晕目眩，心悸失眠等，证属气血不足者，可选乌鸡白凤丸、八宝坤顺丸。

## 八、肥胖症合并肥胖型多囊卵巢综合征的中医食疗

近年来，药膳减重因为操作简单，效果明显，且副作用较小，受到越来越多人的青睐，应选择低热量低脂、高营养价值、高膳食纤维的食物，选择具利水消肿降脂作用的材料。肥胖型多囊卵巢综合征以肝脾肾不足，兼杂痰瘀，证属脾肾阳虚者较多，食宜避免生冷、寒冷、辛辣，避免绿豆、螃蟹、香蕉等寒性食物。平素可以食疗辅助。

### （一）药茶类

如西洋参葛根茶、人参黄芪茶、荷叶山楂薏米茶、白术茯苓赤小豆饮等，

以健脾益气，祛痰通络。

### （二）花茶类

如玫瑰花茶、茉莉花茶、合欢花茶等，以疏肝理气，安神解郁，活血调经。

### （三）药膳菜肴类

如莲藕花生红枣炖脊骨汤、当归黄芪炖乌鸡汤、淡菜瘦肉汤、参归蒸鳝鱼、五指毛桃白术扁豆煲鸡汤、砂仁白果猪肚汤、核桃黑豆猪腰汤、核桃韭菜炒河虾等，以健脾补肾，祛痰祛湿。

# 第十三章　肥胖症合并睡眠呼吸暂停综合征

## 第一节　定义及流行病学特点

阻塞性睡眠呼吸暂停低通气综合征（obstructive sleep apnea hypopnea syndrome，OSAHS）是一种常见的睡眠呼吸紊乱疾病，与高血压、冠心病、2型糖尿病，以及脑血管意外等多器官多系统损害有着紧密关联。随着人们生活条件的提高和改善，肥胖者的人数逐年增加，而肥胖与阻塞性睡眠呼吸暂停低通气综合征之间存在明显的相关性，是其发病的危险因素之一。阻塞性睡眠呼吸暂停低通气综合征是指在每晚7小时睡眠过程中呼吸暂停及低通气反复发作30次以上，或睡眠呼吸暂停低通气指数（apnea hypopnea index，AHI）≥ 5。呼吸暂停是指睡眠过程中口鼻气流停止持续时间≥ 10秒。低通气是指睡眠过程中呼吸气流强度较基础水平降低超过50%，并伴血氧饱和度（$SaO_2$）下降超过4%。临床表现为在睡眠过程中反复发生上气道完全或部分塌陷，伴有打鼾、血氧饱和度频繁下降，从而造成睡眠中断和睡眠片段化、白天嗜睡、晨起头痛、注意力不集中等症状。

众所周知，肥胖症是阻塞性睡眠呼吸暂停低通气综合征的独立危险因素，随着全球肥胖率的增加，睡眠呼吸暂停综合征的发病率也在增加。与BMI正常的人群相比，BMI高的人群阻塞性睡眠呼吸暂停低通气综合征风险显著增高，其中BMI ≥ $35kg/m^2$ 的人群差异最显著。据相关文献表明，所有诊断为阻塞性睡眠呼吸暂停低通气综合征的患者中有70%都患有肥胖，三度肥胖患者（即BMI ＞ $40kg/m^2$）的阻塞性睡眠呼吸暂停低通气综合征发病率比一般人群高12至30倍。此外，阻塞性睡眠呼吸暂停低通气综合征同样是学龄儿童的常见疾病。相关研究发现，阻塞性睡眠呼吸暂停低通气综合征在低龄肥胖儿童中高度流行，患病率高达 36.3%，而肥胖青少年发生阻塞性睡眠呼吸暂停低通气综合征的概率比非肥胖者高 4 ～ 5 倍。

## 第二节　肥胖症与睡眠呼吸暂停综合征的相关性分析

目前肥胖症影响阻塞性睡眠呼吸暂停低通气综合征的机制还未完全明确，国外相关研究发现人类的舌头上有脂肪沉积，舌头内的脂肪沉积量随着人类肥胖的增加而增加，从而影响上呼吸道的大小。最重要的是，即使在控制 BMI 的研究中，发现阻塞性睡眠呼吸暂停低通气综合征患者的舌头脂肪也比对照组多。因此，舌头中的脂肪量可能是特定的脂肪分布。

在肥胖症中，不仅是肌肉，而且软腭和扁桃体区域上一层多余的脂肪也会引起呼吸阻塞。这层脂肪实际上涉及面部和颈部所有的肌肉，从而导致咽喉缩小，并且脂肪层的厚度与 BMI 的增加直接相关。

阻塞性睡眠呼吸暂停低通气综合征会加重肥胖。随着睡眠时间减少，肥胖患病率不断增加。阻塞性睡眠呼吸暂停低通气综合征导致脂肪代谢异常的可能机制包括慢性间歇低氧及睡眠片段化对内分泌系统的影响，包括生长激素、雄激素释放异常，胰岛素抵抗、糖耐量降低、糖代谢紊乱、2 型糖尿病发生增多等；血糖浓度增高使过多的能量转化为脂肪，从而导致血脂升高；睡眠期交感神经兴奋，使脂肪动员增加；日间嗜睡加上肥胖因素，患者活动减少，能量消耗降低，表现为血脂增高和体重增加。此外，阻塞性睡眠呼吸暂停低通气综合征患者外周血瘦素水平明显升高，但存在瘦素抵抗现象，使患者摄食增加，加重肥胖程度及增加减重难度；TNF-α 及脂蛋白受体异常也可能是引起脂肪代谢异常的重要参与因素。

# 第三节 肥胖症合并睡眠呼吸暂停综合征的中医病因病机特点

中医学对本病没有专门记载，但其临床所表现的“睡眠时打鼾、白天嗜睡、乏力、睡不解乏”等症状，类似于中医学“鼾眠”“嗜睡”“嗜卧”“但欲寐”“鼻鼾”等描述。相似的记载最早可见于东汉时期张仲景所著的《伤寒论·辨太阳病脉证并治》:“风温为病，脉阴阳俱浮，自汗出，身重，多眠睡，鼻息必鼾，语言难出。”隋代巢元方在《诸病源候论》中指出:“鼾眠者，眠里咽喉间有声也。人喉咙，气上下也，气血若调，虽寤寐不妨宣畅，气有不和，则冲击咽喉……涩而不利，亦作声。”对打鼾做出了明确的定义。程国彭《医学心悟》中记载:“鼻鼾者，鼻中发声，如鼾睡也，此为风热壅闭。鼻鸣者，鼻气不清，言响如从瓮中出也，多属风寒壅塞。须按兼症治之。”本病证与“外感风温热邪”“寒”“药物、饮食及劳倦内伤”相关。

鼾症的发生是由于过食肥甘或嗜酒无度，损伤脾胃，运化失司，聚湿生痰，痰浊结聚，加之脉络瘀阻，血运不畅，终致瘀血停聚，痰瘀互结气道，使气流出入不利，冲击作声，发为睡眠打鼾，甚至呼吸暂停；或因素体脾气虚弱，土不生金，致肺脾气虚，化源匮乏，咽部肌肉失去气血充养则痿软无力，致气道狭窄，气流出入受阻而发病。由此可见，肥胖症与鼾症的病因病机存在共同点，均可能与脾虚、痰湿、瘀邪相关。

# 第四节　肥胖症合并睡眠呼吸暂停综合征的中西医治疗

## 一、肥胖症合并睡眠呼吸暂停综合征的治疗现状

### （一）改变睡眠体位

研究表明，在不同程度的阻塞性睡眠呼吸暂停低通气综合征患者中，仰卧位时的睡眠呼吸暂停低通气指数均高于侧卧位时的睡眠呼吸暂停低通气指数，其在体位相关性阻塞性睡眠呼吸暂停低通气综合征，体位疗法能明显改善患者的睡眠质量，呼吸紊乱的症状也得到减轻，因此，阻塞性睡眠呼吸暂停低通气综合征患者可在睡眠时尽量采用侧卧位。但张润等研究发现，若BMI值越大，患者改变睡眠体位时对睡眠呼吸暂停低通气指数的产生的影响则越小，所以，对于患有阻塞性睡眠呼吸暂停低通气综合征合并肥胖的患者，改变睡眠体位却很有可能效果不佳。因此，这类患者如果想获得更好的治疗效果，就需要采取其他更加积极有效的治疗措施。

### （二）持续气道正压通气（CPAP）治疗

目前国内外均推荐首选持续气道正压通气治疗，并被推荐用于所有患有中度或重度阻塞性睡眠呼吸暂停低通气综合征的肥胖症患者。即在患者进入睡眠时，在其气道上施加一个持续的外来气压，防止上气道狭窄塌陷，从而使其气道保持通畅。同时，还能增加呼气末时肺容量，在一定程度上通过反射机制和对颈部结构产生的牵拉作用来维持患者睡眠时上呼吸道的通畅，降低睡眠呼吸暂停低通气指数，使血氧饱和度恢复正常，从而纠正睡眠结构紊乱。王晶等通过测量持续气道正压通气与减重联合治疗组患者治疗后的体重、BMI、腰围、颈围，发现均显著小于同组治疗前，ERV% 和 FVC% 均显著大于同组治疗前，遂认为持续气道正压通气与减重联合治疗阻塞性睡眠呼吸暂停低通气综合征的

效果显著。

### （三）舌下神经刺激

对于不能使用持续气道正压通气治疗的患者，舌下神经刺激是一种新的治疗方法，即在吸气期间刺激舌下神经以激活睡眠患者的上呼吸道扩张肌。刺激治疗（STAR）试验12个月数据制订的纳入标准，是患者不能接受持续气道正压通气治疗，而排除标准包括BMI > 32kg/m$^2$，睡眠呼吸暂停低通气指数< 20或> 50次事件/小时，以及在药物诱导的睡眠期间通过内镜检查显示的上呼吸道完全塌陷。来自STAR试验18个月的数据发现，中位睡眠呼吸暂停低通气指数从29.3降至9.7事件/小时，下降67.4%，中位氧饱和度指数（ODI）从25.4降至8.6事件/小时，下降67.5%。当睡眠呼吸暂停低通气指数至少减少50%，且睡眠呼吸暂停低通气指数低于20个事件/小时，定义为有效治疗，据统计有64%的参与者在18个月的治疗中获得疗效。

### （四）减重治疗

肥胖患者首先可以通过改善饮食方式、增加运动、干预行为方式，以及联合使用像奥利司他、氯卡色林、利拉鲁肽等安全的减肥药物来减轻体重。但是当以上方法都不起作用时，不妨尝试减肥手术。减肥手术是一种在全球范围广泛使用的治疗病态肥胖症和相关合并症的方式。病态肥胖率的增加、标准化技术的引入和高手术成功率，促使了减肥手术的数量不断增加。

张俊昌等通过总结国内外减重外科手术发展史认为，减肥手术大概可分为限制摄入型、吸收不良型和联合型三类。限制摄入型的代表术式有可调节胃束带术和袖状胃切除术，这两类手术是通过限制胃容积和减少摄入量来达到减重的目的，后者适用于高危、极重度肥胖与代谢病患者。吸收不良型的代表术式是胆胰转流及十二指肠转位术，此类手术通过旷置小肠后降低肠道吸收功能进而可以减重，但术后并发症较多，手术风险较高。联合型的代表术式则是Roux-en-Y胃旁路手术（RYGB），通过减少胃容积和旷置十二指肠、部分空肠来减少食物吸收。Roux-en-Y胃旁路手术已被推广为病态肥胖和阻塞性睡眠呼吸暂停低通气综合征的有效治疗方法，是目前减重效果最理想的手术方式。相关研究证明Roux-en-Y胃旁路手术可以显著降低阻塞性睡眠呼吸暂停低通气综合征严重程度、肥胖和代谢障碍，能有效缓解呼吸暂停和间歇性缺氧，还能显著降低肥胖高血压患者的血压，甚至具有抗糖尿病的作用。

## 二、肥胖症合并睡眠呼吸暂停综合征的中药内服治疗

### （一）中医辨治思路

本病属于睡眠疾病，与机体的阴阳调和有关，同时涉及多个脏腑，治疗需要遵从整体观念。根据中医学理论辨证论治，首当辨虚实。标实者，根据病邪性质分别采用降气化痰、活血祛瘀、清利咽喉等法；本虚者，采用健脾益肺、温阳益肾、补气养阴等法。临床上具体治疗思路主要有以下几方面。

**1. 从脾胃论治** 《诸病源候论》把打鼾归于“鼾眠候”，其云：“但肥人气血沉厚，迫隘喉间，涩而不利，亦作声。”其认为打鼾与肥胖有一定关联，而肥胖与脾胃津液代谢功能失调有着密切关系。脾主司运化，将饮食物化为精微输布全身，脾失健运，水液在体内停聚，酿湿生痰，日久则形成肥胖；痰气交阻，肺气不利，肺呼吸功能失常而睡眠呼吸暂停。脾胃处于中焦，是气机出入的通路，中焦气机不畅，必然导致气机壅滞，脾气不升，胃气不降，阳明气逆，息道不通而见“息有声”。故健脾化湿，升清降浊，是从脾胃治疗阻塞性睡眠呼吸暂停低通气综合征的主要法则。

**2. 从补益宗气论治** 《灵枢·邪客》云：“宗气积于胸中，出于喉咙，以贯心脉而行呼吸焉。”宗气亏虚，运行不畅，加之夜间阳气潜藏，更加推动无力，必然出现息道的闭塞不通，呼吸功能的下降与短暂停止，发为阻塞性睡眠呼吸暂停综合征。

**3. 从调和营卫论治** 阻塞性睡眠呼吸暂停低通气综合征患者的睡眠结构严重紊乱，深睡眠明显减少，导致白天嗜睡，记忆力下降，甚至出现个性改变等，即中医学中的“昼不精、夜不寐”。《灵枢·营卫生会》云：“荣卫之行，不失其常，故昼精而夜瞑。”若营卫气血失调，阴阳不能和调，则神志不宁，发为鼾眠。以桂枝汤之类调和营卫，改善阻塞性睡眠呼吸暂停低通气综合征患者的睡眠质量，诱导患者进入3、4期深睡眠，增加或恢复深睡眠的比例，亦是在睡眠

中解决睡眠呼吸障碍的一种思路。

### （二）中医药治疗

临床上不同医家对阻塞性睡眠呼吸暂停低通气综合征辨证论治有着不同的研究，因此，辨证治疗上往往各有千秋，下面仅介绍痰湿内蕴、痰瘀互结、痰热互扰、肺脾气虚、脾肾阳虚等五种肥胖症合并阻塞性睡眠呼吸暂停低通气综合征的证型及中医治疗。

**1. 中药复方**

（1）痰湿内蕴证临床表现　睡眠时鼾声阵作，时断时续，与呼吸暂停间歇交替出现，夜间常常自觉憋气而醒。形体肥胖，白天神疲乏力，睡不解乏，伴胸闷，咳吐白痰，喜食油腻之物，纳呆呕恶，头昏肢沉，记忆力减退，舌体胖大，舌质淡红，苔白厚腻，脉弦滑。

证候解析：痰湿壅塞气道，气流不利，故咳吐白痰、时作鼾声；湿痰中阻，脾为湿困，故兼见纳呆呕恶；湿困肌表，故头昏肢沉，神疲乏力；舌体胖大，舌质淡红，苔白厚腻，脉弦滑，为痰湿内蕴之征。

治法：健脾化痰，顺气开窍。

可用二陈汤为主方加减，二陈汤燥湿化痰，理气和中，善治痰证，被后世称为“祛痰之通剂”。全方药仅六味，配伍却体现了健脾和胃、理气渗湿的治痰大法。半夏味辛，性温，归脾、胃、肺经，燥湿化痰，消痞散结；陈皮味辛、苦，性温，理气健脾，燥湿化痰；茯苓味甘、淡，性平，益气健脾，补肺金而通调水道，助脾运化水湿，使脾土得健，以杜绝生痰之源；甘草味甘，性平，益气补中，调和诸药；方中半夏与茯苓配伍，燥湿化痰与渗利水湿相合，共收湿化痰消之功，二陈汤宗仲景方意，延用半夏燥湿、生姜散湿、茯苓利湿，以使水湿去而痰饮自消。临床上可配伍郁金、石菖蒲等增加化痰之功，枳实、瓜蒌行气以利痰消，茯苓、猪苓利水渗湿，白术、党参以健脾土，加强运化水湿之功。

杨海森等采用二陈汤合三子养亲汤治疗痰湿内蕴型阻塞性睡眠呼吸暂停低通气综合征 30 例。其中三子养亲汤源于明代《韩氏医通》，具有降气消痰、温化痰饮之功能。紫苏子味辛，性温，入肺经，有降气消痰、利膈宽肠的功能；

白芥子味辛，性温，入肺经，功能利气化痰；莱菔子味辛、甘，性平，功能下气定喘，化痰消食。紫苏子降气行痰，莱菔子行气祛痰，白芥子快膈消痰。治疗3周后，结果：研究组总有效率为89.8%，提示二陈汤合三子养亲汤具有燥湿化痰、培土生金以调宗气之功效，是治疗阻塞性睡眠呼吸暂停综合征痰湿内蕴证的有效方法。

张纾难教授结合临床经验概括出阻塞性睡眠呼吸暂停低通气综合征的核心病机为痰湿瘀结，阻滞咽喉，肺气不利。认为痰湿是贯穿整个疾病全过程的重要病理因素，因此，治疗上以健脾化痰、益气活血、疏利气机为基本治疗大法，尤注重从痰湿论治。针对痰湿内蕴型阻塞性睡眠呼吸暂停低通气综合征，以参苓白术散为基础方健脾化湿，并依据具体情况随证加减。

（2）*痰瘀互结证临床表现*　眠中打鼾，张口呼吸，甚则呼吸暂停，形体肥胖，痰多胸闷，纳呆，头重身困。面色晦暗，口唇发绀，舌淡胖有齿痕，或舌暗红，舌下络脉增粗暗红迂曲，苔腻，脉弦滑或涩。

证候解析：肥人多痰，病久必瘀，痰浊凝结，壅遏气道，迫隘喉咽，致气流出入不利，冲击作声，故睡眠打鼾，甚则呼吸暂停；痰浊阻滞，气机升降失常，故痰多胸闷，恶心纳呆，头重身困；痰湿内阻，则舌淡胖，苔腻，脉弦滑；瘀血内结则面色晦暗，口唇发绀，舌有瘀点或舌下络脉暗红，脉涩。

治法：健脾化痰，活血开窍。

方选导痰汤合桃红四物汤加减。方中半夏、胆南星燥湿化痰，陈皮、枳实行气消痰，茯苓健脾利湿宁心，桃仁、红花、当归、川芎、赤芍活血化瘀，诸药合用，共奏化痰散结、活血化瘀之效。若痰瘀日久化热，舌苔黄腻，可加黄芩、黄连以清热；身困嗜睡，加石菖蒲、茯神醒神开窍；若悬雍垂、扁桃体等局部组织肥厚增生明显者，可加蛤壳、贝母等加强化痰散结之功效。

临床上付强等采用加味大柴胡汤治疗此证型，具体药物组成如下：柴胡15g，黄芩15g，半夏15g，大黄10g，枳实12g，赤芍15g，生姜6g，大枣10枚，陈皮12g，茯苓15g，石菖蒲15g，郁金15g，白芥子6g，丹参30g。大柴胡汤由小柴胡汤去人参、甘草，加大黄、枳实、赤芍而成，可调畅气机，泻下胸中痰浊；合二陈汤燥湿化痰，理气和中；丹参活血；郁金行气化痰，清心解郁，活血止痛，利胆退黄；白芥子温肺豁痰利气，散结通络止痛，可去皮里膜外之痰；石菖蒲化湿开胃，豁痰开窍，醒神益智，并且有改善大脑氧含量的作用。全方共奏“健脾化痰，活血开窍”之功。其资料显示，采用加味大柴胡汤治疗后治疗组睡眠呼吸暂停低通气指数、嗜睡量表评分及 $SaO_2 < 90\%$ 比例均少于对照组，夜间最低 $SaO_2$ 水平高于对照组，提示加味大柴胡汤减轻了阻塞性睡眠呼吸暂停低通气综合征临床症状、体征，改善了肺通气 / 换气功能。

骆仙芳教授治疗痰瘀互结型阻塞性睡眠呼吸暂停低通气综合征，经验用涤痰汤合血府逐瘀汤加减：姜半夏、茯苓、陈皮、甘草、石菖蒲、胆南星、郁金、白芥子、桔梗、党参、枳实、红花、桃仁、当归、丹参。若痰浊郁而化热，症见痰黄或质黏难咳，苔黄腻，脉滑数，佐以黄芩、鲜竹沥、竹茹、鲜芦根等；如神倦乏力，少气懒言，气虚症状明显者，佐以党参、太子参、白术等。临床上取得不错疗效。

（3）*痰热互扰证临床表现* 其人形体肥胖，夜卧不宁，鼾睡声洪，喉中振动，胸中烦热，痰黄而黏，不易咯出，咳嗽喘促，但头汗出，大便秘结，小便短赤，鼻息灼热，舌红绛，苔黄腻，脉滑数。

证候解析：痰热互结，壅闭肺脏，肺失清肃，气道不利，故夜卧不宁，鼾睡声洪，喉中振动；痰火结于胸中，故胸中烦热，气息灼热，痰黄黏不易咯出；痰热盛，肺失清肃，故喘促咳嗽。痰热上蒸，则但头汗出；肺热下移，大肠不畅则便结，膀胱热盛则尿赤；舌红绛，苔黄腻，脉滑数，俱为痰热互结之象。

治法：清热化痰，醒神开窍。

方选黄连温胆汤加减。黄连温胆汤为清热化痰经典方剂，方中黄连、竹茹清热化痰，半夏燥湿化痰，《丹溪心法》云：“善治痰者不治痰而治气，气顺则一身之津液随之而顺矣。”陈皮、枳实理气消痰，气顺则痰自消，陈皮、茯苓、清半夏、甘草取二陈汤之意，益脾和胃，渗湿消痰，以绝生痰之源。

王强教授提出阻塞性睡眠呼吸暂停低通气综合征病机为痰火瘀交结致病理论，该病重在治疗郁遏在咽喉的痰火瘀邪。其应用黄连温胆汤治疗阻塞性睡眠呼吸暂停低通气综合征，常加胆南星以加强化痰之力，黄芩助黄连清热燥湿，加赤芍、丹参凉血活血。另外，更加夏枯草、浙贝母、牡蛎，称其为“散结组合”，其中夏枯草清热泻火，结消肿，浙贝母清热化痰，散结解毒，牡蛎化痰软坚，三者共用，加强清火化痰散结的作用。在辨证加减方面，王强教授常依脉的细微变化进行加减：脉濡滑偏无力，此为脾虚，加党参、黄芪；面唇暗，舌底络脉迂曲，此为血瘀甚，加桃仁、红花；脉浮大有力，此为阳明热盛证，加白虎汤清热；脉沉弦燥数，此为火热内郁，加升降散；脉弦细数，此为火热伤阴，加玄参、麦冬滋阴清热。

（4）肺脾气虚证临床表现 眠中打鼾，甚则呼吸暂停，形体虚胖，肌肉松软，面白无华，气短乏力，胸脘痞闷，食少便溏，注意力不集中，记忆力、性功能减退，白天嗜睡，舌淡，苔白，脉细弱。

证候解析：肺主一身之气，脾为气血生化之源，又主肌肉，肺脾气虚，生化乏源，咽部肌肉失养，以致痿软无力，不能维持气道张力，使咽腔狭小，气流出入受阻，故睡眠打鼾，甚则呼吸暂停；脾虚不能运化水谷精微，则食少便溏；气虚则神疲乏力，行动迟缓，形体虚胖；肺脾气虚，清阳不升，则记忆力衰退、嗜睡、注意力不集中；舌淡，苔白，脉细弱，为肺脾气虚之象。

治法：补肺健脾。

本证多见于老年人，方可选补中益气汤加减治疗。方中黄芪、党参、白术、炙甘草健脾益气，陈皮理气和胃，当归养血和营，少量升麻、柴胡升阳举陷，石菖蒲、郁金开窍醒神，诸药合用，共奏健脾益气、开窍醒神之功。若夹痰湿，可加茯苓、苍术、薏苡仁健脾利湿；若兼血虚，可加熟地黄、白芍、龙眼肉以加强养血之力；若精神不集中、记忆力减退，可加益智仁、芡实补髓养脑。若其虚象不重，兼有口干咽干、痰黄黏等症状，可选用四君子汤合温胆汤加减。

临床上，刘薇等认为肺脾气虚型阻塞性睡眠呼吸暂停低通气综合征与痿证有关，脾居中焦，主运化水谷精微以充养肌肉，脾气亏虚运化不利而痰浊内生，久则气血为之滞缓，中气升提无力而致肌肉塌陷、阻塞气道，发为鼾症。其依据北京市中医研究所研究结果——四君子汤水煎液中含有糖类、黄酮类，以及氨基酸等成分，具有增强肌张力的作用；用六君子汤加味治疗肺脾气虚型阻塞性睡眠呼吸暂停低通气综合征，治疗方药中黄芪升阳益气，与四君相配，加强益气健脾之力，二陈汤化痰消浊，石菖蒲醒神开窍豁痰，升麻促进气机升降，当归尾活血通络。其研究随机分治疗组 57 例患者口服中药协定方（六君子汤加减，具体药物：党参 12g，茯苓 20g，白术 10g，炙甘草 6g，半夏 8g，陈皮 8g，生黄芪 20g，石菖蒲 10g，当归尾 10g，升麻 5g），对照组 20 例患者不服药。研究结果显示，健脾为主的六君子汤加减方可以使阻塞性睡眠呼吸暂停低通气综合征患者的症状减轻，夜间呼吸紊乱指数和氧减指数也有所改善，部分患者呼吸暂停性质由阻塞性好转为以低通气为主。

（5）脾肾阳虚证临床表现　眠时虽鼾声阵作，但鼾声不响，多梦、易醒，形体肥胖，白天神情淡漠，悠忽困倦，面色黧黑，健忘，畏寒肢冷，腰膝酸软，食少便溏，尿频、遗尿，性功能出现障碍，舌胖，苔滑，脉沉无力。

证候解析：肾阳不足，命门火衰，故畏寒肢冷，腰膝酸软；不能温运脾阳，水谷不能化为精微，则淡漠困倦，食少便溏；肾司开阖，肾阳不足，开阖不利，则尿频、遗尿，性功能出现障碍；舌胖，苔滑，脉沉无力，为脾肾阳虚之象。

治法：温肾助阳，健脾化痰。

方可选金匮肾气丸加减。金匮肾气丸出自《金匮要略》，正所谓“益火之源，以消阴翳”。取方如下：熟地黄 20g，怀山药 10g，山茱萸 12g，泽泻 10g，茯苓 10g，牡丹皮 10g，桂枝 3g，制附片 3g。方中重用熟地黄滋阴补肾为君药，臣药以怀山药、山茱萸补肝肾而益精血，另加以性味辛燥的附子、桂枝二药，以助命门温化阳气，君臣相佐，补肾填精，温肾助阳，取“少火生气”之意。方另以泽泻、茯苓利水渗湿泄浊，并用牡丹皮清泻肝火，三药合用，补中有泻，既能使邪去而加强补的功效，又能防止滋阴药过于滋腻。整方温而不燥，滋而不腻，振奋肾阳，恢复气化。若脾虚明显，可加理中汤，以加强温中健脾之力。

杨志敏教授结合临床经验认为，阻塞性睡眠呼吸暂停低通气综合征是脾肾阳虚，痰湿内生，痰气交阻，影响肺司呼吸之功能，导致打鼾、呼吸暂停等症状的发生。故治疗以温阳健脾、化痰散结为法，常用四逆汤、苓桂术甘汤、栝楼薤白半夏汤合方加减。郑钦安谓：“四逆汤一方，乃补阳之主方……凡世一切阳虚阴盛为病者，皆可服用。”本病因脾肾阳虚、内生痰湿所致，故当用四逆汤以“益火之源，以消阴翳”。医圣仲景云：“病痰饮者，当以温药和之。”并创立苓桂术甘汤温化痰饮，乃仲景泽被后世之千古良方，故用之以温阳化痰。栝楼薤白半夏汤有通阳祛痰散结之功。三方合用，共奏温肾健脾、化痰散结之功，有标本兼治之妙。临床上当灵活加减，不离其证，不失其则。若气虚甚者，加党参、黄芪；若兼有瘀血者，加丹参、川芎、泽兰；若夜间觉醒较多者，加龙骨、牡蛎；若夜尿频者，加乌药、益智仁。经数十例患者临床验证，本合方对改善患者白天嗜睡、神疲乏力、夜间打鼾等症状具有良好效果。

**2. 单味中药**　目前尚未找到报道有关单味中药治疗阻塞性睡眠呼吸暂停低通气综合征有效的临床证据，至于有无特效中药，自然需要临床做出有意义的探索。顾志荣等通过检索国内多个全文数据库收录的中医治疗阻塞性睡眠呼吸暂停低通气综合征文献，采用 Cytoscape2.8 构建证 – 症 – 方药数据网络，挖掘组方规律，得出高频药物有茯苓（频率：45.01%）、黄芪（频率：37.74%）、丹参（频率：35.85%）、白术（频率：30.46%）、五味子（频率：29.38%）等，这从一定角度说明单味中药治疗阻塞性睡眠呼吸暂停低通气综合征有效的可能是茯苓、黄芪、丹参、白术、五味子等补气、健脾、活血、养阴之品。从用药频率上亦可看出，阻塞性睡眠呼吸暂停低通气综合征还是以虚证为多，对于阻塞性睡眠呼吸暂停低通气综合征病久者，长期单味中药口服，从经济角度可能有一定帮助。

**3. 中成药**　安宫牛黄丸：安宫牛黄丸具有清热解毒、豁痰开窍的功效。现代药理研究表明，安宫牛黄丸有抗惊厥、降低机体氧耗量等作用。周忠辉等报道，安宫牛黄丸治疗阻塞性睡眠呼吸暂停低通气综合征有效，选取 25 例不愿接受手术和呼吸机治疗的轻、中度阻塞性睡眠呼吸暂停低通气综合征患者，予安宫牛黄丸（北京同仁堂提供）1 丸，睡前服，每日 1 次，治疗 30 天。其研究显示，轻、中度阻塞性睡眠呼吸暂停低通气综合征患者经安宫牛黄丸治疗 30 天后，睡眠呼吸暂停低通气指数和觉醒指数明显降低，多发性硬化症患者血氧饱和度和最低血氧饱和度显著升高，夜间低氧得到明显纠正，表明安宫牛黄丸可能通过降低机体耗氧量减轻低氧血症，使睡眠质量明显改善，达到治疗阻塞性睡眠呼吸暂停低通气综合征的作用。

## 三、肥胖症合并睡眠呼吸暂停综合征的中医特色治疗

### （一）针刺治疗

采用针刺治疗本病的理论依据，是在西医学及中医学对本病认识的基础上，以经络辨证为主，脏腑辨证为辅，谨守病机，各司其属，兼顾兼证。针刺时，通过局部取穴来加强对鼻咽部肌肉肌张力的调整及维持神经肌肉兴奋性；远端取穴时，则遵循经络循行的原则，即“经脉所过，主治所及”，经气皆上至咽喉，或连（或散）舌，或贯（或夹）舌本，以达调和气血之功效。同时，依据西医学及中医学对本病病机的认识，对机体进行整体调节，共奏化瘀除湿、行气通滞、活血化瘀之功，达到改善睡眠结构紊乱的目的。总之，针刺通过激发、调整和促进机体的内在因素来实现防病治病的目的。其通过刺激腧穴，调整经络，达到加强心脾肾功能和祛除痰湿、气滞、血瘀等病理产物的作用，不仅扶助了正气，而且祛除了滞留于体内的邪气，从而到达改善气道通气阻塞和睡眠结构紊乱的目的。

临床研究上，潘红红将60例已诊断为阻塞性睡眠呼吸暂停综合征的患者随机均匀分为治疗组和对照组，每组各30例。治疗组采用针刺结合电针治疗，针刺取穴：百会、印堂、风池、鼻通、合谷、列缺；对照组采用佩戴n-CPAP治疗。

其立方依据：百会具调和阴阳、调畅气机的作用，志在治本；同时与印堂相配，可调脑神、通心络，终达安神之效；双侧鼻通与印堂合称为“鼻三针”，有通利鼻窍、调畅气机、通畅气道的作用，从而达到改善气道阻塞状况的目的；循经远取列缺，其属肺经，为八脉交会穴，与任脉相通，上至咽喉，刺之则行气通经，宣利肺气，并达到调理肺脏的目的；通过针刺风池，在电针刺激下，使针感传到延髓呼吸中枢，从而调整大脑呼吸中枢的兴奋与抑制，加强呼吸控制能力；并与合谷相配，化痰息风，通络利窍，明显改善患者不佳的通气状态。

治疗结果显示：治疗组30例患者经针刺治疗后总有效率为86.67%，其嗜睡、打鼾、憋醒、晨起头痛、头晕、夜尿频繁等临床症状得到有效改善；治疗

组可有效改善患者睡眠时的呼吸紊乱程度，组内比较有显著性差异（$P < 0.01$），治疗组还可有效纠正患者睡眠时的低氧状态，组内比较有显著性差异（$P < 0.01$），并通过与对照组在治疗中、后两期的比较中发现，针刺治疗本病疗效更加稳定。

郑仕中等采用宣肺健脾针法治疗痰湿内阻型阻塞性睡眠呼吸暂停低通气综合征，以达到健脾益气、化痰解瘀、活经通络的作用，其对21例睡眠呼吸暂停综合征采用针刺方法治疗，取百会、足三里、三阴交、合谷穴，配合天枢、关元、丰隆等穴进行治疗。结果显示：显效8例（38.09%），有效11例（52.38%），有效率为90.47%。王光涛等采用针灸治疗，主穴：中脘、气海、滑肉门、大横、梁丘，配穴根据肥胖症不同证型取穴，脾虚湿阻型配足三里、阴陵泉、三阴交、公孙，胃热湿阻型配合谷、曲池、丰隆、内庭，肝郁气滞型配膻中、期门、阳陵泉、太冲，脾肾两虚型配关元、足三里、三阴交、照海，阴虚内热型配内关、足三里、三阴交、太溪。每日1次，10次为1个疗程，连续治疗2个疗程，疗程间隔5～7日。治疗后患者的呼吸暂停指数平均下降13.66次/小时（$P < 0.01$），低通气指数平均下降13.04次/小时，睡眠呼吸暂停低通气指数值平均下降26.70次/小时，最低血氧饱和度值平均升高10.43%。

喉三针疗法：喉三针来源于“靳三针”，其舌Ⅰ针为上廉泉，又名舌本，为任脉脉气所发，该穴的深部正当舌体根部，与舌体的活动有密切关系。舌Ⅱ针和舌Ⅲ针分别称为左、右旁廉泉。针刺廉泉穴可疏通任脉以调舌本，利舌通咽，疏调气机，通经活络，开窍启闭，使脏腑功能得以恢复，使瘀血痰湿祛除，新血得生，以利于舌肌的运行。睡眠呼吸暂停的患者中，舌肌、咽喉肌、颏舌肌活性下降，不足以平衡气道内负压的作用，并且舌体发生后坠，易引起上气道的阻塞。通过深刺喉三针并用电针持续低频电刺激，作用于廉泉下的舌下神经及肌肉，使咽喉部肌肉收缩力增强，管腔保持一定韧性，以颏舌肌为主的上气道扩张，使舌体向前运动而有效开放舌后气道，从而维持上气道开放，使血氧饱和度提高。张培丽采用喉三针治疗阻塞性睡眠呼吸暂停低通气综合征（对照组给予常规治疗，治疗组在常规治疗的基础上加用喉三针治疗），治疗组治疗后，嗜睡量表评分、低通气指数、呼吸暂停低通气次数、最长呼吸暂停时间、最长呼吸低通气时间均较前改善（$P < 0.05$）。

头针疗法：陈弘采用头针治疗本病 8 例。取运动区、感觉区为穿刺点。急性期治疗后，8 例均恢复自主呼吸；缓解期治疗后，其中 5 例平均发作次数从每周 1 ～ 2 次降至每月 1 ～ 2 次，另 3 例治疗 2 个疗程后，1 年内未再发作。

**（二）埋线治疗**

穴位埋线疗法具有针刺的作用。埋线时，需用特制的埋线针具刺入穴内埋入羊肠线，针刺后即可产生酸、胀、麻、重的针感，发挥针刺效应。穴位埋线疗法是留针和埋针方法的延伸和发展，其意义就在于将羊肠线埋置于穴位中，静留不动，放置一定的时间，待其自动吸收，代替了传统针刺疗法对穴位进行刺激，医用羊肠线在人体内分解、液化和吸收的这一过程，大大延长了刺激穴位的时间，提高了穴位的刺激量，增加了的长期持续作用，对穴位产生一种持久、柔和、缓慢、良性的效应，以达到“深纳而久留之，以治顽疾”的治疗效果。

郑仕中采用穴位埋线疗法治疗痰湿内阻型阻塞性睡眠呼吸暂停低通气综合征，其立方依据“局部取穴，循经取穴，对症取穴”的选穴原则，局部选取靠近颈部、咽喉部廉泉，循经选取孔最、膻中、中脘，对症选取脾俞、阴陵泉、足三里、丰隆等穴位，诸穴合用，共奏健脾益气、通利化湿之意。得出穴位埋线疗法治疗痰湿内阻型阻塞性睡眠呼吸暂停低通气综合征，具有改善中医临床症状、减少睡眠呼吸暂停频率及次数、增加夜间血氧饱和度等方面疗效，与针刺对比疗效相当的结论。但是穴位埋线疗法操作简便，疗效持久，提高了患者依从性，是一种更简单、便捷、经济的治疗方法。

**（三）穴位贴敷**

**1. 耳穴贴压治疗**　人体耳穴是耳郭皮肤表面与人体脏腑、经络、组织器官、四肢百骸相互沟通的部分，也是脉气输注的所在，其治病作用是通过经络系统来实现的。耳穴贴压治疗阻塞性睡眠呼吸暂停低通气综合征常取穴位有神门、交感、皮质下、心、肺、脾、肾、垂前等。

临床研究上，唐莉等应用王不留行籽贴压耳穴法对脾肾阳虚型阻塞性睡眠呼吸暂停低通气综合征患者进行治疗，取神门、交感、心、肺、脾及肾等穴位，每天按压 3 次，每次需按压每穴至少 15 下，10 天为 1 个疗程。结果显示，采用耳穴贴压治疗的研究组与对照组比较，夜间憋醒、头晕、嗜睡等临床症状改善明显，研究组显效19例（54.29%），有效14例（40.00%），总有效率为94.29%。结果表明，耳穴贴压治疗脾肾阳虚型阻塞性睡眠呼吸暂停低通气综合征，可显著改善其睡眠呼吸紊乱、呼吸暂停等症状，从而提高其睡眠质量，对治疗脾肾阳虚型阻塞性睡眠呼吸暂停低通气综合征患者具有重要作用。

**2. 三九贴治疗**　三九贴是一种穴位贴药疗法，即在三九天中每9天的第1天，将配制好的中药碾磨成粉末，制成膏药，分别贴在人体的不同穴位上，经数小时取下，达到增强抵抗力、防病治病的效果。

李战炜对符合临床诊断的阻塞性睡眠呼吸暂停低通气综合征患者进行随机分组研究，研究组采用中药三九贴治疗，对照组采用针灸治疗，研究组具体操作：用生姜涂擦穴位，以皮肤稍潮红为宜，将药糊摊在3cm×3cm面积的胶布上，贴敷在穴位上，每次贴12小时。药物组成：生白芥子、北细辛、甘遂、延胡索、川椒目、炙麻黄、麝香、当归、丹参等。研究显示，中药三九贴可有效改善阻塞性睡眠呼吸暂停低通气综合征患者的症状，患者夜间睡眠时鼾声减弱，憋醒次数减少，白天嗜睡症状好转，值得临床推广。

### （四）推拿疗法

本病以咽喉阻塞为主，对咽喉局部的推拿治疗有助于促进咽喉部的气血运行，又能加强颈部肌肉的被动活动，从而缓解鼾眠症状。

陈健用推拿治疗阻塞性睡眠呼吸暂停低通气综合征12例，方法：拿揉两侧胸锁乳突肌，㨰揉、一指禅推两侧骶棘肌及斜方肌。重点按揉天鼎、中府、缺盆、天容、水突等穴，配合拿肩井、风池、少冲、合谷；㨰揉、一指禅推两侧腰背部足太阳膀胱经、督脉，点揉肺俞、心俞、天柱、膈俞等穴；两拇指沿两侧肋缘分推数次，两拇指交替分推上脘、中脘、下脘一条线数次，按揉膻中、上脘、中脘等穴。每日1次，每次25分钟，20次为1个疗程。结果：治愈5例，显效5例，无效2例，有效率为83.3%。

### （五）贴膏疗法

近年来，在《黄帝内经》理论的指导下，认为内服药物同样可以外敷给药，中医学对于中药外治法治疗肥胖症合并阻塞性睡眠呼吸暂停低通气综合征进行了有临床意义的探索。

张丽秀等采用中药止鼾膏贴通过调宗气理论治疗痰湿内阻型阻塞性睡眠呼吸暂停综合征，其认为：鼾症亦可从宗气生成不足立论。人体宗气的形成来源于体内产生的水谷精微之气和外界吸入的清气，《灵枢·邪客》言：“宗气积于胸中，出于喉咙，以贯心脉而行呼吸焉。”肺和脾胃在宗气的形成过程中起着重要作用，若宗气不足，循喉咙走息道的作用减弱，再加上中焦斡旋失常，痰湿内阻，痰阻气道，气道不畅，发为鼾症，故依据内服药物亦可外用理论，拟止鼾膏培土生金，活血通络，以调宗气。止鼾膏药物组成如下：黄芪、半夏、茯苓、陈皮、生姜、紫苏子、白芥子、莱菔子、炙甘草、石菖蒲、川芎、僵蚕、地龙。

治疗组与对照组采用的一般性治疗方法相同，即减肥、戒烟酒，尽量采取侧位睡眠，避免服用镇静剂和过度疲劳。治疗组在一般治疗的基础上加用止鼾膏贴，取免煎制剂，以蜜汁少许调和外敷颈部（30cm×10cm），同时予膻中穴位贴敷（3cm×3cm）。结果：治疗组总有效率（86.7%）明显高于对照组（60%），两组比较有显著性差异（$P < 0.05$），说明治疗组疗效明显优于对照组。

### （六）气功疗法

侯书礼提出打鼾的气功疗法，步骤如下：①先用凉水浸洗鼻子。②练静功，意念双手劳宫穴，再用力互相揉搓，发热后，把指腹放在鼻侧，从鼻迎香穴到鼻根按摩，再按压人中穴，再用舌头顶上腭，叩齿，待津液满口，双唇微闭慢吞。

王文安提出一组气功疗法，如下：①松静功。取侧位或坐位（忌仰卧）自然腹式呼吸，全身放松意守咽部3分钟。②“咿”字功。在放松基础上用鼻缓慢吸气，紧张上气道肌肉，吐气时发“咿”音。③水潮功。舌抵上腭，待口中唾液满口后，分次咽下。④导引按摩功。取人迎、天突穴及咽喉部三条线，运气到指，往返点揉。前三种日练3次，第四种日练1次，1个月为1个疗程。

### （七）刺血疗法

刺血疗法之理论根据，主要来自《黄帝内经》，其根本要点，就是“血实宜决之”及“菀陈则除之”。也就是通过放血祛除邪气，从而达到和调气血、平衡阴阳和恢复正气的一种有效治疗方法。阻塞性睡眠呼吸暂停低通气综合征主要原因之一是扁桃体肥大导致咽喉部气道狭窄，扁桃体刺血疗法具有缩小扁桃体、刺激局部免疫增强、缓解慢性充血的功效，临床上崔鲁佳等对 40 例因扁桃体肥大所致的阻塞性睡眠呼吸暂停低通气综合征患者进行局部刺血疗法，总有效率达到 95%，研究显示此疗法可以缓解阻塞性睡眠呼吸暂停低通气综合征症状，且见效快，疗效明显，相对其他方法具有简、便、廉、验的特点。

# 第十四章　肥胖症合并胆石症

## 第一节　定义及流行病学特点

胆石症又称胆结石，是指胆道系统包括胆囊和胆管内发生结石，导致胆道梗阻、感染，而出现一系列临床表现和体征的病变，属于外科常见病、多发病。临床上按结石发生的部位，主要分为胆囊结石、肝内胆管结石和肝外胆管结石，其中以胆囊结石最为多见。按结石的主要成分可分为胆固醇、胆色素和混合性结石，其中以胆固醇结石较为多见。

近年来，随着人民生活水平的提高和饮食习惯、健康状况的改变，胆结石的发病率正在逐年攀升，经济发达、生活水平较高的地区尤为明显。2012 年流行病学调查显示，西方发达国家的胆结石发生率已从 5.9% 迅速升高至 21.9%，我国的胆结石发生率也从 3.1% 提升至 10.7%。

## 第二节　肥胖症与胆石症的相关性分析

临床和流行病学研究显示，肥胖症是胆囊结石和胆固醇结石发病的一个重要危险因素，肥胖人发病率为正常体重人群的 3 倍。原因可能是肥胖症患者进食较多高热量、低纤维食物，这类食物会增加胆汁胆固醇饱和度，进而引起胆囊结石和胆固醇结石。其次是肥胖者多缺乏运动，适度的运动可促进肠胃蠕动，可能会改善胆道运动失调。

# 第三节　肥胖症合并胆石症的临床表现及中医证候特点

## 一、肥胖症合并胆石症的临床表现

胆囊结石在早期通常没有明显症状，大多数是在常规体检中发现。有时可以伴有轻微不适，被误认为是胃病而没有及时就诊。部分单发或多发的胆囊结石在胆囊内自由存在，不易发生嵌顿，很少产生症状，被称为无症状胆囊结石。胆囊内的小结石可嵌顿于胆囊颈部，引起临床症状，尤其在进食油腻饮食后胆囊收缩，或睡眠时由于体位改变，可以使症状加剧。当胆石嵌于胆囊颈部时，造成急性梗阻，导致胆囊内压力增高，胆汁不能通过胆囊颈和胆囊管排出，从而引起临床症状，通常表现为胆绞痛。呈持续性右上腹痛，阵发性加剧，可以向右肩背放射，往往会伴有恶心、呕吐。有部分患者在几小时后临床症状可以自行缓解。如果胆囊结石嵌顿持续不缓解，胆囊会继续增大，甚至会合并感染，从而进展为急性胆囊炎，如果治疗不及时，少部分患者可以进展为急性化脓性胆囊炎，严重时可以发生胆囊穿孔，临床后果严重。

## 二、肥胖症合并胆石症的中医证候特点

胆石症可归属中医学“胁痛”“黄疸”“腹痛”“胆胀”等范畴。《灵枢·胀论》载:“胆胀者，胁下痛胀，口中苦，善太息。”首先记载了胆胀的主要症状。

### （一）肝郁气滞证

主症：①右胁胀痛，可牵涉至肩背部疼痛不适。②食欲不振。③遇怒加重。

次症：①胸闷嗳气或伴恶心。②口苦咽干。③大便不爽。

舌脉象：舌淡红，苔薄白，脉弦涩。

证型确定：具备主症 2 项和次症 1 或 2 项，症状不明显者，参考舌脉象和理化检查。

### （二）肝胆湿热证

主症：①右胁或上腹部疼痛拒按，多向右肩部放射。②小便黄赤。③便溏或便秘。④恶寒发热。⑤身目发黄。

次症：①口苦口黏口干。②腹胀纳差。③全身困重乏力。④恶心欲吐。

舌脉象：舌红，苔黄腻，脉弦滑数。

证型确定：具备主症 2 项和次症 1 或 2 项，症状不明显者，参考舌脉象和理化检查。

### （三）肝阴不足证

主症：①右胁隐痛或略有灼热感。②午后低热，或五心烦热。③双目干涩。

次症：①口燥咽干。②少寐多梦。③急躁易怒。④头晕目眩。

舌脉象：舌红或有裂纹或见光剥苔，脉弦细数或沉细数。

证型确定：具备主症 2 项和次症 1 或 2 项，症状不明显者，参考舌脉象和理化检查。

### （四）瘀血阻滞证

主症：①右胁部刺痛，痛有定处拒按。②入夜痛甚。

次症：①口苦口干。②胸闷纳呆。③大便干结。④面色晦暗。

舌脉象：舌质紫暗，或舌边有瘀斑、瘀点，脉弦涩或沉细。

证型确定：具备主症 2 项和次症 1 或 2 项，症状不明显者，参考舌脉象和理化检查。

### （五）热毒内蕴证

主症：①寒战高热。②右胁及脘腹疼痛拒按。③重度黄疸。④尿短赤。⑤大便秘结。

次症：①神昏谵语，呼吸急促。②声音低微，表情淡漠。③四肢厥冷。

舌脉象：舌质绛红或紫，舌质干燥，苔腻或灰黑无苔，脉洪数或弦数。

证型确定：具备主症 2 项和次症 1 或 2 项，症状不明显者，参考舌脉象和理化检查。

# 第四节　肥胖症合并胆石症的中西医治疗

## 一、肥胖症合并胆石症的治疗现状

### （一）内科治疗

对于无症状的胆囊结石，推荐在充分评估胆囊壁的前提下，建议无症状的患者不实施治疗。但为了预防肝功能不全或胆囊癌的发生，推荐每年进行体格检查和腹部超声等方法来判断。对于有症状的胆囊结石，建议行胆囊切除术，对于不同意手术的患者，建议口服药物进行溶石治疗或体外冲击碎石术。溶石治疗是通过口服胆汁酸制剂，适用于胆囊功能正常、X 线隐性的胆固醇性胆囊结石。体外冲击碎石术适用于胆囊功能正常（通过静脉内胆管造影术观察）的非钙化胆固醇胆结石（超声检查提示有特征性的超声图像，且 CT 值小于 50Hu 的单纯性胆固醇结石）。无症状的肝内胆管结石在排除结石导致肝脏萎缩或恶性肿瘤后，只需定期进行影像学检查。

### （二）外科治疗

腹腔镜胆囊切除术是值得推荐的首选手术方法。对于 Mirizzi 综合征（胆囊管结石或胆囊颈部结石进而压迫胆总管或肝总管，导致肝总管狭窄引起的以胆管炎、阻塞性黄疸为特征的临床综合征）、复杂胆囊炎患者，并发胆汁性腹膜炎或周围脓肿的患者，建议行外科治疗。无症状的胆总管结石建议内镜或手术治疗。内镜下十二指肠乳头括约肌切开术和内镜下乳头球囊扩张术的选择标准是结石直径小于 1cm 和有出血倾向的患者。

## 二、临床常用的胆石症药物

西医对于无症状性胆石症通常不建议治疗，对于有症状的胆石症建议手术治疗，不同意手术的可选用熊去氧胆酸、鹅去氧胆酸、消炎利胆片等中成药。

## 三、肥胖症合并胆石症的药物选择

建议无症状的肥胖症合并胆石症以积极控制体重，消除肥胖为目的，必要时可针对肥胖在专业医生的指导下，进行相关药物治疗。而有症状的肥胖症合并胆石症的药物和单纯胆石症无特殊。

## 四、肥胖症合并胆石症的饮食管理

肥胖症合并胆石症的饮食管理原则以控制肥胖为主，鉴于长期空腹可能会导致胆道运动调节异常，而导致结石形成，所以，饮食方面注意避免长时间空腹，至少一天三顿按时吃，饮食宜清淡、少量多餐，忌暴饮暴食，减少脂肪的摄取，多摄取可溶性纤维类食物，如蔬菜、水果、燕麦、红豆等；避免食用易胀气食物；限制草酸含量高到食物；不要喝酒，牛奶只限于饮用脱脂牛奶，避免食用加工食品和高糖分食物等。

## 五、肥胖症合并胆石症的运动管理

肥胖症合并胆石症的运动管理以控制体重为主，具体参考肥胖症的运动管理。

## 六、肥胖症合并胆石症的中药内服治疗

### （一）中药复方

**1. 肝郁气滞证**　治则：疏肝理气，利胆排石。

方药：柴胡疏肝散（《景岳全书》）加减（柴胡、白芍、枳壳、香附、川芎、陈皮、金钱草、炙甘草）。加减：伴有口干苦，失眠，苔黄，脉弦数，气郁化火，痰火扰心者，加牡丹皮、栀子、黄连；伴胸胁苦满疼痛，叹息，肝气郁结较重者，可加川楝子、香附。

**2. 肝胆湿热证**　治则：清热祛湿，利胆排石。

方药：大柴胡汤（《伤寒论·辨太阳病脉证并治》）加减（柴胡、黄芩、厚朴、枳实、金钱草、茯苓、茵陈、郁金、大黄、甘草）。加减：热毒炽盛，黄疸鲜明者，加龙胆草、栀子；腹胀甚，大便秘结者，大黄用至 20 ～ 30g，并加芒硝、莱菔子；小便赤涩不利者，加淡竹叶。

**3. 肝阴不足证**　治则：滋阴清热，利胆排石。

方药：一贯煎（《续名医类案》）加减（生地黄、沙参、麦冬、阿胶、赤芍、白芍、枸杞子、川楝子、鸡内金、丹参、枳壳）。加减：咽干、口燥、舌红少津者，加天花粉、玄参；阴虚火旺者，加知母、黄柏；低热者，加青蒿、地骨皮。

**4. 瘀血阻滞证**　治则：疏肝利胆，活血化瘀。

方药：膈下逐瘀汤（《医林改错》）加减［炒五灵脂、当归、川芎、桃仁（研泥）、牡丹皮、赤芍、乌药、延胡索、甘草、香附、红花、枳壳］。加减：瘀血较重者，可加三棱、莪术、虻虫活血破瘀；疼痛明显者，加乳香、没药、丹参活血止痛。

**5. 热毒内蕴证**　治则：清热解毒，泻火通腑。

方药：大承气汤合茵陈蒿汤（《伤寒论》）加减（大黄、芒硝、厚朴、枳实、茵陈、栀子、蒲公英、金钱草、虎杖、郁金、青皮、陈皮）。加减：黄疸明显者，加茵陈、金钱草用至 30 ～ 60g；神昏谵语者，倍用大黄。

（二）单味中药

1. 柴胡辛行苦泄，性善条达肝气，疏肝解郁，为治疗本病最常见的药物。

2. 木香味辛能行，味苦主泄，走三焦和胆经，既能疏肝利胆，又能行气健脾。

3. 鸡内金化坚消石。

4. 郁金性寒，入肝胆经，清利肝胆湿热；金钱草微寒，归肝胆经，清热利湿退黄，消胆石。

5. 海金沙利胆通淋止痛。

6. 蒲公英苦寒，清肝利胆，与木香配伍，可加强利胆功效。

7. 佛手入肝经，辛行苦泄，善疏肝解郁，行气止痛。

8. 半夏、黄芩清热燥湿。

9. 枳壳行气止痛。

10. 川楝子、延胡索相伍，可加强行气止痛之功效。

11. 麦芽、神曲、白术、党参健脾。

12. 白芍柔肝养阴止痛。

13. 炙甘草益气和中，调和诸药。

（三）中成药

**1. 胆宁片** 功效：疏肝利胆清热。组成：大黄、虎杖、青皮、陈皮、郁金、山楂、白茅根。用法：2～3粒/次，3～4次/日。适用于肝胆湿热证。

**2. 胆石利通片** 功效：理气散结，利胆排石。组成：硝石（制）、白矾、郁金、三棱、猪胆膏、金钱草、陈皮、乳香（制）、没药（制）、大黄、甘草。用法：6片/次，3次/日。适用于肝郁气滞或瘀血阻滞证。

**3. 利胆排石片** 功效：清热利湿，利胆排石。组成：金钱草、茵陈、黄芩、木香、郁金、大黄、槟榔、枳实（麸炒）、芒硝、厚朴（姜炙）。用法：6～10片/次，2次/日。适用于肝胆湿热证。

**4. 利胆石颗粒** 功效：疏肝利胆，和胃健脾。组成：茵陈、郁金、枳壳、山楂、麦芽、川楝子、莱菔子、香附、紫苏梗、半夏、青皮、陈皮、神曲、皂荚、稻芽等15味。用法：1袋/次，2次/日。适用于肝郁气滞证。

**5. 胆舒胶囊**　功效：疏肝理气利胆。组成：薄荷素油。用法：4 粒 / 次，3 次 / 日。适用于各型胆石症。

## 七、肥胖症合并胆石症的中医特色治疗

肥胖症合并胆石症的中医特色治疗包括针刺疗法、穴位贴敷疗法、穴位注射疗法、按压、灸法、穴位埋线等。

### （一）针刺疗法

体针取穴常选阳陵泉、丘墟、支沟、胆囊穴、日月、期门、胆俞、足三里等。肝郁气滞者加行间、太冲，用泻法；瘀血阻滞者加膈俞、血海、地机、阿是穴，用泻法；肝胆湿热者加中脘、三阴交，用泻法；肝阴不足者加肝俞、肾俞，用补法。用毫针刺，随证补泻。耳针常取胆（胰）、肝、小三焦、脾、十二指肠、胃、肾、交感、神门、肠、耳迷根等。也有以王不留行籽贴压耳穴。

### （二）穴位注射疗法

选右上腹压痛点、日月、期门、胆囊、阳陵泉，用山莨菪碱注射液，每次 1 ～ 2 穴，每穴注射 5mg。

## 八、肥胖症合并胆石症的中医食疗

据临床观察，胆石症临床发作与饮食不慎有很大关系，常见于油腻饮食或饱餐后诱发，因此，饮食调控很重要。

饮食治疗的原则：

**1. 限制脂肪类食物的摄入**　由于胆石症的形成与体内胆固醇过高密切相关，因此，不要过多的摄入脂肪和胆固醇含量高的食物，如肥肉、动物内脏、蛋黄、鱼子酱等。

**2. 饮食规律，重视早餐**　胆石症的形成与胆汁的分泌排泄密切相关，储存在胆囊中的胆汁如果得不到及时排泄，会诱导结石形成，尤其是肝脏整夜分泌之后，没有早餐饮食的刺激排泄，不利于预防控制胆石症。

**3. 避免酒等刺激食物和过饱饮食** 味道浓烈的食物会刺激胆道运动，容易诱发胆石症的发作，如酒和煎炸食物等。过饱饮食会刺激奥迪括约肌的运动，加重胆、胰的工作量，诱发胆石症的发作。

**4. 多吃一些利胆和富含维生素A的食物** 如菠菜、青笋、南瓜、莲藕、番茄、胡萝卜等，维生素 A 丰富，又有一定的利胆溶石作用。

# 第十五章　肥胖症合并骨关节病

## 第一节　定义及流行病学特点

骨关节病作为肥胖症或肥胖症引起代谢紊乱的一个并发症，已逐渐受到人们的重视。与肥胖有关的骨关节病主要包括肥胖伴退行性骨关节病、肥胖伴糖尿病性骨关节病、肥胖伴痛风性骨关节病。肥胖者的骨关节炎的发病率为12%～43%，37岁时超重20%的男性关节炎的发生率增加1.5倍，女性则增加2.1倍。其中，肥胖伴有退行性骨关节病，其发生率为12%～43%，而骨关节病患者中肥胖者占12%～45%。肥胖伴有糖尿病性骨关节病占1%～2%，而骨关节病病因中糖尿病为6%～7%。肥胖伴有痛风性骨关节病，其发生率为15%～30%，痛风性骨关节病患者中肥胖者占50%。肥胖症可能引起骨关节疾病中发生最多、危害最大的是骨性关节炎。

## 第二节　肥胖症合并骨关节病的相关性分析

导致肥胖者出现骨关节病的原因是多方面的，体重过度增加，能使许多关节（如脊椎、肩、肘、髋、足关节）磨损、撕裂，从而导致疼痛和损伤。一般而言，肥胖症会加重关节面的负担，容易加速关节结构的磨损和老化，引起变形性关节炎。同时，肥胖症患者容易发生膝部内翻畸形，使膝关节两侧间隙负重不平衡，大大增加了跌倒的可能性。而这种积累性的微小损伤，容易造成软骨下骨改变，影响关节软骨对关节负重的抵抗力。肥胖症患者的贪食与痛风型骨关节病有着密切关系，高蛋白、高嘌呤食物长期摄入过多，使体内外源性尿酸增加，超过了肾脏的排泄量而发生高尿酸血症。尿酸是非常难溶的物质，如果持续高尿酸血症状态，便会产生尿酸结晶，这种结晶聚集在关节处，会引起剧痛，这就是痛风。若不进行治疗，会引发尿路结石、肾脏疾病、心脑血管疾病、动脉硬化等全身疾病。饭量大的人、美食家、大量饮酒的人，易患高尿酸血症，这些饮食习惯常在肥胖者身上出现，因此，有很多肥胖者都患有痛风型骨关节病。

## 第三节　肥胖症合并骨关节病的临床表现及中医证候特点

### 一、肥胖症合并骨关节病的临床表现

#### （一）压痛

骨关节炎受累局部可出现压痛，尤其有渗出时，即使没有压痛，受累关节被动运动时，疼痛也是一个突出的体征。大多数有症状的关节压痛在关节线上，关节周围结构的受累多出现非特异性压痛，特别是在膝关节的一个或多个滑囊受累时（鹅足滑囊炎）。

#### （二）关节肿胀

关节肿胀是由于周围骨质增生突起、滑囊炎症增厚、关节腔积液所致，皮肤发热和红肿少见，而趾骨间关节则例外。指间关节骨关节炎可向侧方增粗，形成 Heberden 结节。关节摩擦感主被动活动中可感触到关节的摩擦，相对于类风湿关节炎，退变的关节可感觉到粗糙不平，明显的摩擦感有诊断的意义。这可能是因为关节面的不规整或关节内碎片，活动时产生响声。

### （三）活动受限

大多数中重度骨关节炎可导致关节活动受限。主动或被动活动受限可由以下原因引起：疼痛、炎症、屈曲挛缩、关节游离体、畸形等，检查重点是观察患者的功能，比如从椅子上站起，上检查床，解开袖口，写字，行走等，这些供能活动的受损取决于关节损害的部位和程度。

### （四）畸形

畸形可因屈曲挛缩、对线不良、半脱位、关节膨大而引起。

### （五）其他

骨关节炎常见肌肉乏力。膝关节炎的发生可能与股四头肌等长收缩肌力下降有关，中度受损时将有明显的肌萎缩。步态改变可能是负重关节骨关节炎的首要表现，继续发展将出现关节的不稳定。

## 二、肥胖症合并骨关节病的中医证候特点

《中医病证诊断疗效标准》将其证候分为肾虚髓亏、阳虚寒凝、瘀血阻滞三型，这种分类方法为临床所广泛采用。葛文杰等通过研究认为，肝阴虚证、肾阴虚证、脾阳虚证、痰湿证、寒证、风证、血瘀证、气滞证等是膝关节骨性关节炎的基本证候，肝肾阴虚髓亏证、脾阳虚寒凝痰湿、风寒气滞血瘀是膝关节骨性关节炎的常见中医证候类型。刘洪旺等将本病分为三型论治，气滞血瘀型选用身痛逐瘀汤加减，药用桃仁、香附、乳香、泽兰、五灵脂、红花、地龙、没药、蜈蚣、当归、川芎、川牛膝；寒湿痹阻型以当归四逆汤合独活寄生汤加减，药用当归、地黄、独活、川牛膝、茯苓、泽泻、威灵仙、桂枝、芍药、秦艽、防风、细辛；肝肾亏虚型用六味地黄汤加减，药用枸杞子、杜仲、熟地黄、川牛膝、鹿角胶、茯苓、泽泻、当归、山药、菟丝子、柴胡、白芍。

# 第四节　肥胖症合并骨关节病的中西医治疗

## 一、肥胖症合并骨关节病的治疗现状

骨关节炎的主要治疗方案是解除疼痛和保留功能。疼痛不仅能使用药物疗法控制，还能使用运动、水疗、针灸、教育和放松技术进行控制。维持功能可用经常适度的运动、理疗和职业治疗、助行器等。虽然对老年患者的非药物治疗方法应给予特别注意，但药物治疗依然需要。

## 二、临床常用的骨关节病治疗药物

骨关节炎的药物治疗应限制在疼痛期。非甾体抗炎药（NSAIDs）和止痛药都有效，这些药物对膝关节骨性关节炎的疼痛和功能的作用相似。至今，非甾体抗炎药已不受限制地用于治疗骨关节炎患者，且常常是优先考虑的药物。这基于以下的观点：非甾体抗炎药可减少患病关节的炎性成分。然而，这种炎症是轻微而间歇的，不需要经常应用某种抗炎药。的确，非甾体抗炎药应限制在止痛药不足以缓解疼痛的有症状期。

## 三、肥胖症合并骨关节病的药物选择

### （一）止痛药

药物治疗应从单纯的止痛药（如对乙酰氨基酚）开始，以避免损伤胃黏膜。老年患者的用药剂量应谨慎调整。过去有酒精中毒或患有能耗竭谷胱甘肽疾病的患者，在应用治疗剂量的对乙酰氨基酚时也可发生肝脏损害。若疼痛仍存在，联合应用对乙酰氨基酚和可待因或右旋丙氧吩可能有效，但联合应用常常显著增加便秘、头晕等不良反应。同样重要的是，在疼痛期，与其“需要时”应用止痛药，还不如按时用药。在患者准备进行常常引起疼痛的活动，如步行或运动时，亦可预防性应用止痛药。

### （二）非甾体抗炎药

在骨关节炎患者必须应用非甾体抗炎药时，不仅要知道这些药物的各种不良反应，而且要认识到年龄本身就是不良反应发生的一个重要因素。老年患者更易发生消化不良，上胃肠道糜烂、溃疡和出血，肾功能障碍，血压升高和液体潴留。有人认为年龄可影响非甾体抗炎药的排泄动力学，因而造成老年人不同的耐受情况。非甾体抗炎药亦可能与老年人常用的许多其他药物发生相互作用，这些药物包括抗凝剂、抗惊厥药、抗高血压药、利尿药和皮质类固醇等。使用毒性最小的非甾体抗炎药，并且用最低的有效剂量，看来是合理的。对有消化性溃疡病史或同时使用皮质类固醇的患者，应考虑预防性应用抗溃疡药，最好是前列腺素 E，类似物如米索列醇（misoprostol）。若不能耐受抗溃疡治疗，可选择屏障复合物如硫糖铝，抑制分泌的药物如奥美拉唑（omeprazole）和组胺 H 受体阻断剂如雷尼替丁（ranitidine）或西咪替丁（cimetidine）。如上所述，在应用非甾体抗炎药时，老年患者，尤其是那些以前罹患肾损害的老年人，发生肾脏不良反应的危险性更大。而且，即使血清肌酐和尿肌酐水平正常，老年患者可能已有肾功能损害，伴有肌酐清除率下降。非甾体抗炎药会影响肾脏前列腺素的合成，从而引起水钠潴留，在极少数情况下可引起急性肾功能衰竭。在绝大多数非甾体抗炎药诱导的肾损害中，血清肌酐（在开始治疗数天内）升高，血清钾升高，体重增加，并伴有尿量减少。虽然有人认为某些非甾体抗炎药比另一些的肾毒性小，但对已存在肾损害的患者进行吡罗昔康、舒林酸（sulindac）和布洛芬的比较研究显示，这些药物具有类似的肾毒性。这就支持了这样的观点：就肾脏不良反应而言，不用非甾体抗炎药才能绝对安全。肝毒性、恶液质、对心血管和中枢神经系统的影响，是非甾体抗炎药的其他严重不良反应，在应用这些药物时应予考虑。最近研制的局部应用非甾体抗炎药的治疗方案，可能替代常规的口服用药。对患有疼痛和轻度骨关节炎的患者推荐局部制剂。这些制剂的活性成分在局部达到治疗水平时，其血清浓度不高，因此，可将全身不良反应降到最低程度。对那些因多种用药易发生不良反应，以及对药物治疗不大配合的老年患者，值得试用局部非甾体抗炎药治疗。

### （三）关节内皮质类固醇

关节内皮质类固醇常用于治疗骨关节炎，尤其对那些在疾病炎性期出现疼痛和关节渗出液的患者更是如此。然而，将皮质类固醇直接用于关节内后，对疼痛仅有短期作用，几周后其效果并不比安慰剂好。反复注射这些药物对软骨的长期影响尚不清楚，而且皮质类固醇可能引起肥胖病情的加重，以及骨质疏松风险增加。鉴于上述原因，只有在其他治疗无效时，才可应用关节内皮质类固醇。

### （四）髌周皮质类固醇

在髌骨边缘的软组织内使用局麻药浸润注射，常能解除膝骨关节炎的疼痛，这一观察结果促成了对髌骨附近局部浸润皮质类固醇效果的进一步研究。现已发现髋周注射皮质类固醇对部分患者能解除疼痛，改善功能，因而对轻、中度膝骨关节炎的患者可能值得考虑相关疗法并使用。

### （五）关节内玻璃糖醛酸

玻璃糖醛酸（hyaluronic acid）是滑液的一种正常成分。除了其关节润滑作用外，目前认为它对软骨的营养状态具有生理作用。玻璃糖醛酸原先用于治疗马的关节病，随着骨关节炎患者玻璃糖醛酸水平下降被发现，目前将玻璃糖醛酸应用于人体关节内注射玻璃糖醛酸的指征是有放射学异常的膝关节疼痛。迄今，持续每周 2 ～ 3 次注射玻璃糖醛酸的患者并不多。然而，最近一项对有疼痛症状的膝关节骨性关节炎患者的研究显示，症状会随着玻璃糖醛酸的注射而减轻。然而，这项研究涉及的病例较少，因此，在广泛推荐玻璃糖醛酸治疗骨关节炎疼痛之前，必须进行更多的临床试验。

### （六）局部辣椒辣素

内源性神经肽不仅与神经痛的发病机制和调节有关，而且与关节炎的疼痛有关，特别是现已证明类风湿关节炎和骨关节炎患者的血浆和滑膜组织中 P 物质均增高，这项观察结果促成了 P 物质清除剂辣椒辣素（capsaicin）在缓解关节炎疼痛方面价值的研究。的确，局部应用 0.025% 辣椒辣素乳膏单一药物治疗骨关节炎的研究显示，该药具有明显的止痛作用。辣椒辣素膏是一种令人乐于接受而有效的治疗药物，有人已经提议将该药作为治疗骨关节炎的一线药物。

## 四、肥胖症合并骨关节病的饮食管理

骨关节病的饮食调适主要以适当补充富含钙质食物为主，同时适当加强活性维生素 D 的摄入。鉴于肥胖症可明显加重骨关节病变，尤其对腰椎、髋关节、膝关节、踝关节等影响明显。所以，做好肥胖症相关的饮食调控，有助于改善整体病情。肥胖症与饮食密切相关，多食、贪食、暴饮暴食，吃零食和喜吃甜食、油炸类食物等不良饮食习惯，以及高糖、高脂、高蛋白质食用量过多等不合理的膳食结构，都易导致肥胖的发生。健康的饮食习惯应该是所食营养足够均衡，盐和脂肪的摄取要适度，食物的种类多样化，食物要令人感觉愉快，热量的摄入与消耗要相对平衡。一般认为，若摄取的三大营养素蛋白质、脂肪、碳水化合物的热量超过消耗的热量，则多余的蛋白质、脂肪便会贮存于体内，碳水化合物则会通过糖原异生作用，转变为脂肪或蛋白质贮存于体内，其中转变为脂肪的量较多，最终成为单纯性肥胖。国内外有较多的饮食疗法，国内主张控制饮食总量、控制“三高”食物和改变饮食结构。国外常见的饮食减肥方法有“羊吃草”进餐法、要素饮食法、流食减肥法、早食减肥法、慢食减肥法、分食减肥法、利用进餐时差减肥法、补充营养素减肥法等方法。饮食减肥要注意食物的营养结构、摄食时间、摄食量等。饮食减肥要注意热量供求负平衡，少吃高能量食品，适当地提高蛋白质的供给量，改善烹调方法，降低摄入食品的热量，食用适当的脂肪，增加饱腹感，克服减食过程中出现的假饥饿，坚持合理的饮食制度，坚持写好减肥饮食日记，不要盲目节食，控制吃饭速度，晚餐后要立刻刷牙等原则。同时，为了防止儿童肥胖，提倡母乳喂养，纠正不良喂养方式。

## 五、肥胖症合并骨关节病的运动管理

### （一）有氧运动

关节周围结构会影响骨关节炎的进程，尤其是肌肉。目前公认股四头肌力量的减弱是膝关节发生骨关节炎的一个重要因素。加强股四头肌锻炼是治疗髌骨软化的基础方法，在专业指导下进行适当的步行，可改善膝关节骨性关节炎功能。室内运动能显著改善膝关节骨性关节炎症状，水上有氧运动（如游泳）对骨关节炎患者也有一定的治疗价值。

### （二）关节功能训练

提倡关节在非负重位下屈伸活动，保持关节的最大活动度。

**1. 肌力训练** 对于髋关节而言，应注意外展肌群的训练。髋关节骨关节炎患者使用抬高足跟的方法，可使大部分患者症状得到减轻。对跟骨骨刺和足关节骨关节炎患者，推荐使用合适的运动鞋进行锻炼。

**2. 减少受累关节负重** 对于重症骨关节炎患者，推荐使用手杖、拐杖、助行器，以减少受累关节负重。适当使用手杖是重要的辅助手段，尤其是对髋关节骨关节炎的患者，研究表明，在步行时手杖能减少40%的髋关节应力。应当用受累髋或膝关节的对侧手使用手杖，行走时手杖要先于患侧肢体。手杖的适当长度大约等于地面到患者股骨大转子的距离。

## 六、肥胖症合并骨关节病的中药内服治疗

### （一）中药内服

根据其病因病机，国家中医药管理局在《膝痹病（膝关节骨性关节炎）诊疗方案》中将其分为四型：风寒湿痹型、风湿热痹型、肝肾亏虚型、瘀血痹阻型。然而，临床上常存在多种证型相互影响、虚实夹杂的情况。

**1. 从风、寒、湿、热论治** 刘国跃等将93例风寒湿痹型患者随机分为对

照组与观察组，分别口服塞来昔布和益骨汤进行治疗，8 周后观察组疗效明显优于对照组，且膝关节功能恢复更佳。付长龙等采用乌头汤治疗 30 例寒湿痹阻型患者，治疗 20 天后发现其能有效缓解关节疼痛，改善膝关节功能障碍，并提高膝关节的活动度。魏鹏飞等选取 31 例风湿热痹型患者，予内服加味四妙散治疗，治疗有效率高达 90.32%，患者膝关节疼痛、肿胀等症状得到明显改善，且复发率低。

**2. 从肝肾、血瘀论治**　黄桂才运用独活寄生汤加减治疗 30 例肝肾亏虚型患者，1 个月后患者症状、体征及膝关节功能有得到改善，总有效率高达 93.3%。林木南等用补肾壮筋汤治疗肝肾亏虚型膝关节骨性关节炎，结果表明其能有效缓解患者的临床症状，改善关节功能，且与口服氨基葡萄糖的患者进行对比，其疗效更佳。康武林等发现蠲痹汤配合盐酸氨基葡萄糖胶囊治疗肝肾亏虚型患者，可显著改善疼痛视觉模拟评分，减轻了患者膝关节疼痛等症状。

## 七、肥胖症合并骨关节病的中医特色治疗

### （一）中药熏洗

中药熏洗因其具有发汗却不伤营卫、疏通经络、活血化瘀等特点，所以，能起到内病外治、缓解关节疼痛的作用，临床上已广泛用于治疗骨关节病。陈艺环等利用自拟舒筋活络剂对膝关节进行熏洗，配合关节腔内注射治疗，有效率明显高于单纯的关节腔内注射疗法，且不良反应少。赵志强等运用化瘀通络法进行熏蒸治疗，并与狗皮膏治疗效果进行对比，发现中药熏蒸疗法疗效更佳。

### （二）中药外敷

邹忠等发现中药穴位贴敷疗法能有效降低膝关节骨性关节炎患者西安大略和麦克马斯特大学骨关节炎指数、VAS 评分，治疗总有效率高达 96%，是一种简便廉效的干预方法，适于社区推广。王粤湘等在关节腔注射治疗的基础上，予壮瑶药酒涂擦合药包熨烫治疗，发现与单纯西药治疗比较，中药涂擦对改善患者临床症状有着更加显著的疗效。

### （三）针灸治疗

针灸治疗骨关节炎不仅能够祛除外邪，而且具有扶正益气、活血化瘀、调和阴阳等作用，在临床上已取得了丰富的治疗经验和显著疗效。一项毫针治疗骨关节炎的 Meta 分析显示，针刺疗法不仅能够安全有效地缓解关节疼痛，改善关节功能，还有益于患者身心健康。熊芳丽等通过系统选取针刺穴位，并采用两步针刺法治疗骨关节炎，有效改善了患者的临床症状及体征积分，取得了良好的治疗效果。李洪涛等将电针疗法与玻璃酸钠注射疗法进行对比，9 周后，电针治疗的患者 VAS、WOMAC 评分降低更为明显，总有效率更高。魏文元等运用四逆汤饼灸治疗 98 例膝关节骨性关节炎患者，发现治疗 28 天后，患者关节疼痛、僵硬等症状得到明显改善，关节功能恢复良好，总有效率达 90.8%。

### （四）推拿手法治疗

推拿作为一种非药物保守疗法，痛苦小、花费少，其疗效确切，现已被越来越多的人所重视。张炜在西药口服治疗的基础上，配合推拿手法治疗，治疗后膝关节功能评分明显改善，说明配合推拿手法治疗骨关节炎疗效确切。姜洪林等在关节腔注射疗法的基础上，辅助进行推拿手法治疗，发现配合推拿手法治疗后，治疗有效率得到了明显提高，证明推拿手法在治疗骨关节炎方面疗效确切。赵环宇运用传统的正骨手法治疗骨关节炎，两周后患者疼痛症状得到明显缓解，关节功能、活动度明显改善。中医推拿手法对于提高肌力和关节稳定性有着显著疗效。

### （五）针刀治疗

针刀是在我国传统“九针”的基础上演变而来，兼具针刺和局部微创手术的双重治疗作用。其独特地将中医学的“针”与西医学的“刀”融为一体，治疗时既能松解、剥离患处粘连的组织，又能刺激穴位产生循经传感作用，不仅能够有效改善患者症状，而且不良反应较少。余红超等采用针刀松解配合中药口服治疗肝肾亏虚型骨关节炎，临床疗效明显。唐晓龙等通过针刀疗法配合关节腔注射治疗骨关节炎，5 周后患者疼痛症状有效缓解，膝关节功能得到恢复，且具有较高的患者满意度。沈文等运用针刀结合口服西药治疗骨关节炎，发现不论是治疗有效率还是疗效持久性均优于单纯口服西药治疗的效果，证明针刀疗法能够长效地缓解骨关节炎患者顽固性疼痛的症状。王翔等选取骨关节炎患者各230例，随机分为两组，分别采用小针刀松解术及传统针灸疗法，治疗两周后，在缓解整体疼痛和恢复关节活动方面针刀组均优于针灸组。

## 八、肥胖症合并骨关节病的中医食疗

**1. 三七炖鸡用法**　雄乌鸡1只，三七6g，黄芪10g，共纳入鸡腹内，加入黄酒10mL，隔水小火炖至鸡肉熟。用酱油随意蘸食，隔日1次。功效：温阳，益气，定痛。主治膝关节炎，证属阳气不足者。

**2. 猪肾粥用法**　取猪肾1对，洗净切片，人参6g，核桃肉10g，与粳米200g加适量水，共煮成粥，随意服用，每日1剂。功效：祛风除湿，补益肾气。主治膝关节炎，证属肾气不足者。

**3. 防风粥用法**　取防风12g，葱白两根洗净，加适量清水，小火煎药汁备用；再取粳米60g煮粥，待粥将熟时，加入药汁熬成稀粥即成。每日1剂，作为早餐食用。功效：祛风湿。主治膝关节炎，证属风湿痹阻者。

**4. 桃仁粥用法**　取桃仁10g洗净，捣烂如泥，加水研去渣，与薏苡仁30g，粳米100g，同煮为粥，随意服用，每日1剂。功效：益气活血，通利关节。主治膝关节骨性关节炎，证属气虚血瘀，阻滞关节者。

**5. 冬瓜薏仁汤用法**　冬瓜500g连皮切片，与薏苡仁50g加适量水共煮，小火煮至冬瓜烂熟为度，食时酌加食盐调味。每日1剂，随意食之。功效：清热健脾利湿。主治证属湿热内蕴而湿邪偏盛者。

**6. 葛根赤小豆粥用法**　葛根15g，水煎去渣取汁，赤小豆20g，粳米30g，共煮粥服食，适用于关节僵硬者。

**7. 伸筋草鲳鱼汤用法**　当归6g，伸筋草15g，板栗适量，与鲳鱼一条共煮汤，食鱼饮汤。适用于起四肢麻木、足软无力者。

# 主要参考文献

[1] 中华人民共和国卫生部疾病控制司 . 中国成人超重和肥胖症预防控制指南（试行）[S]. 中华人民共和国卫生部：中国北京，2003.

[2] 中华人民共和国卫生部 . 中药新药临床研究指导原则（第一辑）[S]. 1993.

[3] 石效平 . 中西医临床儿科学 [M]. 北京：中国中医药出版社，1996.

[4] 徐小萍 . 肥胖症中医治疗 [M]. 南京：江苏科学技术出版社，2005.

[5] 国家中医药管理局“十一五”重点专科协作组 . 膝痹病（膝关节骨性关节炎）诊疗方案 [M]. 北京：人民卫生出版社，2009.

[6] 吴勉华，王新月 . 中医内科学 [M]. 北京：中国中医药出版社，2012.

[7] 陈灏珠，林果为，王吉耀 . 实用内科学 [M]. 北京：人民卫生出版社，2013.

[8] 吴大真，王炎，王凤岐，等 . 现代名中医肥胖治疗绝技 [M]. 北京：科学技术文献出版社，2015.

[9] 国家卫生和计划生育委员会疾病预防控制局 . 中国居民营养与慢性病状况报告（2015 年）[M]. 北京：人民卫生出版社，2015.

[10] 梁繁荣 . 针灸学 [M]. 北京：中国中医药出版社，2016.

[11] 薛博瑜，吴伟 . 中医内科学 [M]. 北京：人民卫生出版社，2016.

[12] 陈贵海 . 肥胖与血瘀证——血清瘦素与血瘀证形成相关的理论与实验研究 [D]. 济南：山东中医药大学，2001.

[13] 段云雁 . 瘦体合剂治疗儿童单纯性肥胖症的临床疗效观察及动物实验研究 [D]. 武汉：湖北中医学院，2007.

[14] 潘红红 . 针刺治疗阻塞性睡眠呼吸暂停综合征的临床观察 [D]. 哈尔滨：

黑龙江中医药大学，2012.

[15] 范玉网 . 五苓散治疗代谢综合征的理论和临床研究 [D]. 广州：广州中医药大学，2012.

[16] 唐红珍 . 基于文献的针灸治疗肥胖症规律研究 [D]. 南京：南京中医药大学，2013.

[17] 郑仕中 . 穴位埋线疗法治疗痰湿内阻型 OSAHS 的临床研究 [D]. 兰州：甘肃中医学院，2014.

[18] 彭文静，菏泽颗粒配合饮食运动疗法治疗儿童单纯性肥胖症的临床研究 [D]. 济南：山东中医药大学，2016.

[19] 毛晓明 . 基于文献分析的成年单纯性肥胖方药规律研究 [D]. 郑州：河南中医药大学，2016.

[20] 秦秀 . 加味苍附导痰颗粒治疗儿童单纯性肥胖（痰湿型）的临床观察 [D]. 哈尔滨：黑龙江中医药大学，2016.

[21] 邹耩欢 . 肥胖反弹起因于免疫系统介导的肥胖记忆 [D]. 南京：南京大学，2017.

[22] 陈霞 . 电针结合阴阳调理灸治疗脾虚湿阻型单纯性肥胖的临床研究 [D]. 武汉：湖北中医药大学，2018.

[23] 李苗苗 . 穴位埋线法与电针疗法治疗脾虚湿阻型单纯性肥胖的临床研究 [D]. 北京：北京中医药大学，2018.

[24] 李想 . 张纾难教授治疗阻塞性睡眠呼吸暂停低通气综合征临床经验总结 [D]. 北京：北京中医药大学，2019.

[25] 余永谱，王坚 . 单纯性肥胖症三百例的中医辨证分型与实验指标间的联系 [J]. 辽宁中医杂志，1984（5）：23-25.

[26] 赵怀琮 . 肥胖症的辨证分型治疗 [J]. 四川中医，1993（8）：11-12.

[27] 张宽智 . 从肝论治肥胖症——附 158 例疗效观察 [J]. 北京中医，1994（4）：33-34.

[28] 于真健 . 自拟千金老来瘦汤治疗老年性肥胖的临床观察 [J]. 甘肃中医学院学报，1996（1）：26.

[29] 熊兆荣 . 自拟轻身汤治疗单纯性肥胖症 [J]. 实用中医内科杂志，1996

（3）：42.

[30] 刘洪旺，刘志刚，孙宝金 . 退行性膝关节骨性关节病的中医辨证施治 [J]. 中国骨伤，1997，10（4）：27–28.

[31] 侯书礼 . 打鼾的气功疗法 [J]. 中国民间疗法，1998，19（9）：42.

[32] 危北海，贾葆鹏 . 单纯性肥胖病的诊断及疗效评定标准 [J]. 中国中西医结合杂志，1998（5）：317–319.

[33] 王文安 . 治鼾症 [J]. 解放军健康，2000，24（3）：36.

[34] 陈弘 . 针刺治疗睡眠呼吸暂停综合征 8 例 [J]. 甘肃中医学院学报，2000，17（1）：38.

[35] 秦冰亭，贾远怀，张铮 . 滚痰丸治疗单纯性肥胖病胃热湿阻证 65 例 [J]. 北京：中国中医药科技，2001，8（4）：263–264.

[36] 王文绢，王克安，李天麟，等 . 中国成年人肥胖的流行特点研究：超重和肥胖的现患率调查 [J]. 中国流行病学杂志，2001，22（2）：129–132.

[37] 周虹，李祚宏，杨益，等 . 排毒清脂胶囊治疗单纯性肥胖疗效分析 [J]. 北京中医，2003（3）：62–63.

[38] 刘锁超 . 减肥丸治疗肥胖症 186 例 [J]. 陕西中医，2003（9）：787–788.

[39] 陈健 . 推拿治疗睡眠呼吸暂停综合征 [J]. 按摩与导引，2003，19（4）：15.

[40] 陶丽华 . 经方治疗肥胖病的体会 [J]. 浙江中医学院学报，2003（5）：26.

[41] 中华人民共和国卫生部 . 中国居民营养与健康现状 [J]. 中国心血管病研究杂志，2004，2（12）：8–11.

[42] 中国肥胖问题工作组 . 中国成人超重和肥胖症预防与控制指南（节录）[J]. 营养学报，2004（1）：1–4.

[43] 韩建娜 . 徐涛运用轻身消脂汤治疗单纯性肥胖经验 [J]. 湖北中医杂志，2004（5）：18.

[44] 杨海森，王檀，张丽秀 . 二陈汤合三子养亲汤治疗阻塞性睡眠呼吸暂停综合征 30 例 [J]. 中国社区医师（综合版），2005（18）：46.

[45] 马小丽 . 单纯性肥胖症的中医辨证治疗探讨 [J]. 北京中医，2005，24

（2）：125.

[46] 张荣．决明子降血脂有效部分及其量效关系的实验研究 [J]. 中国药物与临床，2005，5（3）：183–185.

[47] 滕宇，张秋菊，齐治家．中医药抗脂肪肝的研究进展 [J]. 北京中医药大学学报（中医临床版），2005，12（2）：37–41.

[48] 张知新，叶军，王琳，等．儿童肥胖症不同临床分型与中医辨证的相关性 [J]. 中国中医药信息杂志，2005（6）：11–13.

[49] 黄敬文，段剑飞，秦书芝．中药治疗高脂血症作用机理研究进展 [J]. 中国现代实用医学杂志，2006，5（8）：30–32.

[50] 王存川，张鹏，杨景哥，等．中国儿童和青少年肥胖症外科治疗指南（2019 版）[J]. 中华肥胖与代谢病电子杂志，2019，5（1）：3–9.

[51] 张喜平，陈汉卿．中医药降血脂研究概况 [J]. 医学研究杂志，2006，35（10）：76–78.

[52] 苗志敏，赵世华，王颜刚，等．山东沿海居民高尿酸血症及痛风的流行病学调查 [J]. 中华内分泌代谢杂志，2006，22（5）：421–425.

[53] 刘薇，危北海．六君子汤加味治疗阻塞性睡眠呼吸暂停低通气综合征 57 例临床研究 [J]. 北京中医，2006（7）：387–389.

[54] 邢宁，何生华．儿童单纯性肥胖症的中医治疗 [J]. 时珍国医国药，2006，17（10）：2046.

[55] 曾高峰．药膳在单纯性肥胖中的应用 [J]. 医学文选，2006（4）：934.

[56] 洪晗鋆，李娜娅，秦颖．山植在高脂血症中的临床应用现状 [J]. 辽宁中医药大学学报，2007，9（5）：58.

[57] 刘超，张学武．黄芪对高脂血症小鼠血脂及脂质过氧化的影响 [J]. 时珍国医国药，2007，18（7）：1648–1649.

[58] 周忠辉，骆仙芳．骆仙芳治疗阻塞性睡眠呼吸暂停综合征经验 [J]. 中华中医药学刊，2007（12）：2458–2459.

[59] 郭彩红，袁莉．脂肪组织巨噬细胞浸润与胰岛素抵抗 [J]. 国际内分泌代谢杂志，2008，28（5）：329–331.

[60] 沈自尹，张新民，林伟，等．基于基因表达谱数据建立肾虚证量化数

学模型 [J]. 中国中西医结合杂志，2008，28（2）：131–134.

[61] 姜建国 . 中药治疗高脂血症临床研究进展 [J]. 实用中医药杂志 .2008，24（9）：614–615.

[62] 管淑玉，苏薇薇 . 何首乌的化学成分和药理作用研究进展 [J]. 中南药学，2008，6（4）：454–455.

[63] 贺成宏 . 通络降脂饮治疗高脂血症 50 例 [J]. 内蒙古中医药，2008（4）：17.

[64] 庄卫生，杨志敏 . 杨志敏教授治疗阻塞性睡眠呼吸暂停综合征经验 [J]. 河南中医，2008（1）：21–22.

[65] 周颖，许先荣，李玉花，等 . 安宫牛黄丸对阻塞性睡眠呼吸暂停低通气综合征患者血中食欲素 A、瘦素及神经肽 Y 的影响 [J]. 中国中西医结合急救杂志，2008，15（6）：353–356.

[66] 刘智 . 黄芩茎叶总黄酮治疗Ⅱ型糖尿病性高脂血症大鼠的实验研究 [J]. 中药新药与临床药理，2009，20（1）：5–6.

[67] 李宁，李庆云，李敏 . 阻塞性睡眠呼吸暂停低通气综合征与肥胖相互关系的研究进展 [J]. 诊断学理论与实践，2009，8（6）：659–661.

[68] 王琦，朱燕波 . 中国一般人群中医体质流行病学调查——基于全国 9 省市 21948 例流行病学调查数据 [J]. 中华中医药杂志，2009，24（1）：7–12.

[69] 吴忠瑞，王寸巧 . 中医辨证分型治疗肥胖症体会 [J]. 中国中医药现代远程教育，2010，8（14）：69–70.

[70] 李慧梅，于娟 . 推拿点穴治疗脾虚湿阻型单纯性肥胖 67 例临床观察 [J]. 山东中医药大学学报，2010（6）：508–509.

[71] 区洁新，陈月宁 . 防风通圣散合补中益气汤加减治疗腹型肥胖合并高脂血症 [J]. 中国医药指南，2010，8（33）：103.

[72] 段娟，仝小林 .《内经》肥胖三型的影响因素 [J]. 江苏中医药，2010，42（2）：9–11.

[73] 中国医师协会心血管内科医师分会 . 无症状高尿酸血症合并心血管疾病诊治建议中国专家共识 [J]. 中国临床医生，2011，39（2）：73–77.

[74] 廖凌虹，李灿东，黄守清，等 . 肥胖病的中医病理因素及其与血清脂

肪因子相关性的研究 [J]. 中华中医药杂志，2012，27（12）：3057-3060.

[75] 李亮，衡先培 . 衡先培教授治疗肥胖症经验 [J]. 吉林中医药，2012，32（11）：1100-1102.

[76] 李永华，韩裕璧，王晓川，等 . 肥胖辨证分型及诊治探讨 [J]. 中医药信息，2012，29（4）：116-117.

[77] 肖昌玉 . 降脂活血片治疗肥胖症 98 例 [J]. 实用中医药杂志，2012，28（1）：21.

[78] 顾志荣，马天翔，苏晓艳，等 . 基于证 – 症 – 方药网络的中医治疗阻塞性睡眠呼吸暂停低通气综合征用药规律研究 [J]. 中国中医药信息杂志，2019，26（9）：94-98.

[79] 周一兰 . 柴胡疏肝散配合针刺治疗肝郁脾虚型肥胖的临床研究 [J]. 成都医学院学报，2012（32）：52-53.

[80] 曾洋，段晓红，孙伟，等 . 补肾阳方拮抗外源性糖皮质激素下丘脑 – 垂体 – 肾上腺轴抑制及分解代谢效应的研究 [J]. 中华临床医师杂志，2012，6（23）：7556-7560.

[81] 张丽秀，王檀，仕丽，等 . 止鼾膏贴治疗阻塞性睡眠呼吸暂停综合征的疗效 [J]. 中国老年学杂志，2012，32（5）：938-939.

[82] 李战炜 . 中药“三九”贴治疗阻塞性睡眠呼吸暂停低通气综合征 23 例 [J]. 河南中医，2012，32（2）：199.

[83] 唐莉，王颖，丰光全 . 阻塞性睡眠呼吸暂停低通气综合征不同治疗方式疗效观察 [J]. 中国耳鼻咽喉头颈外科，2013，20（6）：329-330.

[84] 王济，程金莲，张妍，等 . 基于 CNKI 的中医治疗肥胖文献计量学分析 [J]. 中国中医药信息杂志，2013，20（6）：20-22.

[85] 杨玲玲，倪诚，李英帅，等 . 王琦治疗肥胖经验 [J]. 中医杂志，2013，54（21）：1811-1813.

[86] 付强，蒋士卿，许东升 . 加味大柴胡汤治疗痰瘀阻窍型阻塞性睡眠呼吸暂停低通气综合征 52 例 [J]. 中国实验方剂学杂志，2013，19（15）：290-293.

[87] 郑仕中，李玲，魏清琳 . 针灸治疗阻塞性睡眠呼吸暂停低通气综合征临床研究进展 [J]. 中国民族民间医药，2013，22（23）：20-21.

[88] 陈清光，周里钢，许家佗，等. 中医“脑心脾同治”与糖尿病、肥胖的 NEI 调节机制 [J]. 辽宁中医杂志，2013，40（2）：248–250.

[89] 邱晓岚，李大奇. 单纯性肥胖患者针灸治疗前后脂肪改善情况对比分析 [J]. 世界中医药，2014，9（10）：1352–1354.

[90] 刘金刚，郑成竹，王勇. 中国肥胖和 2 型糖尿病外科治疗指南（2014）[J]. 中国实用外科杂志，2014，34（11）：1005–1010.

[91] 张培丽. 喉三针治疗阻塞性睡眠呼吸暂停低通气综合征 30 例 [J]. 西部中医药，2014，27（10）：129–130.

[92] 丁震环，赵松伟. 健脾化浊汤治疗单纯性肥胖 47 例 [J]. 中国医疗美容，2014，4（3）：181，161.

[93] 翟希文. 中医分型辨治肥胖症 [J]. 工企医刊，2014，27（2）：708–709.

[94] 刘吉凤. 名老中医治疗肥胖的规律探析 [J]. 药物与人，2014，（8）：315–316.

[95] 韩燕萍，李翊，杨光，等. 电针治疗脾虚湿阻型女性肥胖患者临床观察 [J]. 针灸临床杂志，2015，31（6）：25–27.

[96] 刘舒婷，陈木柯，李冰，等，补肾化痰祛瘀方治疗肥胖型多囊卵巢综合征 35 例临床观察 [J]. 中国民族民间医药，2015，24（22）：60–61.

[97] 陈艺环，许清朗. 舒筋活络汤熏洗联合西药治疗老年膝关节骨性关节炎随机平行对照研究 [J]. 实用中医内科杂志，2015，29（8）：91–93.

[98] 赵志强，阎晓霞. 化瘀通络法熏蒸联合推拿治疗膝骨关节炎 50 例 [J]. 中医研究，2015，28（9）：14–15.

[99] 丁文清，董虹孛，米杰. 中国儿童青少年血脂异常流行现状 Meta 分析 [J]. 中华流行病学杂志，2015，36：71–77.

[100] 崔鲁佳，李云波，卞晓辉，等. 扁桃体刺血疗法治疗阻塞性睡眠呼吸暂停低通气综合征的疗效观察 [J]. 临床医药文献电子杂志，2015（11）：2101.

[101] 熊芳丽，冯斌，柴龙. 两步针刺法治疗膝骨性关节炎临床研究 [J]. 亚太传统医药，2015，11（5）：82–83.

[102] 林菁. 黄连解毒汤治疗肥胖型 2 型糖尿病 73 例临床观察 [J]. 中国民族民间医药，2015，24（3）：70.

[103] 司富国，陈瑞，司季青，等 . 肥胖的中医证型和方药规律分析 [J]. 河南中医，2016，36（11）：2032-2035.

[104] 中国超重 / 肥胖医学营养治疗专家共识（2016 年版）[J]. 糖尿病天地（临床），2016，10（10）：451-455.

[105] 康武林，袁普卫，李小群，等 . 口服蠲痹汤和盐酸氨基葡萄糖胶囊治疗膝骨关节炎的疗效观察及作用机制研究 [J]. 中医正骨，2016，28（9）：19-22.

[106] 邹忠，施晓芬 . 中药穴位敷贴治疗膝骨关节炎 100 例 [J]. 中医外治杂志，2016，25（2）：6-8.

[107] 王粤湘，农秀明，廖桂华，等 . 壮瑶药酒涂擦合药包熨烫配合中医护理治疗膝骨关节炎的临床疗效评价研究 [J]. 大众科技，2016，18（8）：84-86.

[108] 麻佳健，吴旦斌，张琦瑶，等 . 毫针针刺治疗骨关节炎疗效的 Meta 分析 [J]. 风湿病与关节炎，2016，5（12）：36-41.

[109] 魏文元，武永利，张艳玲，等 . 四逆汤饼灸治疗膝骨性关节炎的临床疗效 [J]. 宁夏医科大学学报，2016，38（3）：340-342.

[110] 姜洪林，陈亚杰 . 中医推拿治疗退行性膝关节炎临床效果观察 [J]. 中国继续医学教育，2016，8（27）：164-165.

[111] 赵环宇 . 周玉宗清宫廷正骨手法治疗膝骨关节炎的疗效观察 [J]. 陕西中医，2016，37（6）：699-701.

[112] 成莹莹，张广德，魏子孝 . 魏子孝教授治疗单纯性肥胖的经验 [J]. 世界中西医结合杂志，2016，11（5）：626-629.

[113] 赵华云，黄嘉文，王文会，等 . 半夏白术天麻汤干预治疗肥胖型高血压疗效观察 [J]. 辽宁中医药大学学报，2016，18（12）：14-17.

[114] 张秀刚，雷蕾，尹爱宁，等 . 基于临床诊疗文献的中药防治肥胖症组方及配伍规律研究 [J]. 中国实验方剂学杂志，2016，22（2）：186-190.

[115] 江明洁，林海雄，王晓彤，等 . 中医治疗肥胖症综述 [J]. 河南中医，2017，37（2）：370-372.

[116] 孔畅，陈东峰，赵泉霖 . 基于中医传承辅助平台分析治疗单纯性肥胖方剂的组方规律 [J]. 中医药导报，2017，23（19）：61-62，71.

[117] 陆施婷，陈清光，徐佩英，等 . 基于中医传承辅助平台探讨丁学屏名

中医诊治糖尿病合并高血压的临证经验及用药规律研究 [J]. 世界科学技术：中医药现代化，2017，19（4）：644-652.

[118] 易红良，焦晓 . 体位相关性 OSAHS 的临床特征与治疗策略 [J]. 山东大学耳鼻喉眼学报，2017，31（1）：8-12.

[119] 张润，王茂筠，王怡唯，等 . 肥胖程度及睡眠体位对阻塞性睡眠呼吸暂停低通气综合征患者的影响研究 [J]. 中国全科医学，2017，20（11）：1294-1299.

[120] 张晶，王强 . 王强主任中医师平脉辨证应用黄连温胆汤加减治疗 OSAHS 的经验研究 [J]. 河北中医药学报，2017，32（6）：53-55.

[121] 王晶，刘玉昊，李君，等 . 持续正压通气联合减重治疗阻塞性睡眠呼吸暂停低通气综合征伴肥胖患者的初步研究 [J]. 上海医学，2017，40（2）：90-93.

[122] 赵宇星，朱惠娟，工林 .2016 年美国临床内分泌医师学会 / 美国内分泌学会肥胖症综合管理临床实践指南解读 [J]. 中国糖尿病杂志，2017，25（1）：10-13.

[123] 葛文杰，蔡建平，张贤，等 .213 例膝骨关节炎患者中医证候规律分析 [J]. 四川中医，2017，35（1）：57-59.

[124] 刘国跃，刘丽斌 . 益骨汤治疗风寒湿痹型膝骨关节炎的疗效观察及对骨代谢指标的影响 [J]. 四川中医，2017，36（2）：114-117.

[125] 付长龙，梅阳阳，叶锦霞，等 . 乌头汤治疗寒湿痹阻型膝骨关节炎：与双氯芬酸钠的比较 [J]. 风湿病与关节炎，2017，6（4）：12-16.

[126] 魏鹏飞，王玲秀，梁宇，等 . 加味四妙散治疗风湿热痹型膝骨关节炎 31 例临床观察 [J]. 中国民族民间医药，2017，26（14）：108-109.

[127] 黄桂才 . 独活寄生汤加减治疗膝骨关节炎的临床疗效观察 [J]. 饮食保健，2017，4（14）：95-96.

[128] 林木南，张亮，武文，等 . 补肾壮筋汤治疗肝肾亏虚型膝骨关节炎的临床研究 [J]. 风湿病与关节炎，2017，6（2）：15-17.

[129] 张炜 . 手法联合西药治疗膝关节骨性关节炎 41 例 [J]. 中医研究，2017，30（9）：50-51.

[130] 余红超，孙菊，董博，等 . 针刀整体松解术配合蠲痹汤治疗肝肾亏虚型膝骨性关节炎临床观察 [J]. 中国医药导报，2017，14（3）：169-172.

[131] 张俊昌，董志勇，黄上嘉，等 . 肥胖与代谢病外科术式的研究进展 [J]. 腹腔镜外科杂志，2017，22（1）：70-76.

[132] 郭霞 . 针灸减肥治疗单纯性肥胖患者的疗效及对超敏 C 反应蛋白、血脂水平的影响 [J]. 光明中医，2017，32（2）：248-249.

[133] 李洪涛，刘昊，杨方军，等 . 电针治疗膝关节骨性关节炎的临床疗效分析 [J]. 中医药学报，2017，45（1）：110-113.

[134] 施洁，朱小娟，郭海莲，等 . 针灸对单纯性肥胖患者血脂状态、炎症指标及减肥疗效的影响 [J]. 河北中医药学报，2018，33（5）：39-41.

[135] 赵兴旺，周慢，朱宇溪，等 . 陈秋教授“以通为法”并巧配桑叶荷叶治疗肥胖经验 [J]. 云南中医中药杂志，2018，39（5）：3-5.

[136] 黄蕙莉 . 浅析中医学对肥胖症的辨证治疗 [J]. 中医临床研究，2018，10（31）：109-111.

[137] 梁静华，冯臻谛，冯胜奎，等 . 皮部埋针治疗肥胖型糖耐量低减的临床观察 [J]. 中国针灸，2018，38（1）：12-17.

[138] 王俊男，闫枫尚，程志远，等 . 中医治疗单纯性肥胖研究近况的知识图谱分析——基于 CNKI 文献数据库 [J]. 中医临床研究，2018，10（9）：47-50.

[139] 耿春芬，徐朴翠，张远本 . 穴位埋线 + 辨证分型综合干预肥胖症 20 例临床观察 [J]. 实用中医内科杂志，2018，32（4）：55-58.

[140] 陈风岭，张桂菊，封秋竹，等 . 基于中医传承辅助系统治疗儿童肥胖症组方规律分析 [J]. 山东中医药大学学报，2018，42（1）：30-33.

[141] 胡盛寿，高润霖，刘力生，等 .《中国心血管病报告 2018》概要 [J]. 中国循环杂志，2019，34（3）：209-220.

[142] 卓越，周仲瑜，张艳佶，等 . 从肝论肥胖 [J]. 辽宁中医杂志，2019，46（8）：1636-1638.

[143] 姜楠，刘立萍，姜开运，等 . 从脾脏与三焦腑论治单纯性肥胖症 [J]. 中国中医药现代远程教育，2019，17（13）：109-111.

[144] 金熠婷，王丽华，陈霞，等 . 中医治疗单纯性肥胖随机对照试验疗效

标准使用现状分析 [J]. 中华中医药学刊，2019，37（3）：606–610.

[145]Bin–Hasan S,Katz S,Nugent Z,et al.Prevalence of obstructive sleep apnea among obese toddlers and preschool children[J].Sleep Breath,2018,22(2):511–515.

[146]Verboven K,Wouters K,Gaens K,et al.Abdominal subcutaneous and visceral adipocyte size,lipolysis and inflammation relate to insulin resistance in male obese humans.Sci Rep.2018,8(1):4677–4684.

[147]National Institutes of Health.Clinical guidelines on the identification,evaluation, and treatment of overweight and obesity in adults:the evidence report.Obes Res,1998,6(6):S51–S209.

[148]Von Loeffelholz C,Birkenfeld A.The role of non–exercise activity thermo –genesis in human obesity.In:De Groot LJ,ed.Endotext.South Dartmouth (MA):MDText.com,2000.

[149]McCullough AJ.The clinical features,diagnosis and natural history of non–alcoholic fatty liver disease.Clin Liver Dis,2004,8(3):521–533.

[150]Calle EE,Thun MJ.Obesity and cancer.Oncogene,2004,23(38):6365–6378.

[151]Longitudinal Assessment of Bariatric Surgery (LABS)Consortium,Flum DR,Belle SH,et al.Perioperative safety in the longitudinal assessment of bariatric surgery.N Engl J Med,2009,361（5):445–454.

[152]Moran A,Gu D,Zhao D,et al.Future cardiovascular disease in china:markov model and risk factor scenario projections from the coronary heart disease policy model–china.Circ Cardiovasc Qual Outcomes,2010,3:243–252.

[153]US Preventive Services Task Force,Barton M.Screening for obesity in children and adolescents:U.S.Preventive Services Task Force recommendation statement.Pediatrics,2010,125(2):361–367.

[154]RUHL CE,EVERHART JE.Gallstone disease is associated with increased mortality in the United States[J].Gastroenterology,2011,140(2):508–516.

[155]Gadde KM,Allison DB,Ryan DH,et al.Effects of low–dose,controlled–release,phentermine plus topiramate combination on weight and associated comorbidities in overweight and obese adults(CONQUER):a randomised,placebo–

controlled,phase 3 trial.Lancet,2011,377（9774):1341–1352.

[156]ZENG Q,HE Y,QIANG D,et al.Prevalence and epidemio logical pattern of gallstones in urban residents in China[J].Eur J Gastroenterol Hepatol, 2012,24(12):1459 –1460.

[157]Garvey WT,Garber AJ,Mechanick JI,et al.American association of clinical endocrinologists and american college of endocrinology position statement on the 2014 advanced framework for a new diagnosis of obesity as a chronic disease. EndocrPract,2014,20（9):977–989.

[158]Strollo PJ,Gillespie MB,Soose RJ,et al.Upper airway stimulation for obstructive sleep apnea:durability of the treatment effect at 18 months[J]. Sleep,2015,38(10):1593–1598.

[159]Bray MS,Loos RJ,McCaffery JM,et al.NIH working group report–using genomic information to guide weight management:from universal to precision treatment.Obesity（Silver Spring),2016,24(1):14–22.

[160]Lauby–Secretan B,Scoccianti C,Loomis D,et al.Body fatness and cancer–Viewpoint of the IARC Working Group.N Engl J Med,2016,375（8):794–798.

[161]Lim DC,Pack AI.Obstructive Sleep Apnea:Update and Future[J].Annu Rev Med,2017,68:99–112.

[162]Akanbi MO,Agaba PA,Ozoh OB,et al.Obesity and obstructive sleep apnea risk among Nigerians [J].J Med Trop,2017,19(2):110–115.

[illegible] Lancet, 2017, [illegible]

[15] [illegible] Prevalence and epidemiological pattern [illegible] among urban residents [illegible] 2012, [illegible]: 1451–1456.

[16] [illegible] associated [illegible] and American College of [illegible] position [illegible] framework for action [illegible] 2016, 70(4): [illegible]

[17] [illegible] Durability of the [illegible] effect at 12 months[J]. Sleep, 2015, 38(10): 1587–1598.

[18] [illegible] weight [illegible] 2018, [illegible]

[19] [illegible] [J]. [illegible] 2017, [illegible]

[20] [illegible] 2017, [illegible]